Practical Handbook
of Obstetrics
and Gynaecology
for Clinicians
and Pharmacists

妇产科
临床药师

张海 朱晓勇 汤静 吴越——主编

张晓庆 顾蔚蓉——副主编

实用手册

U0258212

复旦大学 出版社

编者(以姓氏笔画为序)

王先利　复旦大学附属妇产科医院

王萌萌　复旦大学附属妇产科医院

王璟文　中国福利会国际和平妇幼保健院

孔令君　复旦大学附属妇产科医院

朱　妤　复旦大学附属妇产科医院

朱佳蕾　复旦大学附属妇产科医院

朱晓勇　复旦大学附属妇产科医院

朱　瑜　上海市第一妇婴保健院

刘姝灵　复旦大学附属妇产科医院

刘浩然　复旦大学附属妇产科医院

汤　静　复旦大学附属妇产科医院

孙　慧　复旦大学附属妇产科医院

吴　越　复旦大学附属妇产科医院

张晓庆　中国福利会国际和平妇幼保健院

张　海　上海市第一妇婴保健院

林诗舟　复旦大学附属妇产科医院

金　经　复旦大学附属妇产科医院

庞晓莹　复旦大学附属妇产科医院

底雪梅　上海市第一妇婴保健院

姜秋红　复旦大学附属妇产科医院

顾蔚蓉　复旦大学附属妇产科医院

唐玲丽　复旦大学附属妇产科医院

黄燕萍　复旦大学附属妇产科医院

谢红娟　上海市第一妇婴保健院

雷　莹　中国福利会国际和平妇幼保健院

潘佳倩　复旦大学附属妇产科医院

薛继杨　上海市第一妇婴保健院

魏　岚　复旦大学出版社医学分社

主编助理

庞艳玉　复旦大学附属妇产科医院

李长艳　复旦大学附属妇产科医院

前　　言

随着国家计生政策调整、老龄化社会的发展,加强妇产科疾病患者的药物管理对保障母胎用药安全、改善个人和家庭生活质量具有重要意义,开展妇产科疾病患者药学服务管理是临床药师主要责任之一。在国家卫生健康委员会的支持和推动下,近年来,妇产科专业临床药学也取得了快速的发展,然而,相对于日益增长的高危孕产妇、多并发症、多合并用药女性患者人群,妇产科临床药师数量明显不足、基础相对薄弱、能力参差不齐,远不能满足社会需求。

本书的编著目的为适应医院药学的发展,为妇产科专业临床药师规范化培训、调剂药师转型、住院医师规范化培训等提供科学、可靠的教学素材,实现对患者用药的规范化管理和监护,减少医药资源浪费,保障女性患者尤其是孕产妇的用药安全。编者为具有多年临床药物治疗经验的妇产科医师和临床药师,在实践过程中积累了大量的用药经验和病例素材,依据妇产科学、相关临床用药指南、循证医学(药学证据)等专业领域的权威参考资料进行编写。

本书包括绪论、典型妇产科疾病 2 个部分,共分 14 章。从第二章起,每章分为 3～5 小节,介绍疾病的病因和发病机制、诊断要点、治疗原则与方法,总结主要治疗药物药学特点及常用方案,分析患者药学监护典型病例,探讨超说明书用药合理性,部分章节尚覆盖药物基因组学研究进展等前沿知识,保证书籍的科学性、专业性和实用性。

由于医学科学的不断进步和我们的知识水平有限,本书虽经多次、反复修订,难免有不当或疏漏之处,恳请各位同仁及读者不吝指正,以期不断完善和改进。

本书的编写得到了编委和各方同仁的大力支持,在此致以真诚的谢意!

汤　静　吴　越

2020 年 12 月

目　　录

第一章

>>>

绪　　论

妇产科学是临床医学四大学科之一,主要研究女性生殖器官疾病的病因、病理、诊断及防治,妊娠及分娩的生理和病理变化、生殖内分泌、计划生育及妇女保健等内容,由产科学和妇科学组成。产科学是一门研究女性在妊娠期、分娩期及产褥期全过程中孕产妇、胚胎及胎儿所发生的生理和病理的变化,并对病理改变进行预防、诊断和处理的临床医学学科;妇科学是一门研究女性在非妊娠期生殖系统的生理和病理改变,并对病理改变进行预防、诊断和处理的临床医学学科。

一、妇产科临床药学的范畴

"临床药学"的提出虽只是近 20 多年的事,但它的形成和发展很快,已成为一门综合性的独立学科,是医学与药学、疾病防治与合理用药之间的桥梁科学,标志着医药科学技术的进步。妇产科临床药学是临床药学的一个分支,但随着妇产科专业临床药师队伍的壮大,妇产科临床药学的发展也十分迅速。妇科疾病特指女性生殖系统所患的疾病,大多涉及药物治疗;妊娠期间药物在体内动力学发生改变,分布、吸收、代谢和排泄均有所不同,对于有些药物的使用需权衡母儿利弊,还有些药物对胚胎有明确的毒性和致畸性,易造成流产或畸形,不适宜妊娠妇女应用;哺乳期间部分药物可通过乳汁对婴儿产生影响,孕妇和哺乳期妇女用药关系母体及胎儿的安全,属于特殊人群用药。妇产科临床药师应掌握患者的上述特点,根据药学专业知识权衡利弊,协助医师合理选择安全、有效和经济的药物,包括药学监护,如对孕产期感染的监护、妊娠期常见疾病的监护、妇科肿瘤的监护、特殊用药的监护等,药学会诊、用药干预、围产期用药评价、用药咨询、药学宣教和处方分析等内容。

二、妇产科临床药学的发展

由于妇产科学的不断发展,涉及影响医学其他学科的发展,如用作诊断及治疗的新药物问世,使女性月经失调和生殖功能异常的临床诊断及治疗效果进入了一个崭新的阶段,绝经后期女性性激素补充治疗大面积推广应用等。而妇产科学的临床研究进展,扩宽了妇女用药的临床治疗用途,这一现状促使医院药师对医院药学工作思维、工作方法的多元化改进,提高医院药学技术服务水平,以适应不断发展的妇产科学。

三、本书的特点与学习要点

《妇产科临床药师实用手册》从药学实践出发,依据妇产科学、相关临床用药指南、循证医学和药学证据等专业领域的权威参考资料,提供常见妇科、产科典型疾病患者药学监护实例,与已出版国内同类书籍相比,其内容不仅涉及疾病基础理论知识,更侧重于从实际病例中总结用药经验教训;病例来源均为本土患者,与国外同类书籍相比,治疗方案、患者群体特点等更符合国情,因而具有更高的参考价值。本书共分为 14 章,除本章以外,其余 13 个章节分别介绍了疾病基础知识以及主要治疗药物,并对典型病例进行分析,总结治疗经验,并对超说明书用药、药物基因组学进行分析归纳,为临床药师、培训药师和住院医师规范化培训医师提供参考书籍,以进一步提升妇产科临床药师参与临床药物治疗工作的能力。

（李长艳）

第二章

妊娠合并糖尿病

第一节 疾病基础知识

一、概述

妊娠合并糖尿病是孕期常见的疾病之一,包括妊娠期糖尿病(gestational diabetes mellitus,GDM)和孕前糖尿病(pregestational diabetes mellitus,PGDM)2 种。全球估计发病率约为 17%,其中 GDM 占 80%~90%,我国 GDM 发病率为 15%,并呈升高趋势。大多数 GDM 患者产后糖代谢异常可恢复正常,但有 20%~50% 将来会发展成糖尿病。GDM 对母儿均有较大危害,应引起重视。

二、临床表现

PGDM 较易出现典型的糖尿病"三多一少"症状,但多数 GDM 患者无明显的临床表现。孕妇如有糖尿病家族史,孕期出现多饮、多食、多尿等三多症状,或外阴阴道假丝酵母菌感染反复发作,体重＞90 kg,曾有多囊卵巢综合征(polycystic ovarian syndrome,PCOS)病史、不明原因流产、死胎和巨大儿分娩史,本次妊娠羊水过多或胎儿偏大者需警惕合并糖尿病可能。

三、主要治疗方法

处理的原则是维持血糖处于正常范围,减少母儿并发症及围产儿不良结局。由于妊娠期糖代谢发生一定变化,血糖控制方法与标准不同于非妊娠期,应在医师、营养师、护士和临床药师的共同协作下加强管理患者血糖。

1. 监测指标与控制目标

（1）监测指标：外周血血糖，根据病情于三餐前半小时、餐后 2 h、睡前等时间点监测（血糖轮廓试验）；尿酮体，有助于及时发现孕妇碳水化合物或能量摄取的不足，也是早期糖尿病酮症酸中毒（diabetes mellitus ketoacidosis，DKA）的一项敏感指标；糖化血红蛋白（glycohemoglobin，HbA1c），反映取血前 2～3 个月的血糖控制情况。

（2）控制目标：

1）GDM 孕妇：餐前及餐后 2 h 血糖值分别为≤5.3、6.7 mmol/L，特殊情况下测餐后 1 h 血糖≤7.8 mmol/L；夜间血糖不低于 3.3 mmol/L；妊娠期 HbA1c 宜＜5.5%。

2）PGDM 孕妇：妊娠早期血糖控制不宜过于严格，以防止低血糖发生；妊娠期餐前、夜间血糖及空腹血糖（fastingplasma glucose，FPG）宜控制在 3.3～5.6 mmol/L，餐后 2 h 血糖 5.6～7.1 mmol/L，HbA1c＜6.0%。

3）产后：产后血糖控制目标以及胰岛素应用，参照非妊娠期血糖控制标准，即空腹 4.4～7.0 mmol/L，非空腹＜10.0 mmol/L，HbA1c＜7.0%。产后空腹血糖反复≥7.0 mmol/L，应视为 PGDM，建议转内分泌专科治疗。

2. 治疗方法

（1）医学营养治疗与患者教育：一经确诊 GDM，应对患者进行饮食运动指导与血糖监测方法教育。通过少食多餐、适量运动，大部分患者血糖可控制在目标范围内，但应注意避免过分控制饮食导致发生饥饿性酮症及胎儿生长受限。

（2）药物治疗：经生活方式干预 3～5 d 并监测血糖（血糖轮廓试验），如果血糖控制未达目标范围，或调整饮食后出现饥饿性酮症，增加热量摄入后血糖又超过妊娠期标准者，应及时加用药物治疗。胰岛素不能透过胎盘，是中华医学会、美国妇产科医师协会（American College of Obstetricians and Gynecologists，ACOG）、美国糖尿病协会（American Diabetes Association，ADA）、加拿大糖尿病协会（Canadian Diabetes Association，CDA）等推荐的妊娠期控制血糖的首选治疗药物。目前，口服（po）药物如二甲双胍和格列本脲在 GDM 孕妇中应用的安全性和有效性被国外指南所认可，但在国内尚无药物注册适应证，如需应用可在知情同意前提下用于下列患者：①糖尿病合并妊娠既往使用上述药物治疗者；②胰岛素用量较大者；③拒绝应用胰岛素者。

（3）母儿并发症的治疗：如出现早产、妊娠期高血压疾病、GDM 酮症酸中毒等并发症,则应进行相应的产科干预和治疗。

第二节 主要治疗药物

一、常用药物治疗方案

见表2-1。

表2-1 妊娠合并糖尿病患者常用药物治疗方案

分类	方案	使用药物	给药途径	用量	用药时机
胰岛素制剂	餐前胰岛素	门冬胰岛素	皮下注射或经胰岛素泵系统连续输注,也可由专业医务人员静脉给药,不可肌内注射	需个体化用药。初始使用应从小剂量开始,早中孕期参考用量为0.3~0.5 U/(kg·d),中晚孕期参考用量为0.5~0.8 U/(kg·d)。如使用短效与中效胰岛素,参考用量比例为早餐前1:2,晚餐前1:1。地特胰岛素起始剂量通常为10U或0.1~0.2U/kg	紧邻餐前注射或餐后立即给药
		重组人胰岛素	皮下注射,静脉注射,虽然不推荐但是也可以肌内注射给药		三餐前30 min给药
		生物合成人胰岛素	皮下注射或静脉注射		三餐前30 min给药
	基础胰岛素	精蛋白锌重组人胰岛素	皮下注射,虽然不推荐但是也可以肌内注射给药,不可静脉注射	—	每日1~2次
		精蛋白生物合成人胰岛素	仅用于皮下注射给药	—	每日1~2次
		地特胰岛素	仅用于皮下注射给药	—	每日1~2次
	联合用药	基础胰岛素+餐前胰岛素联合	根据所选药物决定	—	根据具体方案给药
口服降糖药	单独用药	二甲双胍	口服	起始0.50 g bid或0.85 g qd,根据个体化调整	随餐服用
	单独用药	格列本脲	口服	起始2.5 mg tid,根据个体化调整	餐前服用

注:"—"表示无数据;tid表示每日3次

二、主要治疗药物汇总

见表2-2。

表 2-2　妊娠合并糖尿病主要治疗药物

名称	起效时间	作用达峰时间	作用持续时间	半衰期	禁忌证	注意事项
门冬胰岛素注射液	10~20min	1~3h	3~5h	—	(1) 低血糖发作时； (2) 对门冬胰岛素或本品中任何其他成分过敏者	(1) 使用胰岛素类药物期间避免饮酒、吸烟 (2) 注意识别有无低血糖反应如疲倦、心悸、头痛、出汗等发生，症状较微可适量口服糖制品缓解； (3) 皮下注射用药时，需注意注射部位的轮换，且不能揉搓注射部位； (4) 需注意不同品种药品保存条件，不得使用冷冻过的胰岛素； (5) 不同品种或类型的胰岛素制剂更替时，可能需要进行用药方案调整； (6) 在驾驶或机械操作时应注意避免低血糖发生
重组人胰岛素注射液	30~60min	2~3h	4~12h	—	(1) 低血糖； (2) 对本品组成成分过敏者	
生物合成人胰岛素注射液	—	1.5~2.5h	—	吸收阶段 2~5h	(1) 低血糖发作时； (2) 对本品活性成分或其他成分过敏者	
精蛋白锌重组人胰岛素注射液	2~4h	6~10h	14~18h	—	(1) 低血糖； (2) 对本品组成成分过敏者	
精蛋白生物合成人胰岛素注射液	1.5h	4~12h	24h	吸收阶段 5~10h	(1) 低血糖； (2) 对本品组成成分过敏者	
地特胰岛素注射液	—	6~8h	24h	5~7h	(1) 对地特胰岛素本品中任何其他成分过敏者；	

续　表

名称	起效时间	作用达峰时间	作用持续时间	半衰期	禁忌证	注意事项
盐酸二甲双胍片	—	2 h	8 h	第一相3 h;第二相12~14 h	(1) 2型糖尿病伴有酮症酸中毒、肝及肾功能不全[血清肌酐≥132.6 μmol/L (1.5 mg/dl)(男性)、≥123.8 μmol/L (1.4 mg/dl)(女性)],肺功能不全、心力衰竭,急性心肌梗死,严重感染和外伤,重大手术以及临床有低血压和缺氧情况; (2) 糖尿病合并严重的慢性并发症(如糖尿病肾病、糖尿病眼底病变); (3) 静脉肾盂造影或动脉造影前; (4) 酗酒者; (5) 严重心、肺病患者; (6) 维生素B₁₂、叶酸和铁缺乏的患者; (7) 全身情况较差的患者(如营养不良、脱水); (8) 已知对盐酸二甲双胍过敏; (9) 急性或慢性代谢性酸中毒,包括有或无昏迷的糖尿病酮症酸中毒和糖尿病酮症酸中毒者要用胰岛素治疗	(1) 1型糖尿病不应单独应用本品(可与胰岛素合用); (2) 用药期间经常检查空腹血糖、尿糖及尿酮体、血乳酸浓度,定期测血糖,做血液学检查; (3) 既往有乳酸性酸中毒史者慎用; (4) 与胰岛素合用治疗时,防止出现低血糖反应
格列本脲片	0.5 h	(2.8±1.5) h	16~24 h	10 h	(1) 1型糖尿病患者; (2) 2型糖尿病患者伴有酮症酸中毒、昏迷,严重烧伤、感染、外伤和重大手术等应激情况; (3) 肝、肾功能不全者; (4) 对磺胺药过敏者; (5) 白细胞计数减少的患者	(1) 体质虚弱、高热、恶心和呕吐、甲状腺功能亢进、老年人慎用; (2) 用药期间应定期测血糖、尿糖、尿酮体、尿蛋白和肝、肾功能,并进行眼科检查等

注:"—"表示无数据

第三节　典 型 病 例

病例一　妊娠期糖尿病合并先兆早产的胰岛素降糖治疗

一、病例资料

1. **现病史**　孕妇,女,30 岁,因"血糖控制不满意 10 d,不规律下腹痛伴腹胀 2 h"入院。平素月经规律,6/30 d;末次月经(last menstrual period,LMP):11 - 03;预产期(expected date of childbirth,EDC):次年 8—10 月份。停经 40 余日测尿液人绒毛膜促性腺激素(human chorionic gonadotropin,hCG)阳性,初次产检无异常,规律产检,未见明显异常。孕 26 周口服葡萄糖耐量试验(oral glucose tolerance test,OGTT)(空腹-服糖后 1～2 h):5.2 - 11.4 - 9.5 mmol/L,诊断为 GDM,予饮食控制和运动指导后,自行监测血糖控制不佳,空腹及睡前血糖波动于 5.0～8.0 mmol/L,餐后血糖 8.0～10.0 mmol/L。患者今晨自觉不规律下腹痛,有少量暗红色血性分泌物,无阴道流液,急诊拟"G1P0,孕 27^{+3} 周,先兆早产,GDM"收治入院。

2. **既往史**　无特殊。

3. **婚育史**　28 岁结婚,配偶体健,0 - 0 - 0 - 0。

4. **体格检查**　正常。

5. **产科检查**　手摸宫缩 20 min 可及 2 次,持续 10～20 s,质弱,阴道检查未见活动性出血,宫口未开,未容受,胎心率(fetal heart rate,FHR)140 次/分。

6. **实验室及辅助检查**

(1) 血常规:红细胞(red blood cell,RBC)计数 3.1×10^{12}/L(↓),血红蛋白(hemoglobin,Hb)95 g/L(↓);其余无明显异常。

(2) 肝、肾功能,凝血功能:无明显异常。

(3) 空腹血糖:6.6 mmol/L;HbA1c:6.2%。

(4) 尿常规:尿酮体(-),尿糖(+),其余无异常。

(5) B 超:单胎,头位,见胎心胎动;生长径线:双顶径 78 mm,头围 284 mm,腹围 253 mm,股骨长 55 mm,肱骨长 50 mm;胎盘方位右前壁,胎盘厚度 35 mm,胎盘成熟度Ⅱ,胎盘下缘距离子宫颈内口>2 cm;羊水指数 87 mm;S/D 2.72;子宫颈管长 30.0 mm。

7. **入院诊断**　①孕 27^{+3} 周，G1P0，头位，未临产；②GDM；③先兆早产；④轻度贫血。

8. **出院诊断**　①孕 28^{+4} 周，G1P0，头位，未临产；②GDM；③先兆早产；④轻度贫血。

二、药物治疗经过

患者入院后予完善相关检查，因先兆早产、轻度贫血，D1、D2 予硝苯地平口服抑制宫缩、地塞米松肌内注射促进胎肺成熟；D1 起予琥珀酸亚铁＋维生素 C 口服纠正贫血；因每日监测 7 次血糖结果不理想，D4 起使用重组人胰岛素、精蛋白锌重组人胰岛素；D5 患者主诉饥饿感明显，进食苏打饼干后好转，医师结合血糖监测结果调整胰岛素用量后未再出现低血糖反应（表 2-3）。D8 复查血常规：红细胞计数 3.2×10^{12}/L(↓)，血红蛋白 96 g/L(↓)，早餐前血糖 5.1 mmol/L，其余无明显异常，考虑患者病情控制满意，予出院，嘱继续控制血糖、纠正贫血。

表 2-3　患者胰岛素使用及血糖监测记录

日期	胰岛素/U				血糖(mmol/L)/酮体(±)						22:00
					早餐		午餐		晚餐		
	早	中	晚	睡前	前	后	前	后	前	后	
D1	—	—	—	—	—	—	5.8(↑)	8.7/+(↑)	6.5(↑)	8.8(↑)	7.0
D2	—	—	—	—	5.6(↑)	7.9/+(↑)	6.3(↑)	10.5(↑)	6.6(↑)	9.0(↑)	6.0
D3	—	—	—	—	6.3(↑)	8.1/+(↑)	6.2(↑)	8.7(↑)	7.5(↑)	8.6(↑)	6.5
D4	—	—	A6ih B6ih	—	5.6(↑)	6.0/-	4.0	5.3	5.9(↑)	8.0(↑)	5.3
D5	A12ih B24ih	—	A6ih B6ih	—	5.0	6.5/-	4.6	6.6	5.5(↑)	6.5	4.7
D6	A12ih B10ih	—	A6ih B6ih	—	5.0	6.8/-(↑)	4.9	6.5	5.0	6.3	5.0
D7	A12ih B10ih	—	A6ih B6ih	—	5.2	6.0/-	5.0	5.9	5.1	6.4	4.6

注：1. 胰岛素代码：A-重组人胰岛素；B-精蛋白锌重组人胰岛素；
　　2. 胰岛素记录格式示例：A4ih，表示皮下注射 4 U 重组人胰岛素注射液；
　　3. 糖(mmol/L)/酮体(±)记录格式示例：7.6/-(↑)，表示血糖 7.6 mmol/L 且超过控制目标，尿酮体阴性；
　　4. "—"表示无数据

三、治疗药物汇总

见表 2 - 4。

表 2 - 4　GDM 合并先兆早产治疗药物汇总

用药目的	药品名称	用法用量
降血糖	重组人胰岛素注射液	详见表 2 - 3
	精蛋白锌重组人胰岛素注射液	
抑制宫缩	硝苯地平片	10 mg(首剂 20 mg),po,q8h
促胎肺成熟	地塞米松磷酸钠注射液	6 mg,im,q12 h,共 4 次
纠正贫血	琥珀酸亚铁片	0.1 g,po,tid
	维生素 C 片	0.1 g,po,tid

注:q8 h 表示每 8 小时 1 次;q12 h 表示每 12 小时 1 次

四、病例分析

1. 降血糖治疗

(1) 用药指征:患者既往无糖尿病史,孕 26 周 OGTT 结果异常,诊断为 GDM,自行监测血糖餐前、餐后及睡前均偏高,入院日查空腹血糖及 HbA1c 结果符合 GDM 诊断。因合并先兆早产,增加运动量需谨慎,以免增加早产风险,入院后予糖尿病饮食控制血糖。糖尿病孕妇经饮食治疗 3～5 d 并监测血糖,如果空腹或餐前血糖>5.3 mmol/L,或餐后 2 h 血糖>6.7 mmol/L,或调整饮食后出现饥饿性酮症,增加热量摄入后血糖又超过妊娠期标准者,应及时加用胰岛素治疗。该患者入院后即接受糖尿病饮食,监测 3 d 血糖水平普遍高于正常范围,虽然不能除外地塞米松对血糖的影响,但结合入院前饮食运动控制病史,积极加用胰岛素治疗指征合理。

(2) 药物选择:妊娠期降血糖常用药物方案包括中效或长效胰岛素作为基础胰岛素控制夜间及餐前血糖,短效或超短效胰岛素控制餐后血糖,两者联合可模拟胰岛素生理规律。精蛋白锌重组人胰岛素为中效胰岛素,起效时间为 2～4 h,作用达峰时间为 6～10 h,药效最长可维持 18 h;重组人胰岛素为短效胰岛素,起效时间为 30～60 min,作用达峰值时间为 30～90 min,药效最长可维持

5 h,本例患者因三餐前后、夜间血糖均偏高,故选用联合用药方案,并在治疗过程中根据血糖变化调整用量,患者血糖得到有效控制。

(3)剂量调整:妊娠期胰岛素初始使用应从小剂量开始,中晚孕期参考用量为 0.5~0.8 IU/(kg·d);如使用短效与中效胰岛素,参考用量比例为早餐前1:2,晚餐前 1:1。患者体重 80 kg,计算起始剂量应为 40~64 IU,初始给予48 IU 合理,剂量配比亦符合推荐。每次调整胰岛素用量以增减 2~4 IU 或不超过胰岛素每日用量的 20% 为宜,直至达到血糖控制目标。该患者开始使用胰岛素后血糖下降明显,但结合其主诉考虑出现低血糖反应,故大幅减少早餐前中效胰岛素用量。

2. 特殊情况处理

(1)低血糖处理:低血糖常见于 1 型糖尿病患者,部分情况下也可影响使用药物包括胰岛素治疗的 2 型糖尿病患者。怀疑低血糖时应立即监测血糖水平,无法测定血糖时按低血糖处理。意识清楚者口服葡萄糖 15~20 g,也可以果汁、牛奶、其他零食或进餐的形式摄入葡萄糖。对于意识障碍者,立即给予50% 葡萄糖注射液(glucose solution,GS)20~40 ml 静脉注射,或肌内注射胰高血糖素 0.5~1.0 mg。对于低血糖患者应每隔 15 min 监测血糖,>3.9 mmol/L,但距离下次进餐时间>1 h 者,给予淀粉或蛋白质食物;≤3.9 mmol/L 者,再次给予葡萄糖口服或静脉注射;≤3.0 mmol/L 者,继续给予 50% GS 60 ml 静脉注射;低血糖持续未纠正者,静脉注射 5% 或 10% GS,或加用糖皮质激素,长效胰岛素导致的低血糖可能需要长时间 GS 输注,意识恢复后应至少监测血糖24~48 h。

(2)DKA 的防治:孕期使用糖皮质激素治疗是 DKA 发生的诱因。该患者因先兆早产需使用地塞米松促进胎肺成熟治疗,前 3 d 血糖水平普遍偏高,不能除外地塞米松对血糖的影响。该类患者亦应加强对 DKA 的监测,一经诊断,积极处理。孕期 DKA 的治疗原则包括给予胰岛素降低血糖、纠正代谢和电解质紊乱、改善循环、去除诱因。治疗具体步骤及注意事项:①血糖过高者(>16.6 mmol/L),先予胰岛素 0.2~0.4 U/kg 一次性静脉注射;②胰岛素持续静脉滴注(ivgtt):0.9% 氯化钠注射液(normal saline,NS)+ 胰岛素,按胰岛素0.1 U/(kg·h)或 4~6 U/h 的速度输入;③监测血糖:从使用胰岛素开始每小时监测 1 次血糖,根据血糖下降情况进行调整,要求平均每小时血糖下降3.9~5.6 mmol/L 或超过静脉滴注前血糖水平的 30%。达不到此标准者,可能存在胰岛素抵抗,应将胰岛素用量加倍;④当血糖降至 13.9 mmol/L 时,将 NS 改为 5% GS 或葡萄糖盐水,每 2～4 g 葡萄糖加入 1 U 胰岛素,直至血糖降至 11.1 mmol/L 以下、尿酮体阴性,并可平稳过渡到餐前皮下注射治疗时停止补液;⑤注意事项:补液原则先快后慢、先盐后糖;注意出入量平衡。开始静脉胰岛素治疗且患者有尿后要及时补钾,避免出现严重低血钾。当 pH<7.1、CO_2 结合力<10 mmol/L、HCO_3^-<10 mmol/L 时可补碱,一般用 5%$NaHCO_3$ 100 ml + 注射用水 400 ml,以 200 ml/h 的速度静脉滴注,至 pH≥7.2 或 CO_2 结合力>15 mmol/L 时停止补碱。

3. **先兆早产治疗**　根据患者主诉、查体及辅助检查,诊断为先兆早产,选用硝苯地平抑制宫缩、地塞米松促进胎肺成熟治疗指征明确、用法用量均符合国内外指南与临床诊疗常规推荐。值得注意的是,地塞米松可影响血糖代谢,引起血糖升高,妊娠合并糖尿病患者治疗期间应注意防治高血糖或 DKA 的发生。患者第 2～3 日血糖水平小幅升高,给予胰岛素后出现低血糖反应,不能除外地塞米松用药期间导致血糖暂时升高,建议此类患者在首次加用胰岛素时剂量不宜过高,并密切观察有无低血糖发生。

4. **纠正贫血治疗**　妊娠期贫血最常见的是缺铁性贫血,常用治疗药物为口服铁剂,可联合维生素 C 促进铁剂吸收;对于妊娠后期重度缺铁性贫血或因严重胃肠道反应不能口服者,可选用注射铁剂。患者入院时血常规提示血红蛋白、红细胞计数偏低,已达妊娠期轻度贫血诊断指标,使用补铁药物治疗有效,无禁忌证,方案选择合理,用法用量正确。

五、药学监护要点

1. **病情监护**　注意患者宫缩、阴道流血流液、腹痛等情况,监测患者血糖、酮体、血钾、血压,注意有无药物不良反应发生。

2. **用药指导**

(1) 胰岛素:

1) 使用胰岛素期间避免饮酒、吸烟。

2) 注意识别有无低血糖反应,如疲倦、心悸、头痛、出汗等发生,症状轻微者可适量口服糖制品缓解,症状无缓解者应即刻就诊。

3) 皮下注射用药时,不能揉搓注射部位,需注意注射部位的轮换,如上臂、大腿、腹部、臀部,同一部位 1 个月内不宜重复注射。

4）出院后储存胰岛素时需注意不同品种差异，当前用药开封前应冷藏于 2～8℃，开封后在不超过 25℃ 环境中保存。

（2）硝苯地平：提醒患者服药期间避免服用葡萄柚汁；药品常见不良反应包括头痛、水肿和便秘等，如出现上述症状且难以耐受需及时汇报医师或护士；可能导致低血压，提醒注意防止跌倒。

（3）琥珀酸亚铁片、维生素 C：建议用餐后或用餐时服用，减少胃部刺激。服药期间避免饮浓茶，因为浓茶中的高鞣酸可降低铁的吸收。牛奶及奶制品可抑制铁吸收，不建议和铁剂同时服用。铁离子在肠道细菌作用下生成硫化铁会形成黑便，属正常现象。

（4）地塞米松：用药期间应加强血糖及患者生命体征监测，防治高血糖或 DKA 的发生。

3. **生活管理**　应采取少食多餐、定时定量进餐的方式，注意日常监测血糖并准确记录以便回访；提醒患者日常加强营养，可食用含铁丰富的食物，如动物性食物铁吸收率远高于植物性食物，所以应建议适当补充红肉摄入；应注意运动不宜剧烈，以免诱发早产。

病例二　妊娠合并 1 型糖尿病患者的血糖控制

一、病例资料

1. **现病史**　孕妇，女，28 岁，因"G1P0，孕 29^{+3} 周，门诊产检发现血糖控制不满意 2 月余"入院。平素月经规律，7/30 d，LMP：2018 - 05 - 22；EDC：2019 - 02 - 26。停经 1 个月，测尿液 hCG 阳性，早孕反应不明显。患者患 1 型糖尿病 10 年，孕早期自行予胰岛素皮下注射控制（早餐时 6.3 U、午餐时 6.8 U、晚餐时 7.3 U），控制血糖范围在 5～7 mmol/L。2018 - 08 - 03 在我院产科门诊建卡，查彩超：CRL：33 mm（符合孕周）；测血糖：餐前血糖＞6 mmol/L、餐后血糖最高 10.7 mmol/L，HbA1c 6.6%、糖化白蛋白 19.9%。告知餐后血糖控制不佳，建议住院调控，患者拒绝，要求自行调控血糖。定期产检，D 筛查提示唐氏综合征低危，高危心超筛查胎儿未提示明显异常。孕 21 周胰岛素治疗（基础需要量 18.05 U、早餐时 13.3 U、午餐时 13.8 U、晚餐时 14.3 U）下发现血糖控制不满意，血糖控制范围：早餐 5～8 mmol/L，中餐前 5～8 mmol/L，中餐后 2 h 为 7～11 mmol/L，晚餐前 4～8 mmol/L，晚餐后 2 h 为 5～10 mmol/L，22 点血糖

$5\sim10$ mmol/L。患者孕期有多尿、多食表现，无头晕、头痛及视物模糊，无胸闷、憋气，无腹痛、阴道流血、流水，无皮肤瘙痒，现孕 29^{+3} 周。今来院门诊产检，胎心正常，空腹血糖 6.8 mmol/L，餐后 2 h 血糖 10.3 mmol/L，门诊拟"糖尿病合并妊娠，G1P0 孕 29^{+3} 周，头位，未临产"收治入院待产。

2. **既往史** 1 型糖尿病 10 年病史，胰岛素泵控制血糖，孕前血糖控制较平稳，其余无特殊。

3. **婚育史** 25 岁结婚，0 - 0 - 0 - 0，配偶体健。

4. **体格检查** 正常。

5. **产科检查** 10 min 未及宫缩，胎心次数 145 次/分。

6. **实验室及辅助检查**

(1) 血常规：白细胞(white blood cell)计数 10.59×10^9/L(↑)，红细胞计数 2.96×10^9/L(↓)，血红蛋白 98 g/L(↓)，其余无明显异常。

(2) 肝、肾功能，凝血功能：无明显异常。

(3) 空腹血糖：6.8 mmol/L；HbA1c：5.6%。

(4) 尿常规：尿酮体(-)，尿糖(-)。

7. **入院诊断** ①1 型糖尿病合并妊娠；②G1P0，孕 29^{+3} 周，头位，未临产。

8. **出院诊断** ①1 型糖尿病合并妊娠；②妊娠合并轻度贫血；③G1P0，孕 30^{+2} 周，头位，未临产。

二、药物治疗经过

患者入院后予完善相关检查，血红蛋白偏低，予琥珀酸亚铁、维生素 C 口服纠正贫血。D3 午餐前血糖 3.2 mmol/L，嘱进食。患者血糖波动较大，嘱监测血压，少食多餐，防止低血糖发生。D5 晚 22 点胰岛素加 4 U，加测凌晨 3 点血糖。D6 建议晚餐前适当控制饮食。血糖控制尚可，胎心胎动正常，予今日出院。嘱继续控制血糖、纠正贫血(表 2 - 5)。

表2-5　患者胰岛素使用及血糖监测记录

日期	胰岛素泵（速效胰岛素/U）					血糖（mmol/L）/酮体（±）							
	基础需求量	早	中	晚	睡前	3:00	早餐		午餐		晚餐		22:00
							前	后	前	后	前	后	
D1	—	—	—	—	—	—	—	—	—	—	5.5	10.0/-（↑）	4.9
D2	18.05	13.3	13.8	14.3	—	—	5.5	8.3/-（↑）	4.0	6.0	4.5	4.9	5.3
D3	18.05	13.3	13.8	14.3	—	—	3.8	9.6/-（↑）	3.2（↓）	4.9	6.1（↑）	8.8（↑）	6.9（↑）
D4	18.05	13.3	13.8	14.3	—	—	4.2	9.0/-（↑）	4.4	5.5	5.2	3.4（↓）	6.3（↑）
D5	18.05	13.3	13.8	14.3	4	—	5.8	6.1/-	6.8（↑）	7.5（↑）	9.2（↑）	4.9	4.8
D6	18.05	13.3	13.8	14.3	4	5.9（↑）	5.4	7.6/-（↑）	4.9	5.9	6.8（↑）	6.5	5.0
D7	18.05	13.3	13.8	14.3	4	—	4.9	—	—	—	—	—	—

注：1. 血糖（mmol/L）/酮体（±）记录格式示例：7.6/-（↑），代表血糖7.6mmol/L且超过控制目标，尿酮体阴性；
2. 胰岛素均为皮下给药；
3. "—"表示无数据

三、治疗药物汇总

见表 2-6。

表 2-6　妊娠合并 1 型糖尿病治疗药物汇总

用药目的	药品名称	用法用量
降血糖	胰岛素泵（速效胰岛素）	详见表 2-5
纠正贫血	琥珀酸亚铁片	0.1 g, po, tid
	维生素 C 片	0.1 g, po, tid

四、病例分析

1. 降血糖治疗

（1）用药指征：患者 1 型糖尿病 10 年病史。PGDM 患者：妊娠期餐前、夜间血糖及空腹血糖宜控制在 3.3～5.6 mmol/L，餐后 2 h 血糖 5.6～7.1 mmol/L，HbA1c<6.0%。患者血糖控制不佳 2 月余，常规产检，空腹血糖 6.8 mmol/L，餐后 2 h 血糖 10.3 mmol/L，入院密切监测血糖，予糖尿病饮食和胰岛素治疗。

（2）药物选择：1 型糖尿病是一种自身免疫性疾病，患者因胰岛 β 细胞受到破坏，导致胰岛素绝对缺乏，导致血糖转运和储存障碍，患者往往需要终身依赖胰岛素治疗。患者可以选择每日多次注射（multiple daily injection，MDI），或者选择通过泵持续皮下给予胰岛素速效制剂持续皮下胰岛素输注（continuous subcutaneous insulin infusion，CSII）。胰岛素泵采用人工智能控制的胰岛素输入装置，通过连续皮下给予一种速效胰岛素制剂（赖脯胰岛素、门冬胰岛素或谷赖胰岛素），并在餐前单次快速给予短效胰岛素或速效胰岛素。MDI 与 CSII 的随机试验，发现 2 种方法在血糖控制和妊娠结局方面的差异无统计学意义。

一般而言，如果患者在妊娠前就已开始使用 CSII 且有效地控制了血糖，则不需要停用该疗法。所以，患者可以继续用胰岛素泵控制血糖。

（3）剂量调整：在妊娠期间每日胰岛素总需求量变化不定，即使是血糖控制良好的女性，预计其胰岛素需求量从受孕前至妊娠 36 周时也会增加至原来的 3 倍，胰岛素的调整应与饮食和运动方面的生活方式调整同时进行，直到确立最佳方案。此时,可以引入胰岛素算法,在每餐前不断调整,以使血糖保持在安全目标范围内。

1型糖尿病的妊娠女性在早期妊娠期间的平均胰岛素需求量为 0.7 U/kg,通常在妊娠 13～28 周时增加至 0.8 U/kg,在妊娠 29～34 周时增加至 0.9 U/kg,在妊娠 35 周至足月时增加至 1.0 U/kg。妊娠期胰岛素使用应从小剂量开始,根据血糖结果,每 3～5 日调整剂量 1 次。

胰岛素泵输入胰岛素剂量的调整,分为基础率调整和餐时剂量调整。基础率调整:①夜间基础率:评估上半夜和下半夜的血糖控制,使基础胰岛素能配合昼夜血糖变化。若血糖上升或下降超过 1.7 mmol/L,在变化前 2～3 h 调整 10%～20%基础率。若血糖降至 3.9 mmol/L 以下,需要进餐同时减少基础率 10%～20%;②日间基础率(空腹原则):评估两餐间血糖(早餐前至午餐前,午餐前至晚餐前,晚餐前至睡前)。如果血糖水平上升或下降超过 1.7 mmol/L,应在血糖水平变化前 2～3 h 调整 10%～20%基础率。若血糖降至 3.9 mmol/L 以下,需要进餐同时减量 10%～20%;③日间基础率(非空腹原则):对比餐后 2 h 血糖和下餐前血糖水平,如果没有血糖升高,则这个区间不用考虑。餐后 2 h 血糖水平应该比下餐前血糖水平高 1.7～3.3 mmol/L,并应逐渐下降至下一餐前的目标血糖区间内。如果血糖下降超过 3.3 mmol/L 或血糖降至 3.9 mmol/L 以下,减少 10%～20%基础率。如果血糖不能下降或下降<1.7 mmol/L 则增加 10%～20%基础率。

餐时剂量调整:如果餐后 2 h 血糖较餐前血糖升高超过 3.3 mmol/L,降低碳水化合物系数 10%～20% 或 1～2 g/U。如果餐后 2 h 血糖升高低于 1.7 mmol/L,增加碳水化合物系数 10%～20%或 1～2 g/U。

患者剂量调整后,出现血糖值较低情况,立即进食防止出现低血糖,餐前血糖过高,嘱两餐之间适当控制饮食。22 点血糖值过高,故加胰岛素 4 U 进行调控。

2. **纠正贫血治疗**　妊娠期贫血最常见的是缺铁性贫血,常用治疗药物为口服铁剂,可联合维生素 C 促进铁剂吸收;对于妊娠后期重度缺铁性贫血或因严重胃肠道反应不能口服者,可选用注射铁剂。患者入院时血常规提示血红蛋白、红细胞计数偏低,已达妊娠期轻度贫血诊断指标,使用补铁药物治疗有效,无禁忌证,方案选择合理,用法、用量正确。

五、药学监护要点

1. **病情监护** 自数胎动,注意患者阴道流血及流液、腹痛等情况,监测患者血糖、酮体、血钾、血压,注意警惕低血糖的发生。

2. **用药指导**

(1)提醒患者使用胰岛素期间避免饮酒、吸烟;注意识别有无低血糖反应如疲倦、心悸、头痛、出汗等发生,症状轻微可适量口服糖制品缓解,症状无缓解应即刻就诊;长期用泵者,应定期接受胰岛素泵工作状态随访,到医院接受血糖检测和剂量调整;出院后继续胰岛素泵控制血糖,密切监测血糖变化。

(2)建议用餐后或用餐时服用琥珀酸亚铁片、维生素 C,其他注意事项详见本章病例一。

3. **生活管理** 应采取少食多餐、定时定量进餐的方式,注意日常监测血糖并准确记录以便回访;提醒患者日常加强营养,可食用含铁丰富的食物,如动物性食物铁吸收率远高于植物性食物,所以应建议适当补充红肉摄入。

第四节 常见超说明书用药分析

一、二甲双胍

二甲双胍制剂说明书对妊娠期用药限制较为严格,通常书写为不推荐使用或明确为禁用。美国食品药品监督管理局(food and drug administration,FDA)对二甲双胍的妊娠安全性分级为 B 级。

二甲双胍可透过胎盘,且脐带血中浓度高达母体浓度 2 倍,目前资料显示,妊娠早期应用对胎儿无致畸性。2017 年的一项系统评价- meta 分析对孕期使用二甲双胍与胰岛素治疗结局进行了比较,结果显示,与胰岛素相比,二甲双胍组新生儿低血糖、大于胎龄儿和妊娠期高血压风险及孕期体重增加值更低,早产、小于胎龄儿、围产期死亡、剖宫产、巨大儿发生率相近。Rowan 研究团队对二甲双胍或胰岛素治疗的 GDM 孕妇子代进行了长期随访研究,与胰岛素治疗者相比,二甲双胍治疗者子代 2 岁时神经发育结局、总脂肪或中心性肥胖均无差异,但皮下脂肪堆积增多;7~9 岁时全身和腹部脂肪含量、代谢参数测量结果无差异,9 岁组体型更大。Hanem 等对 2 项随机对照试验(randomized controlled trial,RCT)研究中使用二甲双胍治疗的 PCOS 患者子代进行了随访,与安慰剂组相比,子代 4 岁时身体质量指数(BMI)更高,发生肥胖或超重的风险增加。二甲双胍对子代的远期安全性还需要证实。

国内外指南均推荐二甲双胍作为 GDM 患者的二线治疗用药。此外,ADA 指南建议对于使用二甲双胍治疗 PCOS 和诱导排卵的患者,一旦发现妊娠应即刻停药。

二、格列本脲

格列本脲制剂说明书关于妊娠期用药书写为不宜使用,美国 FDA 对其妊娠安全性分级同样为 B 级。

格列本脲可以透过胎盘,胎儿的血药水平约为母体水平的 70%。目前还没有证据证实宫内暴露于格列本脲的后代发生先天性异常的可能性增加,亦缺乏对后代远期影响的研究。2015 年的一项系统评价-meta 分析显示,与胰岛素相比,格列本脲治疗组巨大儿、新生儿低血糖发生率及子代平均出生体重值更高;2017 年的另一项 meta 分析证实,格列本脲组新生儿的低血糖风险更高,但出生体重与巨大儿的差异无统计学意义。在 Sénat 等进行关于一项非劣效性试验中,格列本脲组与胰岛素治疗组在巨大儿、新生儿低血糖或高胆红素血症复合结局的总体发生率无统计学差异,格列本脲组低血糖发生率更高,未来仍需更多长期安全性研究。

第五节　药物基因组学

口服降糖药物疗效的个体差异与药物转运蛋白、药物靶点、药物分解代谢酶等风险基因有关。张思敏等对近年来二甲双胍治疗 2 型糖尿病的药物基因组学研究进行了很好的总结:①药物代谢动力学基因:二甲双胍的摄取主要受 *SLC29A4* 基因编码的膜单胺转运体、*SLC22A1* 基因编码的有机阳离子转运蛋白 1(organic cation transporter 1,OCT1)、*SLC6A4* 基因编码的 5 -羟色胺转运蛋白、由 *SLC5A7* 基因编码的高亲和力转运体影响,代谢与排泄受 OCT1、*SLC22A3* 基因编码的 OCT3、*SLC22A2* 基因编码的 OCT2 以及多药和有毒化合物排除转运体(MATE)影响;②药物效应动力学基因:二甲双胍除通过激活腺苷酸活化蛋白激酶(AMP-activated protein kinase,AMPK)途径而发挥作用外,还通过影响线粒体氧化磷酸化过程干预三磷酸腺苷(adenosine triphophate,ATP)生成,改变单磷酸腺苷(adenosine monophosphate,AMP)/ATP 比值,影响 AMPK 的作用。不同人群的二甲双胍药物基因组学研究总结见表 2-7,该文章作者认为可能与样本量、研究人群、联合用药、种族、疗效判断标准等相关。

表 2-7 遗传因素对二甲双胍药物代谢动力学和
药物效应动力学影响人群的研究*

基因或位点	研究人群	研究结果	年份	作者
30 多万 SNP 位点	3 920 例 T2DM	ATM 基因 rs11212617 多态性和二甲双胍疗效有关	2011	Zhou
SLC22A1,SLC22A2	33 例日本 T2DM	SLC22A1 的 1-43G 突变和二甲双胍疗效负相关;M408V 变异和二甲双胍疗效呈正相关	2007	Shikata
SLC22A1	20 名高加索健康志愿者	功能下降突变(R61C,G401S,420del 或 G465R)携带者血浆浓度更高	2008	Shu
SLC22A2	15 名中国健康志愿者	G808T 突变携带者的二甲双胍清除率下降	2008	Wang
SLC22A2	20 名韩国健康志愿者	C596T、C620T、G808T 突变携带者二甲双胍清除率下降,血浆浓度增加	2008	Song
SLC22A1-4,SLC47A1	103 名高加索男性健康志愿者	SLC22A1 的 R61C、G401S、420del、G465R 突变携带者二甲双胍清除率增加,肝脏摄取率下降,药物作用效率下降	2009	Tzvetkov
SLC47A1	116 例荷兰 T2DM 患者	携带 rs2289669 等位基因 A 的受试者二甲双胍治疗后 HbA1c 下降更少	2009	Becker
SLC22A1	1 531 例英国 T2DM 患者	R61C、420del 未影响二甲双胍治疗后 HbA1c 下降程度	2009	Zhou

续　表

基因或位点	研究人群	研究结果	年份	作者
40 余个候选基因	2 994 例美国 T2DM 患者	基因 *STK*11、*PRKAA*1、*PRKAA*2、*SLC*22*A*1 和二甲双胍疗效相关	2010	Jablonski
*SLC*22*A*1，*SLC*47*A*1	98 例荷兰 T2DM 患者	rs622342CC 基因型受试者二甲双胍治疗后 HbA1c 下降更明显	2010	Becker
*SLC*22*A*2	400 例中国 T2DM 患者	G808T 突变基因型影响血浆乳酸浓度	2010	Li
*SLC*22*A*1－2，*SLC*47*A*1－2	159 例丹麦 T2DM 患者	个体间二甲双胍浓度差异大，携带 rs72552763 突变的患者二甲双胍稳态浓度较低	2011	Christensen
SRR	44 例中国新诊断 T2DM 患者	rs391300GA 和 AA 基因型受试者二甲双胍治疗后血糖血脂改善更明显	2011	Dong
ATM	1 365 例荷兰和英国 T2DM 患者	rs11212617 多态性和二甲双胍疗效相关	2012	Van Leeuwe
*SLC*22*A*1－2，*SLC*47*A*1	53 例拉脱维亚 T2DM 患者	*SLC*22*A*1 rs628031，rs36056065 和二甲双胍不良反应有关	2012	Tarasova
*SLC*48*A*1－2	249 例高加索及非裔 T2DM 患者	MATE1 基因突变和二甲双胍疗效相关	2013	Stocker
*SLC*22*A*1－2	148 例斯洛伐克 T2DM 患者	携带 *SLC*47*A*1 rs2289669AA 基因型受试者二甲双胍治疗后的 HbA1c 下降水平是 GG 和 GA 基因型携带者的 2 倍	2013	Tkac
*SLC*47*A*1	220 例中国新诊断 T2DM 患者	携带 rs2289669 等位基因 A 受试者二甲双胍疗效更好	2015	He

基因或位点	研究人群	研究结果	年份	作者
SLC22A2	220 例中国新诊断 T2DM 患者	携带 G808T 突变受试者二甲双胍疗效更好	2015	Hou
SLC22A1	122 例印度新诊断 T2DM 患者	携带 rs622342AA 基因型受试者二甲双胍疗效更好	2015	Umamahes-waran
SLC47A1，*SLC22A2*	26 名健康韩国志愿者	*SLC47A1* rs2289669 影响二甲双胍肾脏清除率	2016	Cho
ATM，*SLC22A1*	140 例伊朗 T2DM 患者	rs11212617 和 rs628031 和二甲双胍疗效无关	2016	Shokri
SLC22A1，*SLC47A1*	53 例中国新诊断 T2DM 患者	携带 *SLC22A1* rs1594709 和 *SLC47A1* rs2289669 突变基因型受试者二甲双胍疗效更好	2016	Xiao

* 引自:张思敏,韩学尧,纪立农. 二甲双胍治疗 2 型糖尿病的药物基因组学研究进展[J]. 中国糖尿病杂志,2017,25(8):760-764.

（庞艳玉　庞晓莹）

第三章

妊娠期高血压疾病

第一节 疾病基础知识

一、概述

妊娠期高血压疾病(hypertensive disorders complicating pregnancy)是妊娠与血压升高并存的一组疾病,发生率 5%～12%。该组疾病严重影响母婴健康,是孕产妇和围产儿病死率升高的主要原因,包括妊娠期高血压(gestational hypertension)、子痫前期(preeclampsia)、子痫(eclampsia),以及慢性高血压并发子痫前期和慢性高血压合并妊娠(chronic hypertension complication pregnancy)。

二、诊断要点

1. **临床表现** 该病根据分类不同,临床表现也各有差异。但主要的临床表现为血压上升[收缩压≥140 mmHg 和(或)舒张压≥90 mmHg]、尿蛋白≥0.3 g/24 h 或随机尿蛋白(+),随着病情加重可能并发其他重要脏器损害,如血小板(platelet,PLT)计数减少,肝、肾功能损害,肺水肿,新发的脑功能或视觉障碍等。

2. **诊断** 根据病史、临床表现、体征及辅助检查即可做出诊断。

(1) 病史:需了解既往有无高血压、肾病、糖尿病、系统性红斑狼疮、血栓性疾病等病史,有无妊娠期高血压家族病史或既往妊娠史;同时了解此次妊娠后高血压、蛋白尿的情况,特别注意有无头痛、视力改变、上腹不适等症状。

(2) 高血压:同一手臂至少测量 2 次,收缩压≥140 mmHg 和(或)舒张压≥90 mmHg 定义为高血压。

（3）尿蛋白：高危孕妇每次产检均应检测尿蛋白。尿蛋白检查应选中段尿。对可疑子痫前期孕妇应测 24 h 尿蛋白定量。尿蛋白≥3.0 g/L 或定性≥（＋）定义为蛋白尿。

三、主要治疗原则与治疗方法

妊娠期高血压疾病治疗的目的是控制病情，延长孕周，降低母儿围产期发病率和病死率，改善围产结局。

1. 治疗原则 应根据病情轻重分类，进行个体化治疗。妊娠期高血压应休息、镇静、监测母胎情况，酌情降压治疗；子痫前期应镇静、解痉，有指征地降压，密切监测母胎情况，适时终止妊娠；子痫应控制抽搐，病情稳定后终止妊娠。

2. 治疗方法

（1）一般治疗：

1）妊娠期高血压患者可在家或住院治疗，轻度子痫前期应住院评估决定是否院内治疗，重度子痫前期及子痫患者应住院治疗。

2）应注意休息并取侧卧位，但子痫前期患者住院期间不建议绝对卧床休息。保证充足的蛋白质和热量。不建议限制食盐摄入。

3）保证充足睡眠，必要时可睡前口服地西泮 2.5～5.0 mg。

（2）药物治疗：

1）降压治疗：降压治疗的目的是预防心脑血管意外和胎盘早剥等严重母胎并发症。收缩压≥160 mmHg 和（或）舒张压≥110 mmHg 的高血压孕妇应进行降压治疗；收缩压≥140 mmHg 和（或）舒张压≥90 mmHg 的高血压患者也可应用降压药。目标血压：孕妇未并发器官功能损伤，收缩压应控制在 130～155 mmHg，舒张压应控制在 80～105 mmHg；孕妇并发器官功能损伤，则收缩压应控制在 130～139 mmHg，舒张压应控制在 80～89 mmHg。降压过程力求血压下降平稳，不可波动过大，且血压不可低于 130/80 mmHg，以保证子宫-胎盘血流灌注。在出现严重高血压，或发生器官损害如急性左心室功能衰竭时，需要紧急降压到目标血压范围，注意降压幅度不能太大，以平均动脉压的 10%～25% 为宜，24～48 h 达到稳定。

常用降压药物有肾上腺素能受体阻滞剂、钙离子通道阻滞剂及中枢性肾上腺素能神经阻滞剂等药物。其中口服降压药物有拉贝洛尔、硝苯地平或硝苯地平缓释片等。如口服药物血压控制不理想，可使用静脉用药，常用药物有拉贝洛尔、酚妥拉明、尼莫地平、硝酸甘油、硝普钠和甲基多巴等。孕期一般不使用利尿剂降压,以防血液浓缩、有效循环血量减少和高凝倾向。不推荐使用阿替洛尔和哌唑嗪。妊娠中晚期禁止使用血管紧张素转换酶抑制剂(angiotensin-converting enzyme inhibitors,ACEI)和血管紧张素Ⅱ受体拮抗剂(angiotensin receptor blocker,ARB)。

2)硫酸镁防治子痫:硫酸镁是子痫治疗的一线药物,也是重度子痫前期预防子痫发作的预防用药。其控制子痫再次发作的效果优于地西泮、苯巴比妥和冬眠合剂等镇静药物。除非存在硫酸镁应用禁忌证或者硫酸镁治疗效果不佳,否则不推荐使用苯巴比妥和苯二氮类药物(如地西泮)用于子痫的预防或治疗。对于非重度子痫前期的患者也可酌情考虑应用硫酸镁。

3)镇静药物的应用:应用镇静药物的目的是缓解孕产妇的精神紧张、焦虑症状、改善睡眠、预防并控制子痫。如地西泮、苯巴比妥和冬眠合剂(氯丙嗪50 mg、哌替啶100 mg和异丙嗪50 mg)。

4)利尿剂的应用:子痫前期孕妇不主张常规应用利尿剂,仅当孕妇出现全身性水肿、肺水肿、脑水肿、肾功能不全、急性心力衰竭时,可酌情使用呋塞米等快速利尿剂。甘露醇主要用于脑水肿,甘油果糖适用于肾功能有损害的孕妇。

5)纠正低蛋白血症:严重低蛋白血症伴腹腔积液、胸腔积液或心包积液者,应补充白蛋白或血浆,同时注意配合应用利尿剂及严密监测病情变化。

6)促胎肺成熟:孕周<37 周并预计在 1 周内分娩的子痫前期孕妇,均应接受糖皮质激素促胎肺成熟治疗,如地塞米松或倍他米松。

第二节　主要治疗药物

一、常用药物治疗方案

见表 3-1。

表 3-1　妊娠期高血压疾病患者常用治疗方案

分类	使用药物	给药途径	用法用量
解痉药物	硫酸镁注射液	iv/ivgtt	负荷剂量 2.5~5 g,继而以 1~2 g/h 滴注维持

续　表

分类	使用药物	给药途径	用法用量
β-肾上腺素能受体阻滞剂	盐酸拉贝洛尔片	po	每次 100 mg，每日 2～3 次
	注射用盐酸拉贝洛尔	iv/ivgtt	根据病情和降压效果而定； iv：每次 25～50 mg，于 5～10 min 内缓慢推注，如降压效果不理想可于 15 min 后重复 1 次。总剂量不应超过 200 mg； ivgtt：100 mg 稀释至 250 ml，滴注速度 1～4 mg/min，直至取得较好效果
钙离子通道阻滞剂	硝苯地平片	po	起始剂量每次 10 mg，维持剂量为 10～20 mg/次，tid
	硝苯地平控释片	po	每次 30 或 60 mg，qd
	盐酸尼卡地平注射液	ivgtt	根据病情和降压效果而定； 以 2～10 μg/(kg·min) 的剂量给药，根据血压调节滴注速度，必要时可以 10～30 μg/kg 的剂量静脉直接给药
α-肾上腺素能受体阻滞剂	甲磺酸酚妥拉明注射液	ivgtt	10～20 mg 溶于 5% GS 100～200 ml，起始剂量 10 μg/min，应根据降压效果调整滴注剂量
抗心绞痛药	硝酸甘油注射液	ivgtt	起始剂量 5～10 μg/min，每 5～10 min 增加滴速至维持剂量 20～50 μg/min

注：qd 表示每日 1 次

二、主要治疗药物汇总

见表 3－2。

表3-2 妊娠期高血压疾病主要治疗药物汇总

名称	起效时间	达峰时间	持续时间	半衰期	用法用量	禁忌证	注意事项
硫酸镁注射液	—	—	—	—	首次负荷剂量为2.5～5g,用25% GS稀释至20 ml后,5 min内缓慢静脉注射,以后1～2 g/h静脉滴注维持	有心肌损害、心脏传导阻滞者	(1) 应用硫酸镁期间应注意监测患者有无膝腱反射存在; (2) 提醒患者有无呼吸减慢(呼吸≥16次/分); (3) 计24 h出入量并观察尿量有无骤减现象(尿量不少于17 ml/h或每24 h不少于400 ml); (4) 因血清镁离子超过3.5 mmol/L即可出现中毒症状,故条件许可,必要时监测患者血清镁离子浓度
盐酸拉贝洛尔片	—	1～2 h	—	—	每次100 mg,每日2～3次,2～3 d后根据需要加量。维持量为200～400 mg,bid.餐后服。极量每日2 400 mg	(1) 支气管哮喘患者禁用; (2) 病态窦房结综合征、心传导阻滞(Ⅱ～Ⅲ度房室传导阻滞)未安装起搏器的患者禁用; (3) 重度或急性心力衰竭、心源性休克患者禁用; (4) 对本品过敏者禁用	(1) 有下列情况应慎用:充血性心力衰竭、糖尿病、肺气肿或非过敏性支气管炎、肝功能不全、甲状腺功能低下、雷诺综合征或其他周围血管疾病肾功能减退; (2) 少数患者可在服药后2～4 h出现体位性低血压,因此用药剂量应逐渐增加;静脉用药应于切卧位,滴注时切勿过速,注射完毕应静卧10～30 min; (3) 本品用量必须强调个体化,不同个体、不同疾病用量不尽相同

续 表

名称	起效时间	达峰时间	持续时间	半衰期	用法用量	禁忌证	注意事项
注射用盐酸拉贝洛尔	5 min	—	6 h	6~8 h	iv:每次25~50 mg,于5~10 min内缓慢推注;如降压效果不理想可于15 min后重复1次。总剂量不应超过200 mg;ivgtt:100 mg稀释至250 ml,滴注速度1~4 mg/min,直至取得较好效果。有效剂量50~200 mg	(1)支气管哮喘患者禁用;(2)病态窦房结综合征、心传导阻滞(Ⅱ~Ⅲ度)未安装起搏器的患者禁用;(3)重度或急性心力衰竭、心源性休克患者禁用;(4)对本品过敏者禁用	(1)有下列情况应慎用:充血性心力衰竭、糖尿病、肺气肿或非过敏性支气管炎、肝功能不全、甲状腺功能低下、雷诺综合征或其他周围血管疾病肾脏功能减退;(2)少数患者可在服药后2~4 h出现体位性低血压,因此用药剂量应逐渐增加,静脉用药应于卧位,滴注时切切过速,以防降压过快。注射毕应静卧10~30 min;(3)本品用量必须强调个体化,不同个体、不同疾病用量不尽相同
硝苯地平片	15 min	1~2 h	4~8 h	5 h	一般起始剂量每次10 mg(1片),tid,po;常用的维持剂量为每次10~20 mg(1~2片),tid,po	对硝苯地平过敏者禁用	(1)绝大多数患者服用硝苯地平后仅有轻度低血压反应,个别患者出现严重的低血压症状。这种反应常发生在剂量调整期或加量时,特别是合用β受体阻滞剂时。在此期间需监测血压,尤其是合用其他降压药时;(2)10%的患者发生轻中度外周水肿,与动脉扩张有关。水肿多初发于下肢末端,可用利尿剂治疗。对于伴充血性心力衰竭的患者,需分辨水肿是否由于左室功能进一步恶化所致。突然停用β受体阻滞剂而启用硝苯地平,偶可加重心绞痛。须逐步递减前者用量;

名称	起效时间	达峰时间	持续时间	半衰期	用法用量	禁忌证	注意事项
							(3) 肝肾功能不全，正在服用β受体阻滞剂者应慎用，宜从小剂量开始，以防诱发或加重低血压，增加心绞痛，心力衰竭，甚至心肌梗死的发生率； (4) 长期给药不宜骤停，以避免发生停药综合征而出现反跳现象
硝苯地平控释片	—	—	—	—	每次30或60 mg, qd	(1) 禁用于已知对硝苯地平或本品中任何成分过敏者； (2) 禁用于心源性休克； (3) 禁用于有KOCK小囊的患者（直肠结肠切除后作回肠造口）； (4) 由于酶诱导作用，硝苯地平与利福平合用时，达不到有效的血药浓度，因而不得与利福平合用； (5) 硝苯地平禁用于怀孕20周内和哺乳期妇女	(1) 对于心力衰竭及严重主动脉瓣狭窄的患者，当血压很低时； (2) 本品有不可变形的物质，因此胃肠道严重狭窄的患者使用本品时应慎重，因为有可能发生梗阻的症状。胃结石的发生石非常罕见，如果发生则可能需要手术治疗； (3) 肝功能损害患者用药须严格监测，病情严重时应减少剂量； (4) 硝苯地平通过细胞色素P450 3A4系统代谢消除。因此对细胞色素P450 3A4系统有抑制或诱导作用的药物可能改变硝苯地平的首过效应或清除率。硝苯地平与之联合应用时，应监测血压，如有必要，应考虑减少硝苯地平的服用剂量； (5) 对驾驶及操作机器能力的影响； (6) 本品不可吸收的外壳，这样可使药品缓慢释放进入人体内吸收。当这一过程结

续　表

名称	起效时间	达峰时间	持续时间	半衰期	用法用量	禁忌证	注意事项
							束时，完整的空药片可在粪便中发现； (7) 硝苯地平控释片含有活性的活性成分，因此本品应避光保存。药片应避光防潮，从铝塑板中取出后应立即服用
盐酸尼卡地平注射液	—	—	—	—	用NS或5%GS稀释，配成浓度为0.01%～0.02%（1 ml中含盐酸尼卡地平0.1～0.2 mg）后使用。①手术时异常高血压的紧急处理：以2～10μg/（kg·min）的剂量给药，根据血压调节滴注速度，必要时可以10～30μg/kg静脉直接给药。②高血压急症：以0.5～6μg/（kg·min）的剂量给药，根据血压调节滴注速度	(1) 怀疑有止血不完全患者（出血不能加重）颅内出血患者（出血不能加重）； (2) 脑中风急性期颅内压增高的患者（颅内压可能增高）； (3) 急性心功能不全患者中伴有重度主动脉瓣狭窄或二尖瓣狭窄、肥厚型闭塞型主动脉肌病，低血压（收缩压＜90 mmHg）、心源性休克的患者； (4) 发生急性心功能不全后立即出现重度急性心肌梗死且状态尚不稳定的患者（对于有大范围的，3 支动脉血管	(1) 高血压急症患者给予此药将血压降至目的血压后，尚需继续治疗且可口服时，应改为同名口服制剂； (2) 对于高血压急症，停止给药后有时会出现血压再度升高的现象，停止给药后也要密切注意，血压再度减量。另外，改为口服给药后也要注意血压的变化； (3) 长期给予本品时，注射部位如果出现疼痛、发红等，应改变注射部位； (4) 药品的作用会有个体差异，所以在给药时应密切注意血压和心率的变化； (5) 肝、肾功能受损的患者和主动脉瓣狭窄的患者，需慎重给药； (6) 本品对光不稳定，使用时应避免光直射

续　表

名称	起效时间	达峰时间	持续时间	半衰期	用法用量	禁忌证	注意事项
						病变引起的梗死等严重急性心肌梗死的患者,有时会突发血液动力学变化,有使病情进一步恶化的可能性); (5) 已知对本品或任一成分过敏的患者	
甲磺酸酚妥拉明注射液	—	2 min	15~30 min	19 min	控制嗜铬细胞瘤所引起的高血压危象。在外科手术前,或在引入麻醉剂、插管术期间、或外科切除肿瘤期间,为了控制高血压危象,需静脉注射2~5 mg本品,若有需要则重复注射。在此同时须监视血压变化	已知对酚妥拉明和有关化合物过敏。已知对亚硫酸酯过敏。血压过低、心肌梗死,有心肌梗死病史、冠脉功能不全、心绞痛或冠心病其他表现	(1) 监测患者血压至关重要,可以保证适合的患者,剂量和治疗时间; (2) 本品安瓿中存在的亚硫酸酯,在个别病例中,特别是哮喘患者可能导致敏性反应,休克或失去知觉等过敏性反应。在对高血压患者的普析的尿液检查时,基于准确和安全理由,现在多选用儿茶酚妥拉明和其他药理学他生化检验代替酚妥拉明。因此,只有在无其他测试时才使用酚妥拉明试验; (3) 使用本品可能出现心动过速及心律不齐现象。由于本品对胃肠道(包括胃分泌)有刺激作用,因此胃炎和消化性溃疡患者需慎用本品。由于没有本品治疗肾损害患者的动力学资料,因此该类患者要慎用本品; (4) 本品可能引起中枢神经系统某些症状的

妇产科临床药师实用手册 >>>

续 表

名称	起效时间	达峰时间	持续时间	半衰期	用法用量	禁忌证	注意事项
							出现,而这些症状可能降低患者的反应能力,过量可能导致活动的患者,例如驾车和操作机器者提出告诫
硝酸甘油注射液	即刻	—	—	—	注射液:用5% GS或NS稀释后静脉滴注,开始用量为5 μg/min,最好用输液泵恒速输入。用于缓解低血压或治疗心力衰竭,可每3～5 min增加5 μg/min,如在20 μg/min时无效可以10 μg/min递增,以后可20 μg/min。患者对本药的个体差异很大,静脉滴注无固定适合剂量,心率和其他血流动力学参数来调整用量	禁用于心肌梗死早期,严重贫血,青光眼,颅内压增高和已知对硝酸甘油过敏的患者。还禁用于使用枸橼酸西地那非的患者,后者有增强硝酸甘油的降压作用	(1) 应使用能有效缓解急性心绞痛的最小剂量,过量可能导致耐受现象; (2) 小剂量可能发生严重低血压,尤其在直立位时; (3) 应慎用于血容量不足或收缩压低的患者; (4) 发生低血压时可合并心动过缓,加重心绞痛; (5) 加重肥厚梗阻型心肌病引起的心绞痛; (6) 易出现药物耐受性; (7) 如果出现视力模糊或口干,应停药; (8) 剂量过大可引起剧烈头痛; (9) 静脉滴注本品时,由于许多塑料输液器可吸附硝酸甘油,因此应采用非吸附本品的输液装置,如玻璃输液瓶等; (10) 静脉使用本品时须采用避光措施

注:"—"表示无数据;bid表示每日2次

第三节　典型病例

病例一　重度子痫前期合并心功能不全可能使用的降压治疗

一、病例资料

1. **现病史**　孕妇,女,29 岁,因发现血压升高 2 d 入院。平素月经规则；LMP:2017 - 09 - 21；EDC:2018 - 06 - 28。停经 1 月余,验尿 hCG(+),早孕反应轻,B 超提示双胎妊娠。孕 12 周建卡,定期产检,D 筛查提示唐氏综合征低危,B 超筛查、OGTT 均未见明显异常。2018 - 04 - 20(孕 30 周)产前检查 24 h 尿蛋白定量 0.32 g/24 h。昨日(孕 33 周)自测血压 140/90 mmHg,今来院产检血压 128/81 mmHg,尿蛋白(+ +)。孕妇无头晕、头痛及视物模糊,无胸闷、憋气,无腹痛,无阴道流血、流水,无皮肤瘙痒。门诊考虑"子痫前期"收治入院。现精神、食欲、两便、睡眠等一般情况均正常。

2. **既往史**　有青霉素过敏,其余无特殊。

3. **体格检查**　正常。

4. **产科检查**　宫缩:10 min 未及；胎位:臀/头位；胎心:左下腹/右下腹；胎心次数:145/155 次/分；胎动正常；腹围 100 cm,子宫底 37 cm,胎儿估计 1 666/2 022 g。

5. **实验室检查及其他辅助检查**

（1）血常规:白细胞计数 8.2 × 10^9/L,中性粒细胞（neutrophile granulocyte，NEUT）百分比 69%，血小板计数 200 × 10^9/L，血红蛋白 83 g/L(↓)，红细胞比容(hematocrit，HCT)27.8%(↓)。

（2）肝、肾功能,电解质,空腹血糖,血脂检查:白蛋白 28 g/L(↓),甘油三酯 8.65 mmol/L(↑),其余无异常。

（3）凝血血栓检测:未见明显异常。

（4）B 超:宫内双胎。胎位:双胎臀/头位；胎心:左下腹/右下腹；胎心次数:145/155 次/分；胎动正常；腹围 100 cm,子宫底 37 cm,胎儿估计 1 666/2 022 g。骨盆髂棘间径 24 cm,髂嵴间径 26 cm,骶耻外径 18 cm,坐骨结节间径 8 cm。

6. **入院诊断**　①孕 33^{+1} 周,G1P0,头/臀位,未临产；②子痫前期；③单绒毛膜双羊膜囊单卵双胎。

7. 出院诊断 ①孕 33^{+5} 周,G1P2,剖宫产,臀/头位;②重度子痫前期;③单绒毛膜双羊膜囊单卵双胎;④心功能不全可能;⑤中度贫血;⑥早产;⑦低出生体重儿。

二、药物治疗经过

患者入院后完善相关检查,考虑患者轻度子痫前期,D1 予硫酸镁负荷剂量＋维持剂量预防子痫,地塞米松肌内注射,每次 5 mg,每 12 小时 1 次促胎肺成熟治疗,予蛋白琥珀酸铁口服溶液纠正贫血。D3 晚血压上升,21:00 予酒石酸美托洛尔片降压治疗,D4 改用盐酸拉贝洛尔片口服,每次 100 mg 和硝苯地平片口服,首剂 20 mg,继之每次 10 mg,每 8 小时 1 次联合降压,18:00 自诉腹部紧缩,宫缩(5～10)/(7～8)次/分,质弱,予抑制宫缩对症治疗。D5 尿蛋白(＋＋＋),B 型钠尿肽 1 075 pg/ml,水肿(＋＋＋),考虑患者重度子痫前期,急性心功能不全可能,予呋塞米注射液利尿剂,完善术前相关检查,急诊行剖宫产终止妊娠,术顺,术后改用尼卡地平降压,根据产妇血压情况及时调整滴速。D6 患者昨滴完硫酸镁后感觉面部潮红、发热,今予硝苯地平控释片(口服,每次 30 mg,每日 1 次)和盐酸拉贝洛尔片(口服,每次 100 mg,每 8 小时 1 次)联合降压。D7 患者 22:00 主诉胸闷,SPO_2 94%,血压 144/86 mmHg,给予吸氧 3 L/min,后自觉胸闷缓解,产后 48 h 内予硫酸镁继续预防产后子痫发作。D9 患者术后第 4 日,一般情况好,嘱继续预防血栓、纠正贫血治疗(表 3 - 3)。

表 3 - 3　患者血压和尿量记录

日期	血压/mmHg	24 h 尿量/ml	备注
D1	140/90	—	
D3	165/97	1 600	
D4	156/93	2 400	
D5	剖宫产术后血压多次＞160/110,最高达 166/113	1 600	行剖宫产,娩出胎儿 1 780/2 200 g
D6	126/86	1 500	
D7	144/86	—	
D9	137/88	—	

注:"—"表示无数据

三、治疗药物汇总

见表 3 - 4。

表 3 - 4　妊娠期重度子痫前期合并心功能不全治疗药物汇总

用药目的	药品名称	用法用量
抑制宫缩	硝苯地平片	10 mg, q8h, po(首剂 20 mg)
促进胎肺成熟	地塞米松磷酸钠注射液	5 mg, im, q12 h,共 4 次
控制血压	盐酸拉贝洛尔片	100 mg, po, st/100 mg, po, q8h
	酒石酸美托洛尔片	25 mg, po, qd
	硝苯地平片	10 mg, po, q8h(首剂 20 mg)
	硝苯地平控释片	30 mg, po, qd
	盐酸尼卡地平注射液	10 mg + NS 250 ml, ivgtt, 4 滴/分起(D5　17:00,后调为 8～12 滴/分,18:05 加入 10 mg 尼卡地平,滴速 6～16 滴/分,19:45 停)
解痉	25％硫酸镁注射液	首剂 5 g 加入 5%GS 100 ml,30 min 内滴完(D2 术后 2 h 起); 维持剂量 15 g 加入 5%GS 500 ml 维持 8 h
利尿	呋塞米注射液	20 mg, iv, st
纠正贫血	蛋白琥珀酸铁口服溶液	2 盒,10 ml, po, tid
抗凝	那屈肝素钙注射液	9 支,0.3 ml, ih, qd

四、病例分析

1. **解痉治疗**　临床指南如中华医学会《妊娠期高血压疾病诊治指南(2020版)》和 2019 版 ACOG 实践简报:妊娠高血压和先兆子痫(No. 202),推荐硫酸镁作为子痫治疗的一线药物,也是重度子痫前期预防子痫发作的预防用药,而对于非重度子痫前期的患者也可酌情考虑应用硫酸镁。其用药时间长短根据病情需要调整,一般每日静脉滴注 6～12 h,24 h 总量不超过 25～30 g。根据病情,产后应用硫酸镁 24～48 h 预防产后子痫。产妇主诉滴完硫酸镁后有面部潮红、发热、不适,考虑可耐受,未予特殊处理。子痫前期孕妇产后 3～6 d 是产褥期血压高峰期,高血压、蛋白尿等症状仍可能反复出现甚至加重,该患者尿常规仍提示尿蛋白(+++),故此期间应注意每日监测血压,必要时给予降压治疗。本例患者系子痫前期,使用硫酸镁的指征、用法用量及疗程均符合上述指南推荐。

2. 降压治疗 根据中华医学会《妊娠期高血压疾病诊治指南(2020 版)》,推荐收缩压≥160 mmHg 和(或)舒张压≥110 mmHg 的高血压孕妇应进行降压治疗;收缩压≥140 mmHg 和(或)舒张压≥90 mmHg 的高血压患者也可应用降压药。降压治疗目的是预防心脑血管意外和胎盘早剥等严重母胎并发症。常用口服降压药物有拉贝洛尔、硝苯地平或硝苯地平缓释片等。我国相关指南把拉贝洛尔和硝苯地平短效制剂的推荐级别定为Ⅰ-A,美托洛尔是一种选择性 β_1 受体阻滞剂,而拉贝洛尔兼具 α_1 和 β 受体拮抗作用,降低血压但不影响肾及胎盘血流量,并可对抗血小板凝集,促进胎儿肺成熟,起效快,不引起血压过低或反射性心动过速。两药服用后均在 1~2 h 左右达到峰浓度,但美托洛尔在给药 12 h 后仍有显著的作用。对于该患者,拉贝洛尔为降压首选。考虑患者 2 次血压分别升高至 165/97 mmHg、156/93 mmHg,予降压治疗符合指征,但采用酒石酸美托洛尔片降压效果不佳。指南指出,如产后血压升高≥150/100 mmHg 应继续给予降压治疗。该产妇术后血压升高至 166/113 mmHg,故符合降压指征。因术后多次测量血压>160/110 mmHg,故予尼卡地平静脉滴注降压治疗,给药剂量及用量调整符合相关指南推荐。根据《妊娠期高血压疾病诊治指南(2020 版)》,子痫前期孕妇不主张常规应用利尿剂,仅当孕妇出现全身性水肿、肺水肿、脑水肿、肾功能不全、急性心力衰竭时可酌情使用呋塞米等快速利尿剂。本例患者全身性水肿(+++),B 型钠尿肽明显异常(1 075 pg/ml),考虑急性心功能不全可能,故予呋塞米利尿治疗减轻心脏负担。患者入院后口服酒石酸美托洛尔片降压不适宜,后根据患者血压情况和药物药动学特点改为盐酸拉贝洛尔片和硝苯地平片可。患者具有应用呋塞米利尿指征,用法用量可。

3. 抑制宫缩治疗 患者入院第 4 日(孕 33^{+4} 周)出现规律宫缩,考虑先兆早产可能。根据 2016 年 ACOG《实践简报 No. 171:早产的管理——临时更新》,应用宫缩抑制剂可防止即刻早产,为完成促胎肺成熟治疗以及转运到有早产儿抢救条件的医院赢得时间。并同时指出,宫缩抑制剂只应用于延长孕周对母儿有益者,对死胎、严重胎儿畸形、重度子痫前期、子痫和绒毛膜羊膜炎等不使用宫缩抑制剂。常用的宫缩抑制剂有 β 受体兴奋剂、前列腺素合成酶抑制剂、钙离子拮抗剂、缩宫素受体拮抗剂等。患者早产合并血压上升,目前考虑为重度子痫前期,故临床选用了硝苯地平片。根据英国皇家妇产科协会(Royal College of Obstetricians and Gynecologists,RCOG)指南推荐,硝苯地平抗早产的作用比 β 受体兴奋剂利托君更安全、更有效。硝苯地平起始剂量为 20 mg 口服,然后每次 10~20 mg,每日 3~4 次,根据宫缩情况调整,可持续 48 h。结合患者当前血压及尿蛋白定量(昨日 24 h 尿量为 1 600 ml),达重度子痫前期诊断标准。该患者目前已完成促胎肺成熟治疗,故原则上此时不宜应用宫缩抑制剂。但临床考虑孕妇目前孕周未满 34 周,延长孕周对母儿有益,故予硝苯地平抑制宫缩。本例患者应用硝苯地平用法用量符合指南推荐。用药期间应密切注意孕妇心率及血压变化,已用硫酸镁者慎用,以防血压急剧下降。

4. 促进胎肺成熟治疗　我国《妊娠期高血压疾病诊治指南(2020 版)》推荐孕周＜34 周并预计在 1 周内分娩的子痫前期孕妇,均应接受糖皮质激素促胎肺成熟治疗。倍他米松或地塞米松均可。本例孕妇系孕 33^{+1} 周,子痫前期,可能因病情进展需终止妊娠,故予地塞米松肌内注射,每次 5 mg,每 12 小时 1 次,共 4 次,促胎肺成熟治疗,患者目前孕周＜34 周,先兆早产诊断明确,故予以地塞米松促胎肺成熟处理。患者存在促进胎肺成熟治疗适应证,无禁忌证,方案选择合理,用法用量正确。地塞米松可影响血糖代谢,引起血糖升高,需注意观察有无血糖异常变化。

5. 纠正贫血治疗　《妊娠期铁缺乏和缺铁性贫血诊治指南(2014 版)》指出,妊娠期贫血最常见的是缺铁性贫血,血红蛋白＜110 g/L 即可诊断。对于铁缺乏和轻、中度贫血者以口服铁剂治疗为主,可联合维生素 C 促进铁剂吸收;对于妊娠后期重度缺铁性贫血或因严重胃肠道反应不能口服者,可选用注射铁剂。本例患者入院时血常规示血红蛋白 83 g/L(↓),为中度贫血,选用蛋白琥珀酸铁口服溶液可。患者存在纠正贫血治疗适应证,无禁忌证,方案选择合理,用法用量正确。

6. 预防血栓治疗　根据 2014 年加拿大妇产科医师协会(Society of Obstetricians and Gynaecologists of Canada,SOGC)指南《妊娠期静脉血栓的抗栓治疗》,根据产妇产前、产时、产后因素对患者进行静脉血栓风险评估,推荐对于所有具有血栓高危因素患者预防性应用低分子肝素预防深静脉血栓形成,若无产后出血及局部镇痛剂应用,应立即开始使用。结合指南推荐深静脉血栓风险评估标准,对患者进行术后血栓风险进行评分。该患者符合 2 个中危因素,即重度子病前期和急诊剖宫产,为血栓形成高危人群,故予那屈肝素钙预防血栓。推荐对于具有短暂产前或产时血栓高危因素的患者血栓预防用药至出院时或产后 14 d。该患者为静脉血栓高危人群,从剖宫产术后 12 h 开始,虽然说明书推荐在术前 2 h 进行第 1 次注射,但文献或指南推荐:除非存在明显的出血,否则产妇可在经阴道分娩后 4～6 h 或剖宫产后 6～12 h 开始预防血栓治疗。产后已予那屈肝素钙预防用药 5 d,予 9 支出院带药继续用药符合指南推荐的 14 d 疗程,用法用量合适。产妇存在预防血栓的用药指征,用药疗程符合指南相关规定。

五、药学监护要点

1. **病情监护**　注意患者宫缩、阴道流血及流液、腹痛以及胎心及胎动等情况,监测患者血钾、血压,注意有无药物不良反应发生。

2. **用药指导**

(1)硫酸镁药物不良反应较常见,如潮红、出汗等,偶有恶心、呕吐、心慌,长期用药还可能导致便秘,临床药师提醒患者若出现以上情况需及时与医师沟通,避免出现自行停药或拒绝用药的情况;同时建议临床在硫酸镁用药过程中需备 10% 葡萄糖酸钙预防中毒反应,定时检查膝跳反射是否减弱或消失,监测呼吸和排尿(呼吸不少于 16 次/分,尿量每小时不少于 17 ml 或每 24 h 不少于 400 ml),必要时监测血清镁含量。

(2)提醒临床应用呋塞米期间注意复查患者电解质情况。

(3)注意患者应用拉贝洛尔降压药期间注意有无低血压发生,提醒注意防跌倒。应用硝苯地平注意有无头痛、水肿和便秘等,如出现上述表现且难以忍受,需及时汇报医师或护士。提醒患者使用硝苯地平期间避免服用葡萄柚汁。

3. **生活管理**　提醒患者日常加强营养,可食用含铁丰富的食物,如动物性食物铁吸收率远高于植物性食物,所以应建议适当补充红肉摄入。

病例二　早发型重度子痫前期的治疗

一、病例资料

1. **现病史**　孕妇,女,48 岁,因"发现血压升高 1 月余,加重 15 d"入院。平

素月经规律,5/28 d;LMP:2018-02-17;EDC:2018-11-24。2018-03-04
移植 3 枚胚胎,后行减胎 1 枚。孕 12^{+3} 周外院建卡,定期产检。建卡初期血压
129/86 mmHg,OGTT 未见明显异常。孕妇 1 月余前出现双下肢水肿,无视物
模糊,无恶心、呕吐,无头痛、头晕,无胸闷等不适。2018-07-18 门诊发现血压
139/93 mmHg,未予处理。2018-08-29 产检发现血压 150/97 mmHg,尿蛋白
(+),予外院住院治疗,完善检查。B 超提示一胎胎儿舒张期脐血流缺如,一胎
S/D:3.53,考虑胎儿宫内窘迫。2018-09-12 入院检查发现 24 h 尿蛋白
1.55 g/L,予硝苯地平及拉贝洛尔降压处理,阿司匹林预防子痫前期,呋塞米利
尿减轻水肿,硫酸镁解痉,地塞米松促进胎肺成熟。因治疗后血压控制欠佳,
血压最高达 174/96 mmHg,双侧胸腔积液,血小板计数 103×10^9/L(↓),孕妇
要求转上级医院进一步诊治,遂于 2018-09-13 出院至我院急诊就诊,测血压
184/93 mmHg,休息后复测仍无明显下降。今孕 29^{+2} 周,考虑"早发型重度子
痫前期?"收治入院。孕期体重增长 9.5 kg。

2. **既往史**　无特殊。

3. **婚育史**　25 岁结婚,1-0-2-0,1996 年顺产一男婴重 2 850 g,2015 年
因车祸意外身亡。2004 年行人工流产术,2017 年自然流产。

4. **体格检查**　血压 184/93 mmHg,其余正常。

5. **产科检查**　无宫缩,FHR 135～143 次/分。

6. **实验室及辅助检查**

(1) 血常规:血小板计数 117×10^9/L(↓),红细胞比容 34.3%(↓),血红
蛋白 116 g/L。

(2) 肝功能:总胆汁酸(TBA):15 μmol/L(↑);甘胆酸:5.06 μg/ml(↑);碱
性磷酸酶(ALP):172 U/L(↑);肌酐:63 μmol/L;尿酸:445 μmol/L。

(3) 凝血功能:国际标准化比值(INR):0.80(↓),其余无特殊。

(4) 尿沉渣:管型:3.3/ μl(↑)。

(5) 24 h 尿蛋白定量:1.55 g/L(↑)。

(6) B 型钠尿肽(BNP):627 pg/ml(↑)。

(7) B 超:胎儿 A:双顶径 78 mm,头围 269 mm,腹围 254 mm,股骨长度
59 mm,肱骨长度 53 mm,最大羊水池深度 33 mm。胎儿 B 双顶径 73 mm,头围
252 mm,腹围 208 mm,股骨长度 48 mm,肱骨长度 43 mm,最大羊水池深度
42 mm。胎儿 B 舒张期脐血流缺如,胎儿 A:S/D:3.53。胎儿 B 明显小于胎儿 A。

7. **入院诊断** ①早发型重度子痫前期;②一胎舒张期血流缺失;③双绒毛膜双羊膜囊双胎;④G4P1,孕 29^{+5} 周,臀/臀位,未临产;⑤体外受精-胚胎移植(IVF－ET)术后。

8. **出院诊断** ①早发型重度子痫前期;②胎儿宫内窘迫;③早产;④胎盘早剥;⑤胎盘粘连;⑥双绒毛膜双羊膜囊双胎;⑦极低出生体重儿(大男);⑧超低出生体重儿(小女);⑨G4P3 孕 30^{+1} 周,臀/臀位,剖宫产;⑩IVF－ET 术后。

二、药物治疗经过

患者因血压 184/93 mmHg,予硫酸镁负荷剂量(5 g 加入 5% GS100 ml,30 min 内滴完)＋维持剂量(15 g 加入 5%GS500 ml 维持 15 h)解痉,立即(st)予硝苯地平 10 mg 口服及尼卡地平缓释胶囊 40 mg 口服降压。D2 较 D1 血压有好转,波动于(120～160)/(80～100)mmHg,继续硫酸镁解痉,硝苯地平片 10 mg 口服降压。今起加用拉贝洛尔片 100 mg 口服,每 8 小时 1 次,硝苯地平缓释片 30 mg 口服,每日 1 次控制血压,那曲肝素钙注射液 0.3 ml,皮下注射抗凝,苯巴比妥片口服 30 mg,每晚 1 次镇静。D3 拉贝洛尔改为 150 mg 口服每 6 小时 1 次(q6h),D4 患者中午起血压升高至(170～180)/(100～120) mmHg,予尼卡地平注射液 40 mg 控制血压,后控制在 160/100 mmHg 左右,考虑重度子痫前期,急诊行剖宫产术,术后血压最高至 173/106 mmHg,续滴尼卡地平。术后出血,先后予卡前列素氨丁三醇和卡贝缩宫素止血。D5 继续尼卡地平 0.06 mg(6 滴)/分降压,硫酸镁解痉,拉贝洛尔片 100 mg 口服,每 8 小时 1 次、硝苯地平缓释片 30 mg 口服,每日 1 次控制血压,那曲肝素钙注射液,皮下注射 0.3 ml,每日 1 次抗凝,苯巴比妥片口服 30 mg,每晚 1 次镇静,头孢曲松 2 g 静脉滴注,每日 1 次＋甲硝唑 0.5 g 静脉注射,每 8 小时 1 次抗感染,加用蛋白琥珀酸铁口服液 15 ml 口服,每日 2 次纠正贫血。D6 停用尼卡地平,D8 停用硫酸镁,D10 患者术后第 6 日,无不适主诉,予出院,继续预防血栓、降压治疗(表 3－5)。

表 3－5 患者血压记录

日期	血压/mmHg	备注
D1	184/93	
D2	波动于(120～160)/(80～100)	

日期	血压/mmHg	备注
D4	波动于(170～180)/(100～120) 术后血压最高 173/106	行剖宫产:大男体重 1 390 g, 羊水Ⅱ°;小女体重 820 g,羊水Ⅱ°
D5	137/85	
D6	118/72	
D7	134/80	
D8	144/83	
D9	143/89	
D10	140/86	

三、治疗药物汇总

见表 3-6。

表 3-6　妊娠期早发型重度子痫前期治疗药物汇总

用药目的	药品名称	用法用量
控制血压	拉贝洛尔片	100 mg, po, q8h→150 mg, po, q6h
	硝苯地平片	10 mg, po, st,必要时
	硝苯地平控释片	30 mg, po, qd
	尼卡地平缓释胶囊	40 mg, po, st
	尼卡地平注射液(加入 250 ml)	40 mg, ivgtt, st 0.04→0.06 mg(4→6 滴)/min
解痉	硫酸镁注射液	首剂 5 g 加入 5%GS 100 ml,30 min 内滴完 维持剂量 15 g 加入 5%GS 500 ml 维持 15 h
抗凝	那曲肝素钙注射液	0.3 ml, ih, qd
镇静	苯巴比妥片	30 mg, po, qn
产后出血	卡贝缩宫素	100 μg, iv, st
	卡前列素氨丁三醇	250 mg,子宫颈注射,st
	输血	红细胞悬液 2 U、新鲜冰冻血浆 200 ml、冷沉淀 4 U
输血结束后利尿	呋塞米	输血结束后半小时 20 mg, iv, st

用药目的	药品名称	用法用量
剖宫产围术期预防	头孢替安	1 g, ivgtt, st
	头孢曲松	2 g, ivgtt, qd
	甲硝唑	0.5 g, ivgtt, q8h
纠正贫血	蛋白琥珀酸铁口服液	15 ml, po, bid

四、病例分析

1. **控制血压治疗**　患者先前住院治疗时使用硝苯地平及拉贝洛尔口服降压处理,具体剂型及用法用量不详。因治疗效果不佳,收入我院后首次用药改为硝苯地平片及尼卡地平缓释胶囊,用药后患者自述稍好转,即改用硝苯地平控释片和拉贝洛尔片常规治疗,必要时加用硝苯地平片口服。后因血压升高至(170～180)/(100～120)mmHg,加用尼卡地平注射液。《2018 年加拿大高血压学会:妊娠期高血压管理》推荐首次使用降血压药时应用一线药物单药治疗,一线药物包括拉贝洛尔、甲基多巴、硝苯地平长效制剂和其他 β 受体阻断剂(醋丁洛尔、美托洛尔、吲哚洛尔和普萘洛尔)。因患者病情较重,故联合使用钙离子通道阻滞剂及 β 受体阻断剂。《2018 年国际妊娠期高血压协会(ISSHP)——妊娠期高血压疾病:ISSHP 分类、诊断和管理》指出严重情况下(>160/110 mmHg)时可在监护条件下紧急使用口服硝苯地平。另外,根据《2018 年欧洲心脏病学会(ESC):妊娠合并心血管疾病管理指南》,钙离子通道阻滞剂效果优于 β 受体阻断剂。

拉贝洛尔用法用量为 50～150 mg 口服,每日 3～4 次。患者起始使用 100 mg 口服,每 8 小时 1 次,后因疗效不佳而逐渐增量至 150 mg 口服,每 6 小时 1 次。硝苯地平片为口服 10 mg,每日 3～4 次,必要时可加量,24 h 总量不超过 120 mg。尼卡地平静脉滴注 1 mg/h 起,根据血压变化每 10 min 调整剂量。

2. **解痉治疗**　患者符合子痫前期诊断,孕 29^{+3} 周发病且血压>160/110 mmHg,为早发型重度子痫前期。硫酸镁治疗指征包括:①控制子痫抽搐及防止再抽搐;②预防重度子痫前期发展成为子痫;③重度子痫。为预防子痫发生,患者产前应用硫酸镁有治疗指征。产后 48 h 内子痫发作约占 25%,为预防产后子痫,患者在产后仍然使用硫酸镁治疗。

3. **镇静**　镇静药物可缓解孕产妇精神紧张、焦虑症状,改善睡眠。当应用硫酸镁无效或有禁忌时,可使用镇静药物来预防并控制子痫。防子痫发作时给予 30 mg 口服,每日 3 次。由于该药可致胎儿呼吸抑制,分娩前 6 h 慎用。

4. **其他**　患者因产后出血,予卡贝缩宫素及卡前列素氨丁三醇促子宫收缩、输血、蛋白琥珀酸铁口服纠正贫血。输血结束后予利尿剂。剖宫产围术期予头孢替安预防感染,因产后出血>1 000 ml,感染风险增大,故升级为头孢曲松,并加用甲硝唑覆盖厌氧菌。

五、药学监护要点

1. **病情监护**　注意患者血压、有无头痛、眼花、胸闷、腹部疼痛、胎动、阴道流血、尿量、体重变化等情况;监测血尿常规,随机尿蛋白(肌酐),24 h 尿蛋白定量,肝、肾功能,凝血功能,电子胎心监护,产科超声检查,脐动脉血流,孕妇超声心动图检查等,注意有无药物不良反应发生。

2. **用药指导**　详见本章病例一。

第四节　常见超说明书用药分析

一、钙离子通道阻滞剂

主要治疗药物中钙离子通道阻滞剂包括硝苯地平片、硝苯地平控释片和盐酸尼卡地平注射液,说明书中均未批准其用于妊娠期高血压。美国 FDA 的妊娠安全性分级均为 C 级。硝苯地平缓释片说明书中指出禁用于怀孕 20 周内和哺乳期妇女,尼卡地平注射液说明书指出对孕妇或可能妊娠的妇女只有在其治疗收益超过可能的与治疗有关的风险时才可使用本品。

有关妊娠期应用钙离子通道阻滞剂的安全性数据不一致。Fitton 的 2017 年的一项系统评价显示,有证据表明妊娠期暴露于钙离子通道阻滞剂会使死产、早产和先天性心血管畸形风险升高;但这些比值比只是基于单项研究,且这些研究并未评估经治疗与未经治疗的高血压的影响,也未具体说明接受治疗的高血压疾病类型。已有妊娠患者使用长效硝苯地平(缓释片,每次 30～90 mg,每日 1 次,间隔 7～14 d 加量,最大剂量为 120 mg/d),且没有出现明显问题。ACOG 委员会指出可将速释型口服硝苯地平用作妊娠期或产后急性、重度高血压紧急治疗的一种方案。大多数病例使用速释型硝苯地平较为安全且耐受良好,但存在血压急剧下降的轻微风险,这可能导致子宫胎盘血流灌注减少、晕厥和头痛。2014 年一篇 meta 分析纳入了 6 项关于妊娠相关重度高血压治疗的试验,发现接受硝苯地平治疗的女性中低血压的发生率不到 2%,且短效硝苯地平、胃肠外肼屈嗪与拉贝洛尔所致不良母胎结局的发生率相近。已发表的尼卡地平应用经验表明,70% 有重度高血压的妊娠患者在 23 min 内达到目标血压,91% 的患者在 130 min 内达到目标血压,且没有母胎重度不良反应。一项研究纳入了 10 例重度高血压的子痫前期女性,这些女性接受了静脉尼卡地平治疗,并使用多普勒对这些女性的子宫胎盘和胎儿循环进行检测,结果发现后负荷减少引起心输出量增加,而没有降低子宫胎盘或胎儿灌注。

二、甲磺酸酚妥拉明注射液

本药为 α 肾上腺素能受体阻滞药,对 $α_1$ 与 $α_2$ 受体均有作用,未获批用于妊娠期高血压,美国 FDA 对本药的妊娠安全性分级为 C 级。相关资料较少,妊娠期妇女用药的安全性和有效性尚不明确,故用药时应权衡利弊。

三、硝酸甘油注射液

本药为血管扩张剂,未获批用于妊娠期高血压,美国 FDA 对本药的妊娠安全性分级为 C 级。尚无妊娠期妇女用药充分、严格的对照研究资料,妊娠期妇女仅在明确需要时方可使用。相关资料较少,在失代偿性心力衰竭的妊娠患者(尤其是有高血压的患者)中,可尝试谨慎静脉使用硝酸甘油。

第五节　药物基因组学

不同个体对于药物反应的差异性很大,影响因素包括年龄、并发症、营养状况、遗传背景、药物相互作用及环境等,其中遗传背景的影响尤为重要。药物基因组学已成为指导临床个体化用药、评估严重药物不良反应发生风险的重要工具。通过检测药物代谢酶和药物靶点基因,可指导临床医师针对特定患者选择合适的降压药物和给药剂量,提高降压药物治疗的有效性和安全性。《高血压合理用药指南(第 2 版)》中分析并汇总了常见降压药物相关基因多态性,与前文相关的药物有硝苯地平,故在表 3-7 中列出。

表 3-7　硝本地平相关基因多态性*

药物名称	基因	位点	基因型	正常用药型	调整用药型
硝苯地平	*SLC14A2*	43252883	G/A	AA,GA	GG
	SLC14A2	43262359	G/A	GG	AA,GA
	CACNA1C	2222732	T/G	TT	GG,TG

＊引自:国家卫生计生委合理用药专家委员会,中国医师协会高血压专业委员会.高血压合理用药指南(第 2 版)[J].中国医学前沿杂志(电子版),2017,9(7):28-126.

(金　经　刘姝灵)

第四章

>>>>

妊娠合并甲状腺功能障碍

第一节　疾病基础知识

一、概述

临床或亚临床型甲状腺功能减退症（hypothyroidism，简称甲减）及甲状腺功能亢进症（hyperthyroidism，简称甲亢）为妊娠期最常见的甲状腺功能障碍疾病，近年发病率亦呈明显上升趋势。此类疾病不一定表现出明显阳性症状、体征，易被忽视而得不到有效治疗，但其可导致流产、早产、胎儿生长受限及神经系统发育障碍甚至死胎等不良妊娠结局，还可引发或加重妊娠期高血压疾病、糖尿病等，并有暴发黏液性水肿、甲状腺危象的可能，严重影响母儿健康。

二、临床表现

甲减或甲亢患者常常没有明显的临床症状，有些症状可能被忽视，或被认为是妊娠所致。甲状腺激素缺乏时常见症状包括乏力、畏寒、手足肿胀感、嗜睡、少汗、便秘、心动过缓等，而甲亢患者可能出现心动过速、心悸、潮热、坐立不安、失眠、多汗，以及尽管食欲正常或增加但体重依然减轻等。特异性发现（如甲状腺肿和眼病）提示为 Graves 病甲亢。当发生危及生命的甲状腺危象时，患者通常存在大幅度加重的甲亢症状，主要表现为心血管系统问题和精神病性症状，还有可能出现严重的恶心、呕吐、腹泻或伴有黄疸的肝功能衰竭。

三、主要治疗方法

1. 监测指标与控制目标

（1）监测指标：临床评价甲状腺功能的关键性指标为促甲状腺激素（thyroid stimulating hormone，TSH）及血清游离四碘甲状腺原氨酸（free thyroxine，FT_4）。Graves 病甲亢或既往有 Graves 病治疗史的患者还需测定血清促甲状腺激素受体抗体（thyrotropin receptor antibody，TRAb）。

（2）控制目标：甲状腺素替代治疗的目标是将血清 TSH 水平维持在相应孕周参考范围的下半部分，如没有特异性参考范围则使 TSH 值于妊娠早期、中期、晚期分别控制在 $0.1\sim2.5$ mIU/L、$0.2\sim3.0$ mIU/L、$0.3\sim3.0$ mIU/L。一旦确定临床甲减，立即开始治疗，尽早达到上述治疗目标。而妊娠合并甲亢治疗目标是使患者血清 FT_4 接近或者轻度高于相应阶段参考值上限。

2. 治疗方法 诊断为临床甲减或甲状腺过氧化物酶抗体（thyroid peroxidase antibody，TPOAb）阳性的亚临床甲减或 TPOAb 阴性而 TSH>10.0 mIU/L 的妊娠妇女需予甲状腺激素替代治疗，通常推荐口服左甲状腺素（levothyroxine sodium，$L-T_4$）钠片，其他甲状腺制剂则不建议使用。而对于 TPOAb 阳性、TSH 小于妊娠期特异参考范围上限但>2.5 mIU/L 或 TPOAb 阴性、TSH 大于妊娠期特异参考范围上限但<10.0 mIU/L 的妊娠妇女可结合患者情况及意愿决定是否用药。

对于入院前未用药、现阶段需开始接受甲状腺素替代治疗且 TSH<10.0 mIU/L 的患者，左甲状腺素起始剂量可按照 1.0 $\mu g/(kg \cdot d)$ 计算。中至重度显性甲减患者则应以接近完全替代剂量开始治疗（非妊娠临床甲减完全替代剂量为 $1.6\sim1.8$ $\mu g/(kg \cdot d)$，妊娠期完全替代剂量可以达到 $2.0\sim2.4$ $\mu g/(kg \cdot d)$。对于妊娠前已接受左甲状腺素治疗的甲减妇女，如果怀疑或确认怀孕，应增加左甲状腺素剂量 20%～30%。另外，若复查 TSH 持续高于相应孕周参考范围，也需要调整用药剂量。方案可选择每周增加 2 次给药（每周有 2 d 变为给药 2 次）或增加单次给药量（12～25 $\mu g/d$），并在更改用药方案 4 周后对患者进行重新评估，根据其耐受情况、血清 TSH 水平及治疗目标及时调整。临床甲减孕妇产后左甲状腺素剂量应降至孕前水平，并需在产后 6 周复查血清 TSH，调整用药剂量；若患者为妊娠期开始服用左甲状腺素，尤其是剂量≤50 $\mu g/d$ 时，产后可能不需再服左甲状腺素。如停用药物，应在 6 周内复查血清 TSH。

妊娠合并中到重度甲亢推荐使用硫脲类药物,主要包括丙硫氧嘧啶(propylthiouracil,PTU)和甲巯咪唑(methimazole,MMI),但由 Graves 病导致的亚临床和轻度无症状显性甲亢妊娠妇女可不予药物而进行随访观察。妊娠甲亢综合征和妊娠剧吐(hyperemesis gravidarum,HG),重点纠正脱水和电解质紊乱,也不推荐使用抗甲状腺药物。不推荐妊娠期使用左甲状腺素联合硫脲类药物或药理学剂量的碘进行治疗,除非存在胎儿甲亢的罕见情况。另外,妊娠期及哺乳期禁用放射性碘,接受[131]I 治疗的甲亢患者至少需要停药 6 个月后怀孕。

妊娠早期建议选用 PTU,并持续至妊娠 16 周。使用 MMI 期间发现自己妊娠的妇女在妊娠试验阳性时应尽早转为 PTU 治疗。如妊娠 16 周后仍需进行抗甲状腺素治疗,目前无法做出是否换药的推荐。对于刚确认怀孕的 Graves 病妇女,如服用低剂量 MMI(≤5～10 mg/d)或 PTU(≤100～200 mg/d)可达到甲状腺功能正常,鉴于药物潜在致畸性可考虑停用抗甲状腺药物,但需结合病史、甲状腺肿大体积、治疗时长、近期检测结果等临床因素做出决定。当从 MMI 换用 PTU 时,应按照 1 ∶ 20 剂量比例(5 mg MMI = 100 mg PTU)。Graves 病所致甲亢在妊娠晚期可能有所改善,应根据监测评估结果逐渐减少药物剂量甚至停用,而在产后由于免疫抑制解除可能会出现加重情况,需及时调整用药剂量。

第二节　主要治疗药物

一、常用药物治疗方案

见表 4-1。

表 4-1　妊娠合并甲状腺功能障碍患者常用方案

分类	使用药物	给药途径	用量	用药时机
甲状腺激素类药物	左甲状腺素钠片	po	(1)成人甲减:初始剂量 25～50 μg,每日 1 次,初始剂量后每 2～4 周增加 25～50 μg,直至维持剂量。维持剂量 100～200 μg,每日 1 次; (2)患者个体日剂量应根据实验室检查以及临床检查的结果来确定	早餐前半小时

续　表

分类	使用药物	给药途径	用量	用药时机
抗甲状腺药物	甲巯咪唑片	po	(1) 甲亢的药物治疗(保守治疗):治疗初期根据疾病的严重程度,本品的服用剂量为每日 20～40 mg(以MMI 计),每日 1～2 次(每日总剂量相同)。如果在治疗后的第 2～6周病情得到改善,可以按照需要逐步调整剂量。之后 1～2 年的服药剂量为每日 2.5～10 mg(以 MMI计); (2) 病情严重的患者,尤其是摄入碘引起甲亢的患者,剂量可以适当增加。在甲亢的保守治疗中,MMI 片剂通常疗程为 6 个月～2 年(平均 1 年)	餐后
	丙硫氧嘧啶片	po	开始剂量一般为每日 300 mg(6 片),视病情轻重介于 150～400 mg(3～8片),分次口服,每日最大量 600 mg(12 片)。病情控制后逐渐减量,维持量每日 50～150 mg(1～3 片),视病情调整。	无特殊要求

二、主要治疗药物汇总

见表 4-2。

表4-2 妊娠合并甲状腺功能障碍主要治疗药物汇总

名称	起效时间	作用达峰时间	作用持续时间	半衰期	禁忌证	注意事项
左甲状腺素钠片	给药后3～5 d	5～6 h	停药后作用可持续1～3周	平均半衰期为7 d。对甲状腺功能亢进患者，本品的半衰期缩短(3～4 d);对甲状腺功能减退患者，本品的半衰期延长(9～10 d)	(1) 对本品及其辅料高度敏感者; (2) 未经治疗的肾上腺功能不足、垂体功能不足和甲状腺毒症; (3) 应用本品治疗不得从急性心肌梗塞期、急性心肌炎和急性全心炎时开始; (4) 妊娠期间本品不与抗甲状腺药物联用治疗甲亢	(1) 本品应于早餐前半小时空腹将1日剂量1次服下; (2) 本品有50 μg和100 μg 2种规格，自行购买时需特别注意; (3) 服用本品期间可母乳喂养; (4) 本品可能降低抗糖尿病药物的降血糖效应，因此开始甲状腺激素治疗时应经常监测患者血糖水平，必要时调整抗糖尿病药物的剂量; (5) 含铝药物、含铁药物和碳酸钙可降低本品药效，建议间隔至少2 h服用; (6) 若出现心律不齐、头痛、呕吐、坐立不安、失眠、多汗和腹泻等不适及时告知医护人员
甲巯咪唑片	至少3～4周，对使用含碘药物或甲状腺肿大明显者，可能需要	—	—	约3 h	(1) 对MMI、其他硫酰胺衍生物或任何赋形剂过敏; (2) 中到重度血细胞计数紊乱(中性粒细胞计数减少); (3) 既存的并非由甲亢	(1) 通常服用本品可在餐后用适量液体(如半杯水)整片服用; (2) 1日剂量应分次口服，间隔时间尽可能平均; (3) 与抗凝药合用可增强抗凝作用; (4) 服用本品期间应避免摄入高碘食物或含碘药物;

续 表

名称	起效时间	作用达峰时间	作用持续时间	半衰期	禁忌证	注意事项
	12周才能发挥作用				(4) 在接受 MMI 或卡比马唑治疗后，曾出现骨髓损害在妊娠期间，禁忌应用 MMI 与甲状腺激素联合治疗	(5) 用药期间如果出现粒细胞缺乏症必须停药，大部分可自发恢复
丙硫氧嘧啶片	—	给药后4 h	—	在血中半衰期较短(1~2 h)；当肾功能不全时，半衰期可长达8.2 h	(1) 严重肝功能损害，白细胞严重缺乏，对硫脲类药物过敏者禁用；(2) 哺乳期妇女禁用	(1) 用药期间应定期检查血象，白细胞数低于 $4×10^9$/L 或中性粒细胞计数低于 $1.5×10^9$/L 时，应按医嘱停药或调整用药；(2) 本品与口服抗凝药合用可致此后疗效增加；(3) 磺胺类、对氨基水杨酸、巴比妥类、酚妥拉明、维生素 B_{12}、磺酰脲类等都有抑制甲状腺功能和导致甲状腺肿大的作用，合用本品需注意；(4) 服用本品期间应避免摄入高碘食物或含碘药物

注：1. 2017 年 ATA 指南中提出不推荐妊娠期使用左甲状腺素联合硫脲类药物进行治疗，除非存在胎儿甲亢的罕见情况。

2. 甲巯咪唑片国产药品说明书中提示哺乳期妇女禁用。但根据中华医学会 2012 年颁布的《妊娠和产后甲状腺疾病诊治指南》提示，考虑 PTU 潜在肝毒性，建议母乳喂养患者使用 MMI(20~30 mg/d)，并在哺乳后分次服用；

3. "—"表示无数据

第四章　妊娠合并甲状腺功能障碍

第三节 典型病例

病例一 先兆流产合并甲状腺功能减退症的甲状腺激素替代疗法

一、病例资料

1. **现病史**　女,29 岁,身高 160 cm,体重 62 kg。平素月经规律,5/26 d,量中,无痛经;LMP:2018 - 04 - 20;EDC:2019 - 01 - 27。孕前 1 年体检发现甲减,外院内分泌科随访予左甲状腺素钠片 37.5 μg 口服,每日 1 次,维持用药至今。早孕反应较重,每日呕吐 2～3 次,现已好转。无发热,无腹胀、腹痛。昨日夜间小便后擦拭见点滴阴道出血,今至我院建卡出血较前略有增多,自觉无明显宫缩,拟"G1P0 孕 13^{+2} 周,先兆流产"收治入院。

2. **既往史**　孕前 1 年体检发现患有甲减,其余无特殊。

3. **婚育史**　26 岁结婚,0 - 0 - 0 - 0。配偶体健。

4. **体格检查**　正常。

5. **产科检查**　宫缩未及,阴道检查见少量活动性出血,色鲜红。

6. **实验室及辅助检查**

(1) 血常规:红细胞计数 3.2×10^9/L(↓),血红蛋白 100 g/L(↓),余无特殊。

(2) 甲状腺功能:抗甲状腺过氧化物酶抗体(Anti-TPO)29.45 IU/ml,促甲状腺素受体抗体(Anti - TSHR) 1.7 IU/L,甲状腺蛋白抗体(Anti - Tg)＞4 000 IU/ml(↑), TSH 5.8 μIU/ml(↑),游离三碘甲状腺原氨酸(FT₃)5.08 pmol/L, FT₄ 17.51 pmol/L,总三碘甲状腺原氨酸(TT₃)1.58 ng/ml,总甲状腺素(TT₄)151.38 nmol/L(11.76 μg/dl)。

(3) 尿常规,肝、肾功能,凝血功能:无特殊。

(4) B 超:宫内妊娠单活胎。

7. **入院诊断**　①孕 13^{+2} 周,G1P0,未临产;②先兆流产;③甲减合并妊娠;④轻度贫血。

8. **出院诊断**　①孕 13^{+6} 周,G1P0,未临产;②先兆流产;③甲减合并妊娠;④轻度贫血。

二、药物治疗经过

患者入院后先兆流产诊断明确,D1 起予地屈孕酮保胎,予琥珀酸亚铁、维生素 C 纠正贫血。D2 主诉无腹痛,偶有腹部发紧,阴道微量出血,色偏暗红,D3 起加用保胎灵保胎。因既往持续服用左甲状腺素调节甲状腺功能,复查 TSH 略高于当前孕周相应参考值,D2 药物调整用药方案每周加服 2 次,每次仍为 37.5 μg。D4 主诉无特殊,复查血红蛋白 109 g/L(↓)。D5 予出院,出院后继续服用地屈孕酮片、保胎灵片、琥珀酸亚铁片、维生素 C 片及左甲状腺素片治疗,定期随访。

三、治疗药物汇总

见表 4-3。

表 4-3　先兆流产合并甲减治疗药物汇总

用药目的	药品名称	用法用量
调节甲状腺功能	左甲状腺素钠片	37.5 μg, po, qd(D1~D2,D5)
		37.5 μg, po, bid(D3~D4)
保胎	地屈孕酮片	10 mg, po, q8h
	保胎灵片	1.5 g, po, tid
纠正贫血	琥珀酸亚铁片	0.1 g, po, tid
	维生素 C 片	0.1 g, po, tid

四、病例分析

1. **甲状腺激素替代治疗**　妊娠过程通常伴有免疫系统、内分泌系统等一系列改变,甲状腺功能受此影响也会发生一定变化,接受替代治疗的患者应根据相应孕周及随访情况适当调整用药剂量。妊娠期甲状腺素替代治疗的目标是将血清 TSH 水平维持在相应孕周参考范围的下半部分。该患者孕前即诊断甲减,长期口服左甲状腺素钠片调节甲状腺功能。根据 2017 年 ATA 颁布的《妊娠期和产后甲状腺疾病的诊断和治疗指南》推荐,对于妊娠前已接受左甲状腺素治疗的甲减妇女,如果怀疑或确认怀孕,应增加左甲状腺素剂量 20%~

30%；另外，若复查 TSH 持续高于相应孕周参考范围，也需要调整用药剂量。方案可选择每周增加 2 次给药（每周有 2 d 变为给药 2 次）或增加单次给药量（12～25 μg/d）。该患者怀孕后未调整用药剂量，此次复查甲状腺功能 TSH 水平高于相应参考范围，因此建议每周增加 2 次给药以达到满意疗效。由于甲状腺激素发挥作用所需时间较长，因而应在更改用药方案 4 周后对患者进行再次评估，根据其耐受情况、血清 TSH 水平及治疗目标及时调整。

2. **先兆流产防治** 该患者属于晚期先兆流产，可予孕激素维持蜕膜化子宫内膜、松弛子宫平滑肌、改善子宫血液供应以及免疫调节等以防治流产发生。给药方式首选口服用药，通常会在先兆流产症状、体征消失后 1～2 周停药。保胎灵为中成药，具有补肾、固冲、安胎作用，可与孕激素联用起协同作用。

3. **缺铁性贫血治疗** 患者入院时血常规提示红细胞及血红蛋白水平偏低，诊断为轻度贫血，予补铁药物治疗。铁是红细胞中血红蛋白的组成元素。缺铁时，红细胞合成血红蛋白量减少，致使红细胞体积变小，携氧能力下降，形成缺铁性贫血。口服琥珀酸亚铁可补充铁元素，纠正缺铁性贫血；而维生素 C 可与铁剂络合，形成易于吸收的二价铁盐，从而使铁的吸收率增加。由于该患者同时在服用左甲状腺素钠片，需特别注意药物间可能存在的相互作用。

五、药学监护要点

1. **病情监护** 注意患者宫缩、阴道流血等症状，监测血常规，注意有无药物不良反应发生。

2. **用药指导**

（1）提醒患者左甲状腺素钠片有不同规格，自行购买时需特别注意；除了加服的 2 d 外，本品应于早餐前半小时空腹将 1 日剂量 1 次服下；铁剂、钙剂及含铝药物可降低本品药效，建议间隔 2 h 以上服用。

（2）建议用餐后或用餐时服用琥珀酸亚铁片，以减少胃部刺激。由于浓茶、牛奶及奶制品可降低铁吸收，不建议和铁剂同时服用。铁离子在肠道细菌作用下生成硫化铁会形成黑便，属正常现象。维生素 C 随铁剂同服。

3. **生活管理** 保持心情舒畅，适当参加体育锻炼，提高机体免疫力。忌食可导致甲状腺肿大的食物，如卷心菜、花生和核桃等，限制脂肪和胆固醇摄入。

　妊娠合并甲状腺功能亢进症的药物治疗

一、病例资料

1. **现病史**　女,30 岁,身高 165 cm,体重 51 kg。平素月经规律,7/28 d,量中,轻度痛经;CMP:2017 - 12 - 05;EDC:2018 - 09 - 12。停经 31 d 验尿 hCG(+),早孕反应不明显,否认感冒发热史,孕 7^{+1} 周于我院建卡,定期产检无明显异常。患者既往甲亢病史 2 年,长期口服甲巯咪唑片治疗,发现妊娠后自行停药,于 2.23 就诊外院内分泌科,予丙硫氧嘧啶片 100 mg(2 片),每日 1 次,至今,定期复查甲状腺功能尚可。患者近期食欲不佳,未予重视,今日例行产检血常规示白细胞计数 $3.9×10^9$/L,中性粒细胞计数 $4.2×10^9$/L;肝功能示 ALT 289 U/L,AST 157 U/L,遂收治入院。

2. **既往史**　20 岁时人工流产 1 次;4 年前因"十二指肠溃疡"住院治疗,具体不详;2 年前体检发现患有甲亢。

3. **婚育史**　25 岁结婚,0 - 0 - 1 - 0。配偶体健。

4. **体格检查**　正常。

5. **产科检查**　宫缩未及。胎心次数 150 次/分,胎动正常。阴道见少量淡黄色分泌物。

6. **实验室及辅助检查**

(1) 血常规:白细胞计数 $3.9×10^9$/L,其余无特殊。

(2) 肝功能:ALT 289 U/L(↑), AST 157 U/L(↑)。

(3) 甲状腺功能:TSH 2.35 μIU/ml, FT_3 5.4 pmol/L(↑), FT_4 18.2 pmol/L(↑)。

(4) 尿常规、凝血功能:无特殊。

(5) 阴道分泌物:真菌(+);解脲脲原体、衣原体(-)。

(6) B超:宫内妊娠单活胎。

7. **入院诊断**　①孕 17^{+3} 周,G2P0,未临产;②肝功能损伤;③甲亢合并妊娠;④真菌性阴道炎。

8. **出院诊断**　①孕 18 周,G2P0,未临产;②肝功能损伤;③甲亢合并妊娠;④真菌性阴道炎。

二、药物治疗经过

患者肝酶指标异常,肝功能损伤诊断明确,D1 起予还原型谷胱甘肽保肝。由于阴道见少量淡黄色分泌物且检出真菌,予克霉唑阴道片治疗。D2 评估患者甲状腺功能,结合存在药物所致肝损伤及白细胞下降可能,建议停用 PTU,改为 MMI,2 周后复查甲状腺功能以调整用药剂量。D3 复查血常规示白细胞计数 5.3×10^9/L;肝功能示 ALT 106 U/L(↑), AST 97 U/L(↑),较前好转。D5 查肝功能示 ALT 84 U/L(↑), AST 62 U/L(↑),予停用还原型谷胱甘肽,改为多烯磷脂酰胆碱胶囊带出院口服治疗。

三、治疗药物汇总

见表 4-4。

表 4-4　妊娠合并甲亢治疗药物汇总

用药目的	药品名称	用法用量
调节甲状腺功能	甲巯咪唑片	5 mg, po, qd
保肝	注射用还原型谷胱甘肽	1 200 mg, ivgtt, qd
	多烯磷脂酰胆碱胶囊	228 mg, po, tid
治疗真菌性阴道炎	克霉唑阴道片	500 mg,塞阴道,st

四、病例分析

1. **药物性肝损伤处理**　2009 年,美国 FDA 曾发布警告,提醒成人或儿科患者应用 PTU 可能增加严重肝损伤风险,包括导致急性肝功能衰竭甚至死亡。因此,在应用 PTU 期间应密切监测肝损伤的症状和体征,如果出现乏力、不适、恶心、呕吐、黄疸、深色尿或大便颜色变浅,提示可能存在 PTU 相关肝功能损伤。该患者近期食欲减退,实验室检查肝酶指标异常,诊断肝功能损伤,由于长期服用 PTU,考虑与其相关性较大,予停药、保肝处理。还原型谷胱甘肽中半胱氨酸的巯基具有高度亲核性,是异生物或者其代谢物激发的亲电物的主要靶结构,与有机氧化代谢物反应能形成易代谢的低毒化合物,对各种原因引起的肝脏损伤具有保护作用;多烯磷脂酰胆碱可通过直接影响膜结构使受损的肝功能和酶活力恢复正常,调节肝脏能量平衡,促进肝组织再生,将中性脂肪和胆固醇转化成容易代谢的形式,稳定胆汁,从而达到保护肝脏的目的。

2. **抗甲状腺药物调整**　由于 MMI 潜在致畸性,通常建议妊娠早期选用 PTU,并持续至妊娠 16 周,在使用 MMI 期间发现自己妊娠的妇女也应尽早转为 PTU 治疗。如妊娠 16 周后仍需进行抗甲状腺素治疗,现有研究对于是否换药尚无明确结论,但考虑 PTU 较 MMI 具有更强的肝毒性,通常临床会建议换用 PTU,或加强监测具体评估而定。除可导致肝脏损伤外,PTU 还可造成粒细胞和血小板计数减少;用药期间应定期检查血象,当白细胞计数$<4\times10^9/L$ 或中性粒细胞$<1.5\times10^9/L$ 时,应考虑停用或调整用药。该患者目前为 17^{+3}周,长期应用 PTU 后出现白细胞计数$<4\times10^9/L$ 及肝酶指标升高,且复查甲状腺功能仍未达到预期目标,因此换用 MMI。注意定期随访甲状腺功能以调整药物剂量。

3. **真菌性阴道炎防治**　患者妇科检查见阴道有少量淡黄色分泌物且检出真菌,予阴道内用药治疗。克霉唑为广谱抗真菌药,对多种真菌尤其是白色假丝酵母(念珠菌)具有较好的抗菌作用。通常 1 片即为 1 个疗程,一般用药 1 次即可,必要时可在 4 d 后进行第 2 次治疗。

五、药学监护要点

1. **病情监护**　注意患者宫缩、阴道流血及流液等情况,监测血常规、肝功能及甲状腺功能,注意有无药物不良反应发生。

2. **用药指导**

(1)提醒患者 MMI 通常可在餐后用适量液体整片服用,不良反应包括关节痛、过敏性皮肤反应等,定期监测甲状腺功能和血象。如果出现粒细胞缺乏症则停药就诊,大部分可自发恢复。

(2)提醒患者多烯磷脂酰胆碱胶囊应随餐整粒吞服,不要咀嚼,且用药期间避免酒精等有害物质摄入。

3. **生活管理**　日常避免摄入高碘食物或含碘药物。

第四节　常见超说明书用药分析

一、丙硫氧嘧啶

PTU 易透过胎盘,有妊娠期妇女用药导致胎儿和新生儿出现甲减、甲状腺肿和甲亢的报道,因此说明书建议孕妇慎用,美国 FDA 对其妊娠安全性分级为 D 级。

由于妊娠期甲状腺功能状态与妊娠结局直接相关,甲亢控制不良可能导致流产、妊娠期高血压、早产、低出生体重儿、胎儿宫内生长受限、死产、甲状腺危象及妊娠妇女充血性心力衰竭等,因此必要时应给予抗甲状腺药物治疗。妊娠 6~10 周是抗甲状腺药物导致出生缺陷的危险窗口期,PTU 相关畸形发生率与 MMI 相当,但程度较轻。因此,国内外指南均推荐符合用药指征的甲亢患者在妊娠前和妊娠早期优先选择 PTU。

二、甲巯咪唑

MMI 可透过胎盘,胎儿血液中的浓度与母亲血清中的浓度相等,若给药剂量不当,可导致胎儿甲状腺肿形成和甲减,也可降低胎儿出生体重。此外,多种特定模式的畸形与妊娠前几周内接受高剂量的本药相关。这些畸形包括后鼻孔闭锁、食管闭锁、乳头发育不全、智力和运动功能发育迟缓。故妊娠期妇女应慎用,且仅在不额外给予甲状腺激素的情况下,使用本药最低有效剂量。美国 FDA 对本药的妊娠安全性分级为 D 级。

指南提出妊娠早期首选 PTU,如果不能应用 PTU 时 MMI 也可作为二线选择(推荐级别 A)。

第五节　药物基因组学

左甲状腺素摄入后很容易被吸收。与内源性 T_4 类似,其通过甲状腺脱碘酶(DIO1、DIO2、DIO3)的作用,在肝脏和周围组织中转化为活性代谢物 T_3。一些 T_4 和 T_3 与葡萄糖醛酸内酯(通过 *UGT1A1*、*UGT1A9*、*UGT2B* 基因发挥作用)和硫酸盐(可能通过 *SULT1A1* 基因发挥作用)在肝脏结合,然后排泄到胆汁中,部分水解在肠道中被重新吸收。体外研究表明,左甲状腺素上调 P 糖蛋白(P‑gp,由 *ABCB*1 基因编码)表达,但不上调 CYP3A4 酶的表达,提示可能由 P‑gp 介导药物‑药物相互作用。

有报道携带 *UGT*1*A*1 rs8175347 低表达等位基因的分化型甲状腺癌患者 TSH 抑制治疗所需左甲状腺素剂量更低,但需进一步评估该基因型检测的临床价值。除在脱碘、葡萄糖醛酸化这 2 条主要代谢途径中起作用的 DIO、尿苷二磷酸葡萄糖醛酸转移酶(UGTs)基因多态性外,甲状腺激素受体基因多态性等也会影响甲状腺激素的调控和动态平衡。

(王萌萌　黄燕萍)

第五章

早 产

第一节 疾病基础知识

一、概述

早产(preterm birth)指妊娠满 28 周至不足 37 周(196~258 d)间分娩者。此时娩出的新生儿称为早产儿(preterm neonates)。早产儿各器官发育尚不够健全,出生孕周越小,体重越轻,其预后越差。国内早产占分娩总数的 5%~15%,随着早产儿的治疗及监护手段不断进步,其生存率明显提高,伤残率下降。

二、临床表现

1. **临床表现** 主要为子宫收缩,最初为不规律宫缩,常伴有少许阴道流血或血性分泌物,以后可发展为规律宫缩,其过程与足月临产相似,胎膜早破较足月临产多。子宫颈管先逐渐消退,然后扩张。

2. **临床诊断** 早产可分为先兆早产和早产临产 2 个阶段。先兆早产(threathened preterm labor)指有规则或不规则宫缩,伴有子宫颈管的进行性缩短。早产临产(preterm labor)需符合下列条件:①出现规律宫缩(20 min≥4次,或 60 min≥8 次),伴有子宫颈的进行性改变;②子宫颈扩张 1 cm 以上;③子宫颈展平≥80%。

三、治疗原则与治疗方法

1. **治疗原则** 防治即刻早产,早产不可避免时,设法提高早产儿的存活率,促进胎肺成熟,赢得转运时间。

2. 治疗方法

(1)卧床休息:宫缩较频繁,但子宫颈无改变,阴道分泌物胎儿纤连蛋白(fetal fibronectin,fFN)阴性,不必卧床和住院,只需适当减少活动的强度和避免长时间站立即可;子宫颈已有改变的先兆早产者,需住院并相对卧床休息;已早产临产,应做好接产和新生儿抢救准备。

(2)促胎肺成熟治疗:妊娠<37 周,1 周内有可能分娩的孕妇,应使用糖皮质激素促胎肺成熟。

(3)抑制宫缩治疗:先兆早产者,通过适当控制宫缩,能明显延长孕周;早产临产患者,宫缩抑制剂虽不能阻止早产分娩,但可能延长孕龄 3～7 d,为促胎肺成熟治疗和宫内转运赢得时机。

1)β-肾上腺素能受体激动剂(β-adrenergic receptor agonists):为子宫平滑肌细胞膜上的 β_2 受体兴奋剂,可激活细胞内腺苷酸环化酶,促使三磷腺苷合成环磷腺苷,降低细胞内钙离子浓度,阻止子宫肌收缩蛋白活性,抑制子宫平滑肌收缩。此类药物抑制宫缩效果肯定,但在兴奋 β_2 受体的同时也兴奋 β_1 受体,其不良反应比较明显,主要是母胎心率增快、心肌耗氧量增加、血糖升高、水钠潴留和血钾降低等,严重者可出现肺水肿、心衰、危及母亲生命。故对合并心脏病、高血压、未控制的糖尿病和并发重度子痫前期、明显产前出血等孕妇慎用或禁用。用药期间需密切监测生命体征和血糖情况。常用药物有利托君(ritodrine),用药期间需密切观察孕妇主诉及心率、血压、宫缩变化,并限制静脉输液量(每日不超过 2 000 ml),以防肺水肿。如患者心率>120 次/分,应减滴速;如心率>140 次/分,应停药;如出现胸痛,应立即停药并行心电监护。长期用药者应监测血钾、血糖、肝功能和超声心动图。

2)阿托西班(atosiban):是一种缩宫素的类似物,通过竞争子宫平滑肌细胞膜上的缩宫素受体,抑制由缩宫素所诱发的子宫收缩,其抗早产的效果与利托君相似,但不良反应少,在欧洲国家广泛使用。

3)钙离子通道阻滞剂(calcium-channel blockers):是一类可选择性减少慢通道钙离子内流、干扰细胞内钙离子浓度、抑制子宫收缩的药物。常用药物为硝苯地平(nifedipine),其抗早产的作用比利托君更安全、更有效。用药期间应密切注意孕妇心率及血压变化,已用硫酸镁者慎用,以防血压急剧下降。

4）前列腺素合成酶抑制剂（prostaglandin inhibitors）：能抑制前列腺素合成酶，减少前列腺素合成或抑制前列腺素释放，从而抑制宫缩。因其可通过胎盘，大剂量长期使用可使胎儿动脉导管提前关闭，导致肺动脉高压；且有使肾血管收缩，抑制胎尿形成，使肾功能受损，羊水减少的严重不良反应，故此类药物仅在孕 32 周前短期（1 周内）选用。常用药物为吲哚美辛（indomethacin），用药过程中需密切监测羊水量及胎儿动脉导管血流。

（4）胎儿脑神经保护：循证研究指出，硫酸镁（magnesium sulfate）不但能降低早产儿的脑瘫风险（95% CI 为 0.55～0.91），而且能减轻妊娠 32 周早产儿的脑瘫严重程度。

（5）控制感染：感染是早产的重要原因之一，应对未足月胎膜早破、先兆早产和早产临产孕妇做阴道分泌物细菌学检查，尤其是 B 族链球菌的培养。有条件时，可做羊水感染指标相关检查。阳性者应根据药敏试验选用对胎儿安全的抗菌药物，对未足月胎膜早破者，必须预防性使用抗菌药物。

第二节　主要治疗药物

一、常用药物治疗方案

见表 5‐1。

表 5‐1　早产患者常用方案

分类	使用药物	给药途径	用法用量
糖皮质激素	地塞米松磷酸钠注射液	im	6 mg, q12 h, 共 4 次
	倍他米松磷酸钠注射液	im	12 mg, q24 h, 共 2 次
胎儿脑神经保护	硫酸镁注射液	ivgtt	1 d 总量不超过 30 g

续 表

分类	使用药物	给药途径	用法用量
β-肾上腺素能受体激动剂	盐酸利托君注射液	ivgtt	稀释为 100 mg/500 ml,开始时应控制滴速使剂量为 0.05 mg/min(5 滴/分,20 滴/毫升),每 10 min 增加 0.05 mg/min(增加 5 滴/分),直至达到预期效果,通常保持在 0.15～0.35 mg/min(15～35 滴/分),待宫缩停止,继续输注至少 12～18 h
	盐酸利托君片	ivgtt	滴注结束前 30 min 开始口服治疗,最初 24 h 口服剂量为每 2 小时 1 片(10 mg),此后每 4～6 小时 1～2 片(10～20 mg),每日总量不超过 12 片(120 mg)。每日常用维持剂量在 80～120 mg(8～12 片),平均分次给药
缩宫素受体拮抗剂	醋酸阿托西班注射液	静脉推注/ivgtt	首先静脉推注 6.75 mg 多于 1 min,随后 18 mg/h 输注 3 h,后续 6 mg/h 维持
钙离子通道阻滞剂	硝苯地平片	po	10 mg, tid
前列腺素合成酶抑制剂	吲哚美辛肠溶片	po	初始剂量 50 mg, tid, 24 h 后改为 25 mg, qid

二、主要治疗药物汇总

见表 5 - 2。

表5-2 早产主要治疗药物汇总

名称	起效时间	达峰时间	持续时间	半衰期	用法用量	禁忌证	注意事项
地塞米松磷酸钠注射液	—	1 h	—	190 min	一般剂量静脉注射每次2～20 mg;静脉滴注时,应以5% GS稀释,可2～6 h重复给药至病情稳定,但大剂量连续给药一般不超过72 h	(1) 对本品及肾上腺皮质激素类药物过敏史患者禁用; (2) 高血压、血栓、精神病、电解质代谢异常、心肌梗死、内脏手术、青光眼患者一般不宜使用	(1) 结核病、急性细菌或病毒性感染患者应用时,必须给予适当的抗感染治疗; (2) 糖尿病、骨质疏松症、肝硬化、肾功能不良、甲状腺功能低下患者慎用; (3) 运动员慎用
倍他米松磷酸钠注射液	—	1 h	—	190 min	肌内注射或静脉注射: 每日2～20 mg,分次给药	(1) 对本品及其他甾体激素过敏者禁用; (2) 下列疾病患者一般不宜使用,特殊情况应权衡利弊使用,但应注意病情恶化可能:严重的精神病(过去或现在)和癫痫、活动性消化性溃疡、新近胃肠吻合手术、骨折、创伤修复期、角膜溃疡、肾上腺皮质功能亢进、高血压、糖尿病、孕妇、抗微生物药物不能控制的感染如水痘、麻疹、真菌	(1) 诱发感染; (2) 对诊断的干扰:糖皮质激素可使血糖、血胆固醇和血脂肪酸,血钠水平升高,使血钙、血钾下降。对外周血象的影响为淋巴细胞、真核细胞及嗜酸性粒细胞、嗜碱性粒细胞数下降,多核白细胞和血小板计数增加。长期大剂量服用糖皮质激素可使皮肤试验结果呈假阴性,如结核菌素试验、组织胞浆菌素试验和过敏反应皮肤试验等; (3) 下列情况应慎用:心脏病或急性心力衰竭、糖尿病、憩室炎、情绪不稳定和有精神病倾向、全身性真菌感染、青光眼、肝功能损害、眼单纯疱疹、高脂蛋白血症、高血压等;

名称	起效时间	达峰时间	持续时间	半衰期	用法用量	禁忌证	注意事项
						感染、较重的骨质疏松症等	(4)长期应用糖皮质激素者,应定期检查以下项目:血糖、尿糖或糖耐量试验,尤其是糖尿病或糖尿病倾向者。眼科检查,注意白内障、青光眼或眼部感染的发生。血清电解质和大便隐血。高血压和骨质疏松的检查,尤以老年人为然
硫酸镁注射液	—	—	—	—	首次剂量为2.5~5 g,用10% GS 20 ml 静脉推注,或者5% GS 100 ml 快速静脉滴注,以后每小时1~2 g 静脉滴注维持	肾功能不全、肌无力、心脏病患者禁用	(1)如出现急性镁中毒现象,可用钙剂静脉注射解救,常用的为10%葡萄糖酸钙注射液10 ml 缓慢注射;(2)保胎治疗时,不宜与肾上腺素β受体激动药,如利托君同时使用,否则容易引起心血管的不良反应
盐酸利托君注射液	—	1 h	—	1.7~2.6 h	稀释为100 mg/500 ml (0.2 mg/ml),静脉滴注时应保持左侧姿势,以减少低血压危险。密切观察滴注速度,使用可控制的输注装置调整滴注速度。开始时	(1)禁用于妊娠不足20周的孕妇;(2)禁用于延长妊娠对胎儿、孕妇构成危险的情况,包括:分娩前任何原因的大出血,质明显,特别是前置胎盘及胎盘剥落;	(1)静脉滴注时,应密切监测孕妇的血压、脉搏及胎儿心率;(2)为预防由腔静脉输注时应保持左侧卧位;(3)持续滴注时需定期进行血液检查

续表

名称	起效时间	达峰时间	持续时间	半衰期	用法用量	禁忌证	注意事项
					应控制滴注速度，使剂量为0.05 mg/min（5滴/分，20滴/毫升，每10 min增加0.05 mg/min（增加5滴/分），直至达到预期效果，通常保持在0.15～0.35 mg/min（15～35滴/分），待宫缩停止，继续输注至少12～18 h	子痫及严重的先兆子痫；胎死腹中；绒毛膜羊膜炎；孕妇有心脏病及危及肺性高血压；孕妇甲亢，未控制的糖尿病；重度高血压； (3) 对本品任何成分过敏者	
盐酸利托君片	—	30～60 min	—	12 h	静脉滴注结束前30 min开始口服治疗，最初24 h口服剂量为每2小时1片（10 mg），此后4～6小时1～2片（10～20 mg），每日总量不超过12片（120 mg）。每日常用维持剂量在80～120 mg（8～12片）之间，平均分次给药	(1) 分娩前任何原因的大出血，特别是前置胎盘及胎盘剥落； (2) 子痫及严重的先兆子痫； (3) 胎死腹中； (4) 绒毛膜羊膜炎； (5) 孕妇有心脏病及危及心脏功能的情况； (6) 肺性高血压；	(1) 使用过程中，如果出现心率加快或心动过速，应进行减量等适当处置； (2) 每日的使用剂量超过30 mg可能会增加不良反应，应加强监护； (3) 孕妇情况稳定后，每1～6小时仍需检查血压，脉搏和胎儿心跳速率，有酸中毒情况更应连续观察； (4) 使用本品期间，如出现任何不良事件（或）不良反应，请咨询医师； (5) 同时使用其他药品，请告知医师；

续　表

名称	起效时间	达峰时间	持续时间	半衰期	用法用量	禁忌证	注意事项
						(7) 孕妇甲亢； (8) 未控制的糖尿病； (9) 重度高血压； (10) 对本品中任何成分过敏者	(6) 使用本品前，应仔细阅读本品及盐酸利托君注射液说明书
醋酸阿托西班注射液	—	1 h	—	1.7±0.3 h	0.9 ml 的单剂量静脉推注多于 1 min 6.75 mg 阿托西班，3 h 以 24 ml/h 的阿托西班，后续以 8 ml/h 静脉滴注 6 mg/h 的阿托西班	(1) 孕龄<24 周或>33 足周； (2) >30 周的胎膜早破； (3) 胎儿子宫内生长迟缓和胎心异常； (4) 产前子宫出血需立即分娩； (5) 子痫和严重的先兆子痫需立即分娩； (6) 前置胎盘； (7) 胎盘早期剥离； (8) 任何继续妊娠对母胎有害的情况； (9) 已知对阿托西班或任何辅料过敏者	(1) 用药期间应监测子宫收缩和胎儿心率； (2) 监测产后失血量

孕产科临床实用手册 >>>

续 表

名称	起效时间	达峰时间	持续时间	半衰期	用法用量	禁忌证	注意事项
硝苯地平片	15 min	1~2 h	4~8 h	5 h	从小剂量开始服用,一般起始剂量10 mg/次,每日3次口服;常用的维持剂量为口服10~20 mg/次,每日3次。最大剂量不宜超过0.12 g/d	对硝苯地平过敏者	密切注意孕妇心率及血压变化;已用硫酸镁者慎用,以防血压急剧下降
吲哚美辛肠溶片	—	1~4 h	24 h	4.5 h	口服 (1) 抗风湿,初始剂量每次25~50 mg,每日2~3次,每日最大量不应超过150 mg; (2) 镇痛,首剂25~50 mg,继之25 mg,每日3次,直到疼痛缓解,可停药; (3) 退热,每次6.25~12.5 mg,每日不超过3次	(1) 活动性溃疡、肝、肾功能不全者; (2) 对本品或其他非甾体抗炎药(non-steroidal antiinflammatory drugs,NSAIDs)过敏者; (3) 血管神经性水肿或支气管哮喘者	(1) 密切注意孕妇心率及血压变化; (2) 交叉过敏现象:本品与阿司匹林有交叉过敏性; (3) 本品因对血小板聚集有抑制现象,可使出血时间延长,停药后此作用可持续1 d

注:"—"表示无数据

第三节 典型病例

病例一 先兆早产合并重度子痫前期的治疗

一、病例资料

1. **现病史** 孕妇,女,28 岁,因"孕 29^{+3} 周,双下肢水肿 10 d,发现血压升高 5 d"入院。平素月经规则,3～4/30 d,LMP:01-01,EDC:10-08。早孕反应轻,自诉早孕期查血压在正常范围。孕 4 月余自觉胎动至今,不定期产检,未行 D 筛查、OGTT 检查等。10 d 前患者发现双下肢水肿,数日后未缓解,外院就诊测血压 180/110 mmHg,当时无头晕、眼花、胸闷、恶心、呕吐等不适,无活动后气促,患者当时拒绝住院治疗,今日起自觉有不规则宫缩,现来院就诊,测血压 168/105 mmHg,尿蛋白(＋＋),其余无异常,门诊拟"重度子痫前期"收治入院。孕期体重增加 20 kg。

2. **既往史** 无特殊。

3. **婚育史** 曾因不孕行促排卵治疗,1 年前因胚胎停育行"早孕人工流产术"。

4. **体格检查** 体温 36.8℃,脉搏 80 次/分,呼吸频率 20 次/分,血压 162/102 mmHg。体形肥胖,心律齐,未闻杂音,双肺呼吸音清,未闻及干、湿啰音。腹软,无压痛,肝脾肋下未及,双肾区无叩痛。双下肢水肿(＋＋)。身高 160 cm,体重 83 kg。

5. **产科检查** 腹部检查:形状圆隆,软,无压痛、反跳痛,有不规则宫缩,胎位不详,胎心位置下腹部,胎心次数 150 次/分,胎动正常,腹围 102 cm,子宫底 26 cm,胎儿估计 1 300 g。

6. **实验室检查及其他辅助检查**

(1) 尿常规(07-25):尿蛋白质(＋＋)。尿常规(07-26):尿蛋白质(＋＋),尿酮体(＋＋)。

(2) 脑尿钠肽(BNP)(07-26):96 pg/ml(↑)。

(3) 肝、肾功能(07-26):总蛋白 53 g/L(↓),白蛋白 28 g/L(↓),其余无明显异常。

(4) 血栓弹力图(07-26):纤维蛋白原功能 72.80 deg(↑)(53～72 deg 数

值增大偏高),凝血综合指数 3.80(↑)(>3 时高凝,<−3 时低凝)。

(5)血常规　白细胞计数 $8.84×10^9$/L,中性粒细胞百分比 67%,血红蛋白 118 g/L,红细胞比容 40%,血小板计数 $181×10^9$/L。

(6)B超:单胎,臀位。双顶径 71 mm,头围 266 mm,腹围 253 mm;股骨长度 52 mm,肱骨长度 48 mm;胎盘后壁子宫底,胎盘厚度 37 mm,羊水指数 12−13−27−15 mm;S/D:2.46,FHR:168 次/分。子宫颈长约 32 mm,目前子宫颈内口未见明显扩张。孕妇双侧胸、腹腔未见明显积液。

7. **入院诊断**　①孕 29^{+3} 周,G2P0,未临产,臀位;②重度子痫前期;③先兆早产。

8. **出院诊断**　①孕 30^{+2} 周,G2P1,剖宫产,头位;②重度子痫前期;③早产。

二、药物治疗经过

患者入院血压 168/105 mmHg,尿蛋白(++),诊断为重度子痫前期,予硫酸镁预防子痫发作,尼卡地平降压,地塞米松促进胎肺成熟。D2 患者眼球结膜轻度水肿,双下肢水肿。加用拉贝洛尔(150 mg 口服,每 8 小时 1 次)、螺内酯(40 mg 口服,每日 2 次)、呋塞米(20 mg 口服,每日 2 次)降压。D3 行剖宫产术,术后继续尼卡地平、拉贝洛尔片、螺内酯片、呋塞米片降压,拉贝洛尔片由每 8 小时 1 次改为每 6 小时 1 次。D4 继续使用盐酸拉贝洛尔片、25%硫酸镁注射液,停用盐酸尼卡地平注射液,加用硝苯地平控释片 30 mg 口服,每日 1 次。D7 患者一般情况可,予出院,嘱继续预防血栓,降压治疗(表 5−3)。

表 5−3　患者治疗监测指标汇总

日期	血压/mmHg	24 h 尿蛋白定量/(g/24 h)	BNP/(pg/ml)	D−二聚体/(mg/L)	纤维蛋白降解产物/(g/L)
D1	168/105	—	96	—	—
D2	(133~161)/(81~97)	9.8	490	1.28	5.4
D3	(130~167)/(84~102)	—	436	—	—
D4	(119~143)/(77~96)	—	212	4.14	12.5
D7	(128~146)/(90~97)	1.44	—	2.49	8.6

注:"—"表示无数据

三、治疗药物汇总

见表 5-4。

表 5-4 先兆早产合并重度子痫前期治疗药物汇总

用药目的	药品名称	用法用量
控制血压	盐酸拉贝洛尔片	150 mg, po, q8h 150 mg, po, q6h
	硝苯地平控释片	30 mg, po, qd
	盐酸尼卡地平注射液	20 mg + NS 100 ml, ivgtt, st
促胎肺成熟	地塞米松磷酸钠注射液	5 mg, im, q12 h, 共 4 次
解痉	25%硫酸镁注射液	首剂 5 g 加入 5%GS100 ml, 30 min 内滴完(D2 术后 2 h 起); 维持剂量 15 g 加入 5%GS 500 ml 维持 8～10 h
利尿	螺内酯片	40 mg, po, bid 20 mg, po, st
	呋塞米注射液	10 mg, iv, st, 共 2 次
	呋塞米片	20 mg, po, bid
抗凝	那曲肝素钙注射液	0.3 ml, ih, qd

四、病例分析

1. 解痉、抑制宫缩治疗

(1) 该患者因"G2P0 孕 29^{+3} 周,双下肢水肿 10 d,发现血压升高 5 d,自觉不规律宫缩"入院,就诊时血压:168/105 mmHg,尿蛋白(＋＋),低蛋白血症,白蛋白 28 g/L,结合患者早孕期血压正常,现孕周<34 周,符合《妊娠期高血压疾病诊治指南(2020 版)》重度子痫前期诊断标准。子痫前期的治疗原则包括休息,预防抽搐,有指征的降压、利尿、镇静,密切监测母胎情况,预防和治疗严重并发症,适时终止妊娠。硫酸镁是重度子痫前期预防子痫发作的预防用药,其控制子痫再次发作的效果优于地西泮、苯巴比妥和冬眠合剂等镇静药物。硫酸镁虽然有较好抑制宫缩的作用,但目前不推荐其作为常用的宫缩抑制剂,临床常规不用 2 种以上药物抑制宫缩,因此本病例未合并其他宫缩抑制剂。对

于重度子痫前期,硫酸镁用于预防子痫发作的用法为负荷剂量 2.5～5.0 g,维持剂量 1～2 g/h 静脉滴注,用药时间长短根据病情需要调整,一般 6～12 h,24 h 总量不超过 25 g;用药期间每日评估病情变化,决定是否继续用药;引产和产时可以持续使用硫酸镁,若剖宫产术中应用要注意产妇心脏功能;产后继续使用 24～48 h;为避免长期应用对胎儿(婴儿)钙水平和骨质的影响,建议及时评估病情,病情稳定者在使用 5～7 d 后停用硫酸镁,若为重度子痫前期期待治疗,必要时可间歇性应用。

(2)患者系重度子痫前期伴不规律宫缩,予硫酸镁解痉,同时因高浓度的镁离子直接作用于子宫平滑肌细胞,拮抗钙离子对子宫收缩活性,有较好抑制子宫收缩的作用,早产临产前治疗至少 12 h 对胎儿脑神经损伤有保护作用,可减少早产儿脑瘫的发生率。该患者使用硫酸镁兼有解痉、抑制宫缩和保护胎儿脑神经损伤等多重作用,用法用量符合指南推荐。用药期间监测心功能、肝肾功,呼吸频率、排尿量,必要时监测血镁浓度。

2. 降压治疗 降压治疗的目的是预防心脑血管意外和胎盘早剥等严重母胎并发症,《妊娠期高血压疾病诊治指南(2020 版)指南》推荐常用降压药物有肾上腺素能受体阻滞剂、钙离子通道阻滞剂及中枢性肾上腺素能神经阻滞剂等。常用降压药物有拉贝洛尔、硝苯地平、酚妥拉明和尼卡地平等。对于未并发器官功能损伤的孕妇,收缩压应控制在 130～155 mmHg,舒张压应控制在 80～105 mmHg;对于并发器官功能损伤的孕妇,收缩压应控制在 130～139 mmHg,舒张压应控制在 80～89 mmHg。该患者入院后复测血压高达 162/102 mmHg,蛋白尿阳性,可能合并肾功能损害,因此应积极降压治疗。尼卡地平为第 3 代二氢吡啶类钙离子通道阻滞剂,指南推荐用法为静脉滴注时每小时 1 mg 为起始剂量,根据血压变化每 10 min 调整用量,以达目标血压(130～139)/(80～89)mmHg。入院后予尼卡地平静脉维持降压治疗合理。该患者起始尼卡地平按照 20 滴/毫升计算折合 2.4 mg/h,高于指南推荐剂量;但根据药品说明书,用于高血压急症时每分钟 0.5～6 μg/kg 的剂量给药,根据血压调节滴速,根据该患者体重计算为 2.49～29.88 mg/h,实际给药速度符合说明书推荐。治疗过程中根据患者血压变化每 10 min 调整单次用量,保证患者血压平稳下降。

3. 利尿治疗 子痫前期孕妇不主张常规应用利尿剂,仅当孕妇出现全身性水肿、肺水肿、脑水肿、肾功能不全、急性心力衰竭时,可酌情使用呋塞米等快速利尿剂。另外,ACOG《妊娠高血压指南(2013 版)》指出利尿剂为治疗妊娠期高血压的二线用药,对于盐敏感性高血压,尤其是伴肾衰竭的妊娠期高血压患者,利尿剂可适当使用,但仅推荐了噻嗪类利尿剂(无注射剂)。该患者目前已出现双下肢水肿和球结膜轻度水肿,BNP 呈上升趋势,心力衰竭可能,且血压一直波动,可适当应用利尿剂降压。根据说明书,呋塞米用于高血压时起始剂量为每日 40～80 mg,分 2 次服用,并酌情调整剂量;螺内酯起始剂量每日 40～80 mg,分次服用。该患者呋塞米与螺内酯用法用量均符合说明书推荐。考虑患者目前低血钾,且呋塞米对血钾影响较大,根据螺内酯说明书以及文献报道螺内酯与呋塞米以 2∶1 比例联合使用可以减少对血钾的影响。该患者呋塞米联合螺内酯符合该比例。

产后降压:产后血压升高≥150/100 mmHg 应继续给予降压治疗,哺乳期可继续应用产前使用的降压药物,禁用 ACEI 和 ARB,但卡托普利、依那普利除外。患者第 2 日复查尿蛋白(＋＋＋),BNP 高,血钾、白蛋白低,血压波动范围大(133～161/81～97 mmHg),加用拉贝洛尔、螺内酯、呋塞米降压治疗,病情无明显改善,保守治疗达 48 h 后行剖宫产术终止妊娠。术后继续尼卡地平、拉贝洛尔降血压,硫酸镁预防产后子痫,患者血压仍高,予调整拉贝洛尔剂量及使用频次,并加用硝苯地平联合降压治疗。术后第 4 日,患者一般情况可,恶露少,腹部切口情况可,予拉贝洛尔、硝苯地平带药出院并嘱注意监测血压和内科随访。

患者存在产前、产后降压治疗适应证,无禁忌证,药品品种选择合理。治疗期间应监测血压,防止心血管意外。应注意呋塞米和螺内酯说明书均提示美国 FDA 妊娠分级为 C 级,螺内酯应用于妊娠期高血压疾病无临床指南推荐,治疗过程中应注意水、电解质和酸碱平衡,避免血液过度浓缩影响母子安全。

4. 促进胎肺成熟治疗　根据 2016 年 ACOG 的《实践简报 No. 171:早产的管理——临时更新》和 2016 年 SMFM 的《早产风险孕妇在早产晚期产前应用糖皮质激素》推荐妊娠 28～36^{+6} 周的先兆早产应当给予 1 个疗程的糖皮质激素,以降低新生儿死亡率、呼吸窘迫综合征等的发病率。常用方案包括倍他米松 12 mg 肌内注射,24 h 重复 1 次,共 2 次;地塞米松 6 mg 肌内注射,每 12 小时 1 次,共 4 次。患者孕 29^{+3} 周入院,先兆早产诊断明确,故予以地塞米松促胎肺成熟处理。予地塞米松 5 mg 肌内注射,每 12 小时 1 次,共 4 次促胎肺成熟治疗处理。患者存在促进胎肺成熟治疗适应证,无禁忌证,方案选择合理,用法用量正确。入院后即应用地塞米松促进胎肺成熟。该药可影响血糖代谢,引起血糖升高,应密切观察有无血糖异常变化。

五、药学监护要点

1. 病情监护 降压治疗中监测血压、尿蛋白及尿量；产后关注患者宫缩、恶露情况，体温、血象变化、心肝肾、凝血功能及腹部切口愈合情况；关注患者电解质及有无不适主诉。

2. 用药指导

（1）提醒患者使用硝苯地平控释片的用法用量为每次 1 片，每日 1 次，最好在早晨 7:00 左右服用，这样能更有效地保持血压平稳，服药时间不受用餐时间限制，用餐前、用餐后均可。因其特殊的制剂工艺，掰开或嚼碎服用将丧失缓控释能力，不能达到平稳有效降压的作用，因此服用时不可掰开，应将整片药品用少量液体吞服。服用后硝苯地平控释片的活性成分被吸收后，空药片会完整地经肠道排出，属正常现象，不必担心。如漏服，可在当日补上相应的剂量，第 2 日照常服药。葡萄柚汁可能会影响硝苯地平代谢，在用药期间，不建议吃葡萄柚和饮用葡萄柚汁。硝苯地平控释片不良反应，常见头痛、踝关节水肿、面红、心悸、眩晕、便秘及全身感觉不适等。此外，还可引起低血压、胃肠道不适、一过性肝酶升高等。该患者硝苯地平控释片与拉贝洛尔联合降压，需着重关注患者有无低血压情况出现。

（2）服用盐酸拉贝洛尔片偶有头昏、胃肠道不适、疲乏、感觉异常、哮喘加重等症状，个别患者有体位性低血压，联用利尿剂降压，尤其是需注意有无低血压出现。建议每日固定时间服药，用药期间可能出现头晕、胃肠道不适、疲乏等情况，需注意防跌倒。出院后需自行监测血压，注意有无低血压症状并内科随访血压情况。

（3）服用呋塞米片时常见不良反应与水、电解质紊乱有关，尤其是大剂量或长应用时，如体位性低血压、休克、低钾血症、低氯血症、低氯性碱中毒、低钠血症、低钙血症以及与此相关的口渴、乏力、肌肉酸痛、心律失常等，还可见过敏反应、头痛、恶心、呕吐和听力损害等。该患者复查血钾低，因此用药期间需着重关注患者电解质水平，尤其是血钾浓度及不适主诉，以防出现严重低钾血症。螺内酯最常见的不良反应为高钾血症，即使与噻嗪类利尿剂合用，高钾血症的发生率仍高，常以心律失常为首发表现；其次为胃肠道反应，如恶心、呕吐、胃痉挛和腹泻等。用药期间需密切随访血钾和心电图，关注患者不适主诉。

（4）硫酸镁常见药物不良反应有潮红、出汗等症状，偶有恶心、呕吐、心慌等反应，长期用药可能导致便秘，如出现上述表现且难以耐受时需及时汇报医务人员；另如用药过程中出现胸闷、胸痛、呼吸次数减少（<16 次/分），尿量明显减少时（24 h 尿量<400 ml）也需及时报告。

3. **生活管理** 孕期注意休息，保证充足睡眠，以侧卧位为宜，保证摄入足量蛋白质和热量，适度限制食盐的摄入。产后 6 周若血压未恢复正常时应于产后 12 周再次复查血压，排除慢性高血压的可能性。

病例二 先兆早产合并妊娠期糖尿病的治疗

一、病例资料

1. **现病史** 孕妇，女，28 岁，因"孕 29^{+1} 周，阴道流血 2 h"入院。孕妇平素月经规则，5/30 d；LMP：2016 - 10 - 08；EDC：2017 - 07 - 15。患者移植 2 枚冻胚，予黄体酮保胎治疗 3 月余，无明显腹痛、腹胀及阴道流血，无发热，早孕期无明显恶心、呕吐。孕 10^{+6} 周建卡，空腹血糖：5.7 mmol/L；建卡时 B 超提示：双绒毛膜双羊膜囊双胎。定期产检，B 超筛查提示：胎盘下缘覆盖宫颈内口，双侧脑室增宽。因胎盘位置低未行羊水穿刺，孕 22^{+5} 周行 OGTT 示：5.3（↑）- 8.8 - 8.4 mmol/L。孕 24^{+6} 周因见红第 1 次入院，予黄体酮保胎治疗。饮食控制血糖效果不佳，予胰岛素控制血糖，血糖控制后可予出院。出院后无阴道流血，胎动可，继续胰岛素降血糖治疗。孕 29^{+1} 周晚 23：30 出现阴道流血，量少，无阴道流水，无腹痛、腹胀，急诊入院，以"先兆早产，前置胎盘"收治入院。孕期以来，精神、饮食、睡眠、两便均正常，体重呈生理增加。

2. **既往史** 2015 年 1 月因"卵巢囊肿"行腹腔镜下囊肿剥除术。

3. **生育史** 2016 - 04 - 30 孕 25 周羊水穿刺提示唐氏综合征儿，予引产。

4. **体格检查** 正常。身高 158 cm，体重 61 kg。

5. **产科检查** 宫缩间隔 5 min，持续 5 s，性质弱，胎心次数 130、136 次/分，胎动正常，腹围 104 cm，子宫底 32 cm。子宫颈容受未查，膝反射存在，其余无特殊。B 超筛查示：胎盘下缘覆盖子宫颈内口，双侧脑室增宽。

6. **实验室检查及其他辅助检查**

（1）血常规：白细胞计数 8.3×10^9/L，中性粒细胞百分比 69%，血红蛋白 115 g/L，红细胞比容 38%，血小板计数 209×10^9/L。

（2）肝、肾功能检查：ALT：54 U/L；AST：30 U/L，白蛋白 30 g/L，其余无特殊。

7. 入院诊断　①孕 29^{+1} 周，G2P0，未临产，头/臀位；②先兆早产；③GDM；④双绒毛膜双羊膜囊双胎；⑤部分性前置胎盘；⑥不良孕产史；⑦IVF－ET。

8. 出院诊断　①孕 32 周，G2P0，未临产，臀/臀位；②GDM；③双绒毛膜双羊膜囊双胎；④中央型前置胎盘；⑤不良孕产史；⑥IVF－ET；⑦妊娠期肝内胆汁淤积症（intrahepatic cholestas B of pregnancy，ICP）；⑧妊娠期蛋白尿。

二、药物治疗经过

患者因先兆早产、前置胎盘入院，予地塞米松（5 mg，肌内注射，每 12 小时 1 次）促胎肺成熟，硫酸镁 7.5 g 静脉滴注保护胎儿神经系统同时也起到抑制宫缩的作用，D3 肝功能指标提示高胆固醇、高甘油三酯，同时肝酶升高，嘱清淡饮食。D5 监测血糖水平发现早餐后、午餐前后、晚餐前血糖较高，追问依从性和饮食情况，均无明显异常，继续调整胰岛素方案：重组人胰岛素注射液 12 U（早）、10 U（晚），精蛋白锌重组人胰岛素注射液 16 U（早）、12 U（晚）。支原体培养（子宫颈分泌物）：解脲脲原体（＋），根据药敏结果选择合适的抗菌药物抗感染治疗：阿奇霉素片 1 g 口服，立即服用。D7 继续调整胰岛素方案：重组人胰岛素注射液 12 U（早）、10 U（晚），精蛋白锌重组人胰岛素注射液 18 U（早）、10 U（晚）。示转氨酶持续升高，总胆汁酸水平≥10 μmol/L，医师追加诊断 ICP，予对症治疗，熊去氧胆酸胶囊 250 mg 口服，每日 3 次，丁二磺酸腺苷蛋氨酸肠溶片 0.5 g 口服，每日 2 次，注射用还原型谷胱甘肽 1 200 mg＋NS 250 ml 静脉滴注，每日 1 次。D10 患者 30^{+3} 周，出现宫缩每 10 分钟 1 次，持续 5～6 s，予吲哚美辛肠溶片 25 mg 口服，每 6 小时 1 次（首剂加倍），D12 患者仍有宫缩，更换宫缩抑制剂为醋酸阿托西班注射液。D13 示血糖水平再次升高，再次调整胰岛素用量：重组人胰岛素注射液 14 U（早）、10 U（晚），精蛋白锌重组人胰岛素注射液 18 U（早）、14 U（晚）。转氨酶持续升高，排除肝炎，考虑为 ICP，继续降胆汁酸和保肝治疗。D20 总胆汁酸水平较前无明显改善，但转氨酶较前明显下降，继续降胆汁酸治疗（表 5－5）。建议患者低脂饮食，白蛋白水平较低，多摄入富含蛋白质的食物。

表 5-5　患者肝功能和血糖指标汇总

日期	总胆固醇/(mmol/L)	甘油三酯/(mmol/L)	ALT/(U/L)	AST/(U/L)	血糖/(mmol/L)
D1	—	—	54	30	—
D3	7.14	3.45	86	54	—
D5	—	—	—	—	4.8-7.3(↑)-5.7(↑)-6.8(↑)-6.3(↑)-6.6-5.9
D7	12.6	—	198	113	5.0-6.9(↑)-6.3(↑)-4.7-5.1-7.1(↑)-6.4
D9	—	—	—	—	5.3-6.4-4.3-7.0(↑)-5.5(↑)-6.6-5.7
D10	—	—	—	—	4.8-6.7-4.5-6.4-6.2-6.7-6.8
D12	—	—	—	—	5.5(↑)-5.9-6.2-6.3-4.9-6.7-5.7
D13	—	—	99	48	5.7(↑)-5.7-5.8(↑)-7.6(↑)-6.7(↑)-7.0(↑)-6.5
D16	—	—	—	—	5.1-5.0-3.4-6.7-4.9-6.0-5.0
D20	7.83	5.81	38	30	—

注:"—"表示无数据

三、治疗药物汇总

见表 5-6。

表 5-6　先兆早产合并 GDM 治疗药物汇总

用药目的	药品名称	用法用量
胎儿神经保护	硫酸镁注射液	7.5 g(30 ml) + 木糖醇注射液 250 ml, ivgtt, st(持续 4 h)

续　表

用药目的	药品名称	用法用量
抑制宫缩	吲哚美辛肠溶片	25 mg, po, q6h(首剂加倍)
	醋酸阿托西班注射液	75 mg + NS90 ml ivgtt st(以 24 ml/h 速度维持 3 h 后改为 8 ml/h)
促胎肺成熟	地塞米松磷酸钠注射液	5 mg, im, q12 h, 共 4 次
降血糖	重组人胰岛素注射液	9 U(早)、7 U(晚) 11 U(早)、9 U(晚)
	精蛋白锌重组人胰岛素注射液	12 U(早)、7 U(晚)ih, qd 14 U(早)、9 U(晚)ih, qd
抗感染	阿奇霉素片	1 g, po, st
降胆汁酸	熊去氧胆酸胶囊	250 mg, po, tid
	丁二磺酸腺苷蛋氨酸肠溶片	0.5 g, po, bid
	还原型谷胱甘肽	1 200 mg + NS 250 ml, ivgtt, qd

四、病例分析

1. **促进胎肺成熟**　详见本章病例一。

2. **胎儿神经保护**　《早产临床诊断与治疗指南(2014 版)》推荐妊娠 32 周前早产者常规应用硫酸镁作为胎儿中枢神经系统保护剂治疗。循证研究指出,硫酸镁不但能降低早产儿的脑瘫风险,而且能减轻妊娠 32 周早产儿的脑瘫严重程度。硫酸镁使用时机和使用剂量尚无一致意见,指南推荐孕 32 周前的早产临产,宫口扩张后用药,负荷剂量 4.0 g 静脉点滴,30 min 滴完,然后以 1 g/h 维持至分娩。ACOG 指南无明确剂量推荐,但建议应用硫酸镁时间不超过 48 h。硫酸镁虽然也有抑制宫缩的作用,但目前不推荐其作为常用的宫缩抑制剂。由于临床常规不用 2 种以上药物抑制宫缩,因此本病例未合并其他宫缩抑制剂。考虑患者为 GDM,故未选择 GS 作为硫酸镁溶媒,NS 和木糖醇注射液和硫酸镁均无配伍禁忌,临床最终选择木糖醇注射液。患者存在对胎儿神经保护治疗适应证,无禁忌证,方案选择合理,用法用量正确。

3. **降血糖治疗**　《妊娠合并糖尿病诊治指南(2014 版)》推荐孕期常用的胰岛素制剂包括:超短效人胰岛素类似物、短效胰岛素和中效胰岛素。每次调整后观察 2～3 d 判断疗效,每次以增减 2～4 U 或不超过胰岛素每日用量的 20%为宜,直至达到血糖控制目标。孕妇入院前已予短效胰岛素 9 U(早)、7 U(晚),中效胰岛素 12 U(早)、7 U(晚)治疗,共 35 U,血糖控制有效,故入院后拟继续予原方案治疗。后因血糖控制不佳,调整胰岛素用量,参考指南推荐,短效胰岛素有效作用时间 3～6 h,中效胰岛素有效作用时间 10～16 h。因此,晚餐前的中效胰岛素可控制早餐前的血糖水平,早餐前的短效胰岛素可控制早餐后、午餐前、午餐后的血糖水平,早餐前的中效胰岛素可控制午餐前、午餐后、晚餐前的空腹血糖,晚餐前的短效胰岛素可控制夜间空腹血糖水平。根据血糖波动 6.3(↑)-6.7-6.0(↑)-6.0-6.9(↑)-8.8(↑)-7.2(↑)mmol/L,增加 8 U,为之前每日用量的 22%,平均至每餐,可降低早餐前、午餐后、晚餐前及夜间空腹血糖。患者存在降血糖治疗适应证,无禁忌证,药品品种选择合理。根据患者血糖控制情况,积极调整胰岛素用量。

4. **抗感染治疗** 2016 年发布的《生殖道支原体感染诊治专家共识》指出,四环素类是常用的治疗支原体感染的药物。但是已经发现了对四环素耐药的生殖道支原体变种,因此四环素不再对支原体普遍有效。常见的治疗泌尿生殖道支原体感染的方案为:多西环素(妊娠 D 级)100 mg 口服,每日 2 次,共7 d。阿奇霉素(妊娠 B 级)1 g 单次口服,或 0.25 g 口服,每日 1 次,首剂加倍,共 5～7 d。左氧氟沙星(妊娠 C 级)500 mg 口服,每日 1 次,共 7 d。莫西沙星(妊娠 C 级)400 mg 口服,每日 1 次,共 7～14 d。患者子宫颈分泌物细菌培养结果示解脲脲原体(＋),结合药敏结果及药物的妊娠分级,选择阿奇霉素 1.0 g顿服。阿奇霉素属于大环内酯类抗菌药物,系浓度依赖型抗菌药物,每日 1 次即可达到有效血药浓度,阿奇霉素还有典型的抗菌药物后效应。患者存在支原体感染症状,临床结合其药敏结果选用阿奇霉素 1.0 g 顿服治疗,方案选择合理,用法用量正确。

5. **降肝内胆汁淤积** 临床上既往将总胆汁酸和甘胆酸列为同等重要,结合近年文献,考虑甘胆酸在 ICP 诊断与程度分类中的稳定性差,故目前认为在ICP 诊断及监测中以总胆汁酸水平作为检测指标更合理。血清总胆汁酸≥10～40 μmol/L,临床症状以皮肤瘙痒为主,无明显其他症状为轻度 ICP。《妊娠期肝内胆汁淤积症诊疗指南(2015 版)》推荐熊去氧胆酸作为 ICP 治疗的一线药物,建议按照 15 mg/(kg·d)的剂量分 3～4 次口服,常规剂量疗效不佳,而又未出现明显不良反应时,可加大剂量为每日 1.5～2.0 g。建议将丁二磺酸腺苷蛋氨酸作为 ICP 临床二线用药或联合治疗，剂量为每日 1.0 g 静脉滴注，疗程 12～14 d。口服 500 mg，每日 2 次。关于降胆酸药物的联合治疗，文献报道的样本小或组合复杂，疗效难以评价。指南建议对于重度、进展性、难治性 ICP 患者可考虑两者联合治疗。除此之外可有辅助治疗，例如肝酶水平升高者可加用护肝药物。患者因总胆汁酸水平≥10 μmol/L，予熊去氧胆酸胶囊联合丁二磺酸腺苷蛋氨酸肠溶片降胆汁酸治疗，同时因肝酶升高，予还原型谷胱甘肽保肝。患者确诊为 ICP，需降低肝内总胆汁酸，无禁忌证，方案选择合理，用法用量正确。

6. **抑制宫缩**　《早产临床诊断与治疗指南（2014 版）》推荐的宫缩抑制剂有钙离子通道阻断剂、前列腺素抑制剂、$β_2$ 肾上腺素能受体兴奋剂及缩宫素受体拮抗剂。2012 年 ACOG 早产处理指南推荐前三种药物为抑制早产宫缩的一线用药。吲哚美辛系非选择性环氧合酶抑制剂，通过抑制环氧合酶，减少花生四烯酸转化为前列腺素，从而抑制子宫收缩。吲哚美辛主要用于妊娠 32 周前的早产，起始剂量为 50～100 mg 经阴道或直肠给药，也可口服，然后每 6 h 给25 mg，可维持 48 h。患者系先兆早产，出现不规律宫缩，予吲哚美辛抑制宫缩。患者口服吲哚美辛肠溶片 48 h 后，仍有宫缩，考虑更换宫缩抑制剂：醋酸阿托西班注射液（75 mg）10 ml＋NS90 ml，静脉滴注（以 24 ml/h 速度维持 3 h 后改为 8 ml/h），立即用药。阿托西班是一种选择性缩宫素受体拮抗剂，作用机制是竞争性结合子宫平滑肌及蜕膜的缩宫素受体，使缩宫素兴奋子宫平滑肌的作用削弱。起始剂量为 6.75 mg 静脉滴注 1 min，继之以 18 mg/h 维持 3 h，接着以 6 mg/h 持续 45 h。患者存在抑制宫缩治疗适应证，无用药禁忌证，方案选择合理，用法用量正确。

五、药学监护要点

1. **病情监护**　注意患者宫缩、阴道流血及流液、腹痛等情况，监测患者血糖、血钾、肝酶指标，注意有无药物不良反应发生。

2. **用药指导**

（1）提醒患者使用胰岛素期间避免饮酒、吸烟。注意识别有无低血糖反应如疲倦、心悸、头痛、出汗等发生，症状轻微可适量口服糖制品缓解。皮下注射用药，需注意注射部位的轮换，不能揉搓注射部位。出院后储存胰岛素时需注意不同品种差异，用药开封前应冷藏于 2～8℃，开封后在不超过 25℃ 环境中保存。

（2）硫酸镁常见的不良反应有潮红、出汗等症状，偶有恶心、呕吐、心慌等反应，长期用药可能导致便秘，告知患者如出现上述表现且难以耐受，需及时汇报医务人员。定时检查膝跳反射是否减弱或消失，注意呼吸和排尿情况。建议医师在硫酸镁用药过程中需备 10% 葡萄糖酸钙预防中毒反应。

（3）阿奇霉素片可与或不与食物同服，不得与含铝和镁的抗酸剂同服。

3. **生活管理** 提醒患者低脂且易于消化的饮食，自行检测血糖、血压。提醒患者 1 周后门诊复查肝功能和总胆汁酸水平。加强胎儿监护，如病情加重或伴有产科其他并发症，及时来院就诊。如有阴道出血、阴道流液、腹痛随时来院就诊。

第四节 常见超说明书用药分析

一、促胎肺成熟（倍他米松磷酸钠注射液和地塞米松磷酸钠注射液）

应用于早产促胎肺成熟的糖皮质激素是倍他米松和地塞米松，两者效果相当。2016 年的一篇 meta 分析纳入的 3 项随机试验在 ≥37 孕周的计划剖宫产前 48 h 给予产前皮质类固醇（倍他米松或地塞米松），发现与安慰剂或不治疗相比，进行干预可以使下述新生儿呼吸系统并发症发病率降低，如新生儿短暂性呼吸过速、RDS、使用机械通气，以及将吸氧时间、最大吸氧浓度和新生儿重症监护病房住院时间减少。此分析未报道新生儿低血糖情况和后代的远期结局。值得注意的是，这 3 项试验中，有一项试验并未明确地随机选择孕龄上限，另 2 项试验则确定为 38^{+6} 周和 39^{+6} 周。近期 meta 分析表明，如果 7 d 前曾使用过一疗程糖皮质激素未分娩，目前仍有 34 周前早产可能，重复 1 个疗程糖皮质激素能明显改善新生儿结局，可以考虑使用。

二、保护胎儿神经（硫酸镁注射液）

硫酸镁（美国 FDA 的妊娠分级是 D 级）曾作为宫缩抑制剂应用于临床，但随后多个循证医学研究表明硫酸镁抑制宫缩效果不明确，而产前使用硫酸镁可使用早产儿脑瘫严重程度及发生率有所降低，有脑神经保护作用，建议对 32 周前早产再使用其他宫缩抑制剂的同时加用硫酸镁。关于能够起到神经保护作用的最短持续给药时间还不清楚,但应少于 24 h。

三、抑制宫缩(硝苯地平片和吲哚美辛肠溶片)

硝苯地平片系钙离子通道阻滞剂,说明书中未批准其用于抑制宫缩,美国 FDA 的妊娠分级是 C 级,本药可直接阻断钙离子通过细胞膜内流,还可以抑制细胞内钙离子从肌质网释放,并增加钙从细胞流出。其造成的细胞内游离钙减少可抑制钙依赖性肌球蛋白轻链激酶磷酸化,从而造成子宫肌层松弛。有关钙离子通道阻滞剂抑制急性早产临产的大多数试验使用的是硝苯地平。2014 年的一项系统评价-meta 分析纳入了比较钙离子通道阻滞剂与安慰剂(不治疗)对早产临产影响的随机试验,结果发现:使用钙离子通道阻滞剂降低了 48 h 内分娩的风险,但其相对其他类型的抗宫缩剂并未出现有统计学意义的降低。相对安全性、母体耐受性、给药便利性及新生儿不良结局减少方面的研究资料,均支持使用硝苯地平而不是 β 受体激动剂来抑制急性早产临产。现有 β 受体激动剂对比试验使用的是利托君,该药在静脉给药时经常过量,而在口服给药时常剂量不足。由于这些试验的方法学质量不佳,故其临床实用性及 meta 分析的价值受限。硝苯地平是一种外周血管扩张药,可能造成如恶心、潮红、头痛、头晕和心悸等症状。动脉舒张导致总的血管阻力降低,伴有代偿性的心输出量增加(反射性心率增加和每搏输出量增加)。对于没有基础心肌功能障碍的妇女,这些代偿性改变通常能够维持血压;然而,还是有关于严重低血压的病例报道。在动物研究中发现,给予钙离子通道阻滞剂会减少子宫血流及胎儿氧饱和度;然而,这一现象尚未在人类中得以证实,并且对人类胎儿的体循环血流、脐带血流和子宫胎盘血流的多普勒检查结果都是令人放心的。分娩时脐带中和经皮抽取的血样中反映的胎儿酸碱状态,都未有力地证实在使用了这些药物时胎儿会发生缺氧或酸中毒。这些发现都是基于针对舌下含服 10 mg 硝苯地平的研究。针对抑制临产的常用口服剂量对胎儿不良反应的问题,目前还没有研究资料。

吲哚美辛是一种非特异性环氧合酶抑制剂。2015 年的一项系统评价纳入了 2 项比较吲哚美辛和安慰剂治疗早产临产的随机试验,结果发现:在 2 项试验中使用吲哚美辛均可降低在启动治疗后 48 h 内分娩的风险,所有新生儿不良结局并没有明确增加。在对比试验中,与任何 β 受体激动剂相比,吲哚美辛可降低启动治疗后 48 h 内分娩的风险,并且似乎与硝苯地平效果相当。关于对人类使用 COX2 抑制剂治疗早产临产的资料有限，在将选择性 COX2 抑制剂用于临床实践之前，应对其抑制早产临产的安全性和有效性做进一步评估。接受吲哚美辛治疗早产临产的女性中约有 4% 出现了母体不良反应，包括恶心、食管反流、胃炎和呕吐。使用本药对胎儿的主要顾虑为动脉导管收缩和羊水过少。可能对新生儿造成的不良影响也是一个顾虑，但相关资料不一致。使用吲哚美辛是否对远期发育有影响也尚不清楚。由于研究设计方面的显著差异和受试者数量太少，目前尚不能对吲哚美辛抑制宫缩的安全性或潜在危害得出明确结论。

（金　经　姜秋红）

第六章

>>>

妊娠期肝内胆汁淤积症

第一节　疾病基础知识

一、概述

ICP 是妊娠期特有的并发症,发病具有区域性、复发性及家族聚集倾向。我国长江流域的川渝地区以及长江三角洲是 ICP 的高发地区,发病率为 4%～10%。ICP 孕妇有家族史,其复发率为 45%～70%。目前公认 ICP 往往对母体无严重危害,但明显增加早产、胎儿宫内窘迫以及围产儿死亡的概率。

二、临床表现

ICP 患者以皮肤瘙痒为主要症状,以手掌、脚掌及四肢为主,程度轻重不等,无皮疹,少数孕妇可出现轻度黄疸。少数孕妇可有恶心、呕吐、食欲不振、腹痛、腹泻、轻微脂肪痢等非特异症状。极少数孕妇出现体质量下降及维生素 K 相关凝血因子缺乏,而后者可能增加产后出血的风险。

三、主要治疗方法

ICP 治疗目标是缓解瘙痒症状,改善肝功能,降低血胆汁酸水平,延长孕周,改善妊娠结局。

1. **监测指标与控制目标**

（1）监测指标:无论选用何种治疗方案,治疗前必须检查胆汁酸指标系列、肝功能、胆红素及凝血功能,治疗中及治疗后需及时监测治疗效果、观察药物不良反应,及时调整用药。孕妇生化指标主要筛查项目是总胆汁酸和肝功能,监测频率不论病情程度,每 1～2 周复查 1 次直至分娩,对程度特别严重者可适度缩短检测间隔,重症患者可 3 d 复查生化指标;胎儿的宫内状况监测,对于 ICP 孕妇的胎儿缺乏特异性监测指标,但仍建议通过胎动、胎儿电子监护及超声密切监测胎儿宫内情况。

（2）控制目标:

1）缓解瘙痒症状,降低血胆汁酸水平,改善肝功能。根据症状是否缓解及实验室检查结果综合评估治疗是否有效,如治疗有效,则继续服药治疗直至总胆汁酸水平接近正常。若病情无好转,需调整治疗方案,若病情加重或伴有产科其他并发症,则需住院治疗。

2）延长孕周,改善妊娠结局。ICP 孕妇会发生无任何临床先兆的胎儿死亡,选择最佳的分娩时机和方式、获得良好的围产结局是对 ICP 孕期管理的最终目的。

3）产后管理。产后 10 d 复查生化指标,建议避免使用含雌激素的避孕药物;ICP 患者和新生儿应定期体检,及时发现可能存在的远期后遗症。

2. 治疗方法

（1）健康教育:通过教育提高患者对 ICP 的警觉性,更好的早期诊断及治疗,维持病情稳定。主要内容包括了解自身疾病严重性和所面临的风险;建立通过适当治疗和严密监测大多可以控制病情取得良好围产结局的信心;学会自我检测病情如自数胎动等。

（2）药物治疗:基本原则是尽可能遵循安全、有效、经济和简便原则。至今尚无一种药物能治愈 ICP,故临床以合理延长孕周为目的。熊去氧胆酸（ursodeoxycholic acid, UDCA）推荐作为 ICP 治疗的一线药物。熊去氧胆酸可能通过保护肝细胞、减轻孕妇胆汁淤积、修复母胎胆酸转运系统等起效。也有研究认为熊去氧胆酸可能通过直接刺激受损肝细胞分泌及促进孕激素硫化代谢产物排泄改善瘙痒症状。虽然熊去氧胆酸作用机制未明,确切疗效缺乏大样本随机对照实验,但与其他药物对照治疗时具有明显优势。Cochrane 综述相关系统评价认为熊去氧胆酸在治疗 ICP 中的疗效仍不确切,属于 A 级证据。建议将 S-腺苷蛋氨酸（S-adenosylmethionine, SAMe）作为 ICP 临床二线用药或联合治疗。有研究显示 SAMe 在改善 ICP 瘙痒症状及生化指标、延长孕周、降低早产率等方面有效,但其确切的疗效和安全性尚不能肯定,仍需要大样本、高质量的随机对照试验加以证实。尚未发现 SAMe 有对胎儿的不良反应和对新生儿远期的不良影响。对于重度、进展性、难治性 ICP 患者可考虑熊去氧胆酸和 SAMe 联合治疗。

（3）辅助治疗，重视其他不良产科因素：支持产前使用维生素 K 减少出血风险，肝酶水平升高者可加用护肝药物，使用抗组胺药物、苯二氮䓬类药物改善瘙痒症状等。

（4）产科处理：终止妊娠的时机及方法需综合考虑孕周、病情严重程度及治疗后的变化趋势来评估，遵循个体化评估的原则而实施。

第二节 主要治疗药物

一、常用药物治疗方案

见表 6 - 1。

表 6 - 1 ICP 常用治疗方案

分类	方案	使用药物	给药途径	用量	用药时机
降胆酸药物	一线药物	熊去氧胆酸	po	建议按照 15 mg/(kg · d)的剂量分 3～4次口服；国内常用 250 mg/片，250～500 mg，bid 或 tid；常规剂量疗效不佳，而又未出现明显不良反应时，可加大剂量为 1.5～2.0 g/d	—
	二线药物	SAMe	po/ivgtt	500 mg，po，bid；ivgtt1 g，qd，ivgtt，疗程 12～14 d；对胆汁酸和甘胆酸水平较高的患者，推荐使用 2 g/d 治疗，而使用 1 g/d 的患者若效果不明显，可先适当延长用药时间再考虑加大剂量	口服片剂建议在两餐之间服用
	联合用药	熊去氧胆酸+SAMe	根据所选药物决定	熊去氧胆酸 250 mg，po，tid，联合 SAMe 500 mg，ivgtt，bid	根据具体方案给药

注"—"表示无数据

二、主要治疗药物汇总

见表 6 - 2。

表6-2 ICP主要治疗药物汇总

名称	起效时间	作用达峰时间	作用持续时间	半衰期	禁忌证	注意事项
熊去氧胆酸	—	口服后1 h和3 h分别出现两个血药浓度峰值	UDCA的治疗作用不取决于血药浓度而与胆汁中的药物浓度有关	3.5~5.8 d	(1)对本药或胆汁酸过敏者;(2)严重肝功能减退者;(3)急性胆囊炎和胆管炎患者;(4)胆道完全阻塞者;(5)胆囊不能在X线下被看到,胆结石钙化,胆囊不能正常收缩以及经常性的胆绞痛的患者;(6)须进行胆囊切除术者	(1)治疗时稀便或腹泻常见;(2)不应与考来烯胺(消胆胺)、考来替泊(降胆宁)、蒙脱石(氧化铝)等以及含有氢氧化铝等抗酸药同时服用。如果必须服用上述药品,在服用该药前2 h或在服药后2 h服用熊去氧胆酸胶囊;(3)熊去氧胆酸可能会诱导药物代谢细胞酶色素P450 3A4。因此和经过此酶类代谢的药物同时服用应注意,必要时调整给药剂量
SAMe	—	肌内注射达峰时间为45 min	—	2~6 h	对本品过敏者	(1)整片吞服,不得嚼碎;(2)抑郁症患者使用本品出现自杀意识、观念或行为虽极为罕见,但应加强对患者的严密观察和监护;(3)偶可引起昼夜节律紊乱,睡前服用催眠药可减轻此症状。保持片剂活性成分稳定的酸性环境使有些患者服用本品后会出现胃灼热、上腹痛和腹部坠胀。症状均表现轻微,不需中断治疗;(4)粉针剂须在临用前用所附溶剂溶解,溶解后保存时间不应超过6 h

注:"—"表示无数据

第三节　典型病例

病例一　重度妊娠期肝内胆汁淤积症合并凝血功能异常的药物治疗

一、病例资料

1. **现病史**　孕妇,女,37 岁,因"孕 27^{+2} 周,瘙痒 2 d"入院。平素月经规则,初潮 14 岁,6～7/30 d,量中,无痛经。LMP:2018 - 04 - 01。因输卵管因素于 2018 - 04 - 22 行 IVF - ET,移植 2 枚冻胚,存活 1 枚。EDC:2019 - 01 - 04。移植后 7 d 查尿 hCG 阳性,孕 10^{+5} 周超声提示宫内早孕,单孕囊双胚芽。孕 13 周建卡规律产检,孕 4 月余感胎动至今。孕 24 周 OGTT:4.8 - 9.5 - 8.5 mmol/L,诊断为 GDM,饮食活动控制血糖可。孕期否认头痛、眼花,否认下肢水肿、血压升高等。孕 22 周自觉腹部及前胸皮肤瘙痒,查总胆汁酸 14 μmol/L,ALT 93 U/L,AST 48 U/L,考虑 ICP 可能,给予熊去氧胆酸 0.25 g,每日 3 次;多烯磷脂酰胆碱胶囊 228 mg,每日 1 次。1 周后复查肝功能,转氨酶降至正常,胆汁酸正常,患者自行停药。后定期产检,2 d 前患者再次出现皮肤瘙痒,分布全身,尤以手心、脚心为甚,总胆汁酸 16 μmol/L,门诊以"G3P0,孕 27^{+2} 周,ICP"收治入院。

2. **既往史**　无特殊。

3. **婚育史**　27 岁结婚,0 - 0 - 2 - 0,人工流产 1 次,2015 - 08 曾因胎儿有唐氏综合征于孕 27 周引产 1 次。

4. **体格检查**　正常。

5. **产科检查**　FHR F1:145 次/分;F2:150 次/分。有胎动,无宫缩。子宫张力如常,无子宫压痛,胎膜未破。

6. **实验室及辅助检查**

(1) 肝功能:总胆汁酸 16 μmol/L(↑);ALT:93 U/L(↑);AST:48 U/L(↑);总胆红素(TBil)7.0 μmol/L;直接胆红素(DBil)4.4 μmol/L。

(2) 产科超声:2018 - 10 - 09 F1 胎儿 MCA - PSV 0.8 MoM, F2 胎儿 MCA - PSV 1.37～1.65 MoM。

7. **入院诊断**　①孕 27^{+2} 周,G3P0,头/头位,未临产;②ICP;③单绒毛膜双羊膜囊单卵双胎;④GDM;⑤IVF - ET 术后。

8. **出院诊断**　①孕 34^{+1} 周,G3P1,头/头位,剖宫产;②ICP;③单绒毛膜双羊膜囊单卵双胎;④GDM;⑤IVF－ET 术后。

二、药物治疗经过

患者入院后予完善相关检查,因胆汁酸、肝酶升高,D1 起予多烯磷脂酰胆碱、复方甘草酸苷注射液保肝治疗,熊去氧胆酸降胆汁酸;D3 起加用丁二磺酸腺苷蛋氨酸降胆汁酸治疗;D7 因子宫颈长度有缩短趋势(6 mm,18 d 前超声子宫颈有效长度 24 mm),考虑晚期先兆流产,予以地塞米松磷酸钠注射液促胎肺成熟治疗,孕激素黄体酮软胶囊阴道给药预防早产;D13 因 D-二聚体 5.61 mg/L,予那曲肝素钙注射液进行预防血栓抗凝治疗。D16 因 ALT 为 99 U/L(↑),AST 为 51 U/L(↑),总胆汁酸 59 μmol/L(↑),考虑肝损伤,ICP 等表现,暂停孕激素的使用。D22 起在熊去氧胆酸基础上,改用注射用丁二磺酸腺苷蛋氨酸并增加剂量。在多烯磷脂酰胆碱胶囊、复方甘草酸苷注射液的基础上,加用还原型谷胱甘肽进行保肝治疗。D28 起每周 2 次维生素 K$_1$ 预防母体肝功能异常引起的凝血功能障碍。每日胎心监护,每周 2 次胎儿医学超声评估。多糖铁复合物胶囊纠正贫血。予以地塞米松第 2 个疗程促胎肺成熟。D49 孕 34^{+1} 周,行子宫下段横切口剖宫产术,娩出两活女婴;D50 术后第 1 日,因 T 38.6℃、白细胞计数 11.62×10^9/L(↑)、C 反应蛋白(CRP)＞160 mg/L (↑)、降钙素原(PCT)0.17 ng/ml、D-二聚体 6.99 mg/L(↑),予头孢曲松钠联合奥硝唑抗感染治疗,那曲肝素钙注射液预防血栓。D53 产妇一般情况良好,予以出院(表 6-3)。

表 6-3　患者降胆酸药物使用及胆汁酸、肝功能监测记录

日期	治疗方案	总胆汁酸/(μmol/L)	ALT/AST/(U/L)
D1	多烯磷脂酰胆碱胶囊 456 mg, po, tid; 复方甘草酸苷注射液 80 mg, ivgtt, qd; 熊去氧胆酸 0.25 g, po, tid	16(↑)	93(↑)/48(↑)
D3	多烯磷脂酰胆碱胶囊 456 mg, po, tid; 复方甘草酸苷注射液 80 mg, ivgtt, qd; 熊去氧胆酸 0.25 g, po, id; 丁二磺酸腺苷蛋氨酸肠溶片 0.5 g, po, tid	55(↑)	79(↑)/42(↑)
D13	同前	31(↑)	120(↑)/61(↑)

续　表

日期	治疗方案	总胆汁酸/(μmol/L)	ALT/AST/(U/L)
D16	同前	59(↑)	99(↑)/51(↑)
D22	多烯磷脂酰胆碱胶囊 456 mg, po, tid; 复方甘草酸苷注射液 80 mg, ivgtt, qd; 熊去氧胆酸 0.25 g, po, tid; 注射用丁二磺酸腺苷蛋氨酸 1.5 g, ivgtt, qd; 注射用还原型谷胱甘肽 1.8 g, ivgtt, qd	40(↑)	115(↑)/28
D28	同前	40(↑)	46(↑)/28
D34	同前	21(↑)	34/27
D41	同前	18(↑)	18/19

三、治疗药物汇总

见表 6-4。

表 6-4　重度妊娠期 ICP 合并凝血功能异常治疗药物汇总

用药目的	药品名称	用法用量
降胆酸	熊去氧胆酸胶囊	0.25 g, po, tid
	丁二磺酸腺苷蛋氨酸肠溶片	0.5 g, po, tid
	注射用丁二磺酸腺苷蛋氨酸	1.5 g 加入 25 g/250 ml 果糖注射液 ivgtt, qd
保护肝脏功能	复方甘草酸苷注射液	80 mg 加入 25 g/250 ml 果糖注射液 ivgtt, qd
	多烯磷脂酰胆碱胶囊	456 mg, po, tid
	注射用还原性谷胱甘肽	1.8 g 加入 250 ml 5% 葡萄糖溶液 ivgtt, qd
促胎肺成熟	地塞米松磷酸钠注射液	6 mg, im, q12 h
保胎	黄体酮软胶囊	0.1 g 阴道给药, qd
抗凝	那屈肝素钙注射液	4 100 IU, ih, qd
纠正贫血	多糖铁复合物胶囊	150 mg, po, qd
防止出血	维生素 K_1 注射液	10 mg, im, biw
抗感染	注射用头孢曲松钠	2 g 加入 250 ml NS, ivgtt, qd
	奥硝唑氯化钠注射液	100 ml, ivgtt, bid

注:biw 表示每周 2 次

四、病例分析

1. 妊娠期胆汁淤积症的降胆酸治疗

（1）用药指征：患者孕 27^{+2} 周，出现皮肤瘙痒症状 2 d，生化显示总胆汁酸 14 μmol/L，入院后复查总胆汁酸为 55 μmol/L，诊断为 ICP。肝胆超声未见异常、肝炎标志物正常，排除肝炎、皮肤疾病，符合《妊娠期肝内胆汁淤积症诊疗指南（2015 版）》的诊断要点，有降胆酸治疗的指征。

（2）药物选择：ICP 降胆酸基本药物有熊去氧胆酸、SAMe，对于重度、进展性、难治性 ICP 患者可考虑两者联合治疗。妊娠前 3 个月应避免使用熊去氧胆酸，但该患者妊娠周期 27^{+2} 周，处于妊娠中期，可选择使用熊去氧胆酸改善肝内胆汁淤积。该患者为重度 ICP，故选用熊去氧胆酸、丁二磺酸腺苷蛋氨酸联合用药，并在治疗过程中监测胆汁酸水平、母胎状况和药物不良反应。

（3）剂量：熊去氧胆酸国内常用 250～500 mg，每日 2～3 次。SAMe 的常用剂量一般为每日 1～2 g 静脉滴注，疗程 12～14 d，或 500 mg 每日 2 次口服。对于胆汁酸和甘胆酸水平较高的患者，推荐使用 2 g/d。此患者入院时给予口服熊去氧胆酸 0.25 g，每日 3 次，联合口服 SAMe 0.5 g，每日 3 次，总胆汁酸水平下降不明显。后停用了可能加重 ICP 症状的孕激素，并将 SAMe 改为静脉用药，瘙痒症状和胆汁酸水平都有改善。

2. 保肝治疗　保肝治疗是 ICP 综合治疗的一部分，并不能取代降胆酸治疗。对于血清转氨酶升高而其他指标未见明显异常者，可密切监护病情进展，同时适当使用护肝药物；对于肝脏生化指标显著升高者，在降胆酸治疗基础上，可适当选用护肝药物。不宜同时应用多种抗炎护肝药物，以免加重肝脏负担。妊娠合并肝脏疾病常用的护肝药物有维生素及辅酶类如维生素 C、必需磷酯类如多烯磷脂酰胆碱、解毒保肝类如还原性谷胱甘肽、抗炎保肝类如复方甘草酸苷、利胆保肝类如腺苷蛋氨酸和熊去氧胆酸等。甘草制剂如甘草酸二铵及甘草甜素等制剂肝酶水平升高者可加用护肝药物，活性成分比较明确，具有不同程度抗炎、调节免疫、保护肝细胞作用；维生素 C、葡萄糖、能量合剂如肌苷等，可起到保肝和提高胎儿对缺氧耐受性。《多烯磷脂酰胆碱在肝病临床应用的专家共识》推荐在常规药物治疗 ICP 基础上，可加用多烯磷脂酰胆碱，以进一步改善患者生化指标，多烯磷脂酰胆碱可用于治疗妊娠期合并肝酶异常。故为该患者使用复方甘草酸苷注射液和多烯磷脂酰胆碱胶囊改善肝脏生化指标。复方甘草酸苷是以甘草酸苷为主要成分,辅以甘氨酸、L-半胱氨酸制成的强力肝细胞膜保护药。复方甘草酸苷通过阻断花生四烯酸在起始阶段的代谢水平,保护肝细胞膜。该药可通过抑制磷脂酶 A2 的活性以及抑制补体经典途径的激活而具有抗炎作用。已有研究初步证实了复方甘草酸苷在妊娠期安全性,可以作为治疗妊娠合并肝脏疾病较为理想的药物。该患者肝酶水平升高,ALT 为 93 U/L(↑),AST 为 48 U/L(↑),使用了复方甘草酸苷联合多烯磷脂酰胆碱胶囊,但生化指标未见明显改善,ALT 为 115 U/L(↑),加用还原性谷胱甘肽改善肝脏生化指标。但临床需注意,虽然还原性谷胱甘肽动物实验未见生殖毒性反应,但其对孕妇影响尚不明确。

3. **预防早产的治疗** 孕激素预防早产的指征主要是有早产高危风险及有早产先兆的孕妇,包括既往有早产史、子宫颈缩短、早期胎膜破裂、多胎妊娠等孕妇。该患者孕 27^{+2} 周,子宫颈长度(6 mm)有缩短趋势,且为双胎妊娠,符合适用孕激素预防早产的指征。孕激素预防早产,一般从妊娠 16~24 周开始,直至妊娠 34~36 周结束。黄体酮阴道微粒化胶囊每日 100~200 mg 阴道给药(妊娠 24~34 周)。该孕妇使用黄体酮软胶囊每日 0.1 g 阴道给药。ACOG《实践简报 No. 171:早产的管理——临时更新》建议孕 24~34 周的孕妇单疗程使用糖皮质激素,单疗程的糖皮质激素的重复使用适用于前次糖皮质激素使用间隔时间>7 d,每 12 小时地塞米松肌内注射 6 mg,共 4 次。短期使用地塞米松可帮助有早产风险的 ICP 孕妇促胎肺成熟,减少早产儿呼吸窘迫综合征的发生。

4. **预防出血** 维生素 K 的使用一方面纠正凝血功能异常,降低产后出血发生率,同时可提高新生儿体内维生素 K 水平,减少新生儿出血风险。而且,一旦出现脂肪泻或凝血酶原时间延长,使用维生素 K 的指征更加强烈。该患者凝血酶时间 23.7 s(↑),有使用维生素 K 的指征。

五、药学监护要点

1. **病情监护** 注意患者胎动、宫缩、阴道流血及流液、腹痛等情况,监测患者总胆汁酸、肝酶、血糖、酮体,注意有无药物不良反应发生。

2. **用药指导**

(1) 丁二磺酸腺苷蛋氨酸:

1) 关于注射液的配制:本药粉针剂须在临用前用所附溶剂溶解,溶解后保存时间不应超过 6 h;注射用丁二磺酸腺苷蛋氨酸的说明书中仅有肌内注射和静脉注射的配制方法,即使用丁二磺酸腺苷蛋氨酸包装中附有专用溶剂溶解,配伍禁忌不应与碱性溶液或含钙溶液混合。目前临床大多以 pH 偏酸性的 5%GS 作为丁二磺酸腺苷蛋氨酸的溶剂,但缺乏稳定性和溶剂筛选等相关药学资料。长期使用丁二磺酸腺苷蛋氨酸对血管可能存在长期累积刺激而引发静脉炎,建议临床更换注射部位,采取保护血管的措施。

2)口服肠溶片剂必须整片吞服,不得嚼碎;为使药物更好地吸收和发挥疗效,建议在两餐之间服用。

3)有静脉滴注引起过敏反应的个案报道,表现为胸闷、憋气、呼吸困难、口唇紫绀、双肺哮鸣音;如果患者出现上述表现,需及时汇报医师或护士。

4)可能出现头痛、昼夜节律紊乱、胃灼热、上腹痛等药品不良反应,一般无需中断治疗,如果难以忍受,需及时汇报医师或护士。

(2)熊去氧胆酸:

1)提醒患者不宜与含铝制酸药如考来烯胺、考来替泊等合用,如果必须合用,应在服用含铝制酸剂药物 2 h 以后服用本药。

2)药品主要不良反应为腹泻、咳嗽、心慌、关节痛、荨麻疹等,如出现上述表现且难以难受,需及时汇报医师或护士。

(3)复方甘草酸苷注射液:可能出现过敏,甚至过敏性休克。如果患者出现血压下降、意识不清、呼吸困难等表现,需及时停药,并给出相应的适当处置;监测血钾水平。

(4)还原性谷胱甘肽:可能出现注射部位的轻度疼痛,偶见过敏。用药期间出现皮疹、面色苍白、血压下降、脉搏异常、口腔不良反应如黏膜白斑、眼部刺激感、一过性视物模糊等症状,应立即停药。

(5)多烯磷脂酰胆碱胶囊:每日服用量不能超过 6 粒(1 368 mg);需随餐服用,以足够量液体整粒吞服,不要咀嚼;如果出现不良反应胃部不适、软便和腹泻,应及时汇报医师或护士。

(6)地塞米松:使用地塞米松期间,应加强血糖及患者生命体征监测,防治高血糖或 DKA 的发生。

(7)多糖铁复合物胶囊:宜在用餐后或用餐时服用,以减轻胃部刺激;不应与茶、咖啡同时服用,以免影响铁的吸收;与维生素 C 同服,有利于吸收。

(8)那曲肝素钙注射液:皮下注射,不能肌内注射;与非甾体抗炎药、皮质类固醇激素同时使用,需要注意出血风险,加强凝血功能的监测。

(9) 黄体酮软胶囊:在任何情况下,无论是口服还是阴道给药,每次的剂量均不得超过 200 mg;本药含花生油和大豆软磷脂,有过敏反应的危险(皮疹,延及全身的过敏反应),若有上述症状,请及时报告给医师、护士或药师;妊娠第 4~9 个月时服用本品会导致肝脏的不良反应。

3. **产后管理** 产后 10 d 以后复查肝功能。若分娩后仍有症状或肝功能生化指标异常持续 3 个月以上,建议咨询肝病专家;因口服雌激素可能引起瘙痒症状和增加 ICP 复发风险,建议避免使用含雌激素的避孕药物。

病例二 **妊娠期肝内胆汁淤积症合并先兆早产的药物治疗**

一、病例资料

1. **现病史** 孕妇,女,33 岁,因“停经 33 周,四肢及躯干瘙痒 1 周”于 2018 - 03 - 07 入院。LMP:2017 - 07 - 11。2017 - 08 - 20 尿早孕试纸检测(＋),社区医院超声提示早孕、双胎。胎儿医学部建卡,大排畸示未见明显异常,定期随访超声,胎儿生长趋势良好。患者自觉近 1 周四肢及躯干瘙痒,面部及颈部无瘙痒,无乏力、食欲不振、厌油、恶心、呕吐、发热等症状,饮食尚佳,睡眠稍差。入院前外院实验室检查:总胆汁酸 71 μmol/L, ALT 385.9 U/L, AST 367.1 U/L。门诊拟“G2P1,孕 33 周,双胎,ICP 可能,妊娠期肝损”收治入院。

2. **既往史** 无特殊。

3. **婚育史** 已婚,1 - 0 - 0 - 1,2013 年剖宫产一女婴,配偶体健。

4. **体格检查** 正常。

5. **产科检查** 子宫张力如常,10 min 未及宫缩,阴道检查未见活动性出血,FHR 为 140/152 次/分,胎动正常。

6. **实验室及辅助检查** 入院前外院实验室检查:总胆汁酸 71 μmol/L (↑), ALT 385.9 U/L(↑), AST 367.1 U/L(↑),总胆红素 14.2 μmol/L,DBil 8.5 μmol/L(↑),γ-谷氨酰转肽酶(GGT)16 U/L,ALP 312 U/L(↑)。

7. **入院诊断** ①G2P1,孕 33 周,头/头位,未临产;②单绒毛膜双羊膜囊单卵双胎;③ICP;④妊娠期肝损;⑤瘢痕子宫(上胎剖宫产史)。

8. **出院诊断** ①G2P3,孕 33^{+4} 周,头/头位,剖宫产;②单绒毛膜双羊膜囊单卵双胎;③ICP;④胎膜早破;⑤早产;⑥妊娠期肝损;⑦瘢痕子宫(上胎剖宫产)。

二、药物治疗经过

见表 6 - 5。

患者入院后予完善相关检查,因 ICP 伴肝损,D1 予熊去氧胆酸片和注射用丁二磺酸腺苷蛋氨酸降胆酸、多烯磷脂酰胆碱注射液保肝。考虑适时终止妊娠,给予地塞米松促胎肺成熟。D3 患者主诉四肢及躯干瘙痒,出现腹泻症状,给予蒙脱石散剂止泻。D4 患者使用多烯磷脂酰胆碱注射液保肝治疗 3 d 后,肝功能未见明显改善,予停药,改为复方甘草酸苷注射液继续保肝治疗。于20:15 胎膜自破,行子宫下段横切口剖宫产术。D5 术后第 1 日,患者胆汁酸水平基本正常,停降胆酸药物,继续复方甘草酸苷注射液保肝治疗。D8 患者术后一般情况好,伤口愈合佳,予出院。但肝功能指标仍未完全正常,故为其开具多烯磷脂酰胆碱胶囊,嘱其出院后继续服用,并坚持门诊随访,每周监测肝功能恢复情况。

表 6 - 5　患者降胆酸药物使用及胆汁酸、肝功能监测记录

日期	治疗方案	总胆汁酸/(μmol/L)	ALT/AST/(U/L)
D1	注射用丁二磺酸腺苷蛋氨酸 1 500 mg, ivgtt, qd; 多烯磷脂酰胆碱注射液 697.5 mg, ivgtt, qd; 熊去氧胆酸 0.25 g, po, tid; 地塞米松磷酸钠注射液 6 mg, im, q12 h	69(↑)	406(↑)/341(↑)
D3	注射用丁二磺酸腺苷蛋氨酸 1 500 mg, ivgtt, qd; 多烯磷脂酰胆碱注射液 697.5 mg, ivgtt, qd; 熊去氧胆酸 0.25 g, po, tid; 蒙脱石散剂 3 g, po, tid	47(↑)	437(↑)/391(↑)
D4	注射用丁二磺酸腺苷蛋氨酸 1 500 mg, ivgtt, qd; 复方甘草酸苷注射液 160 mg, ivgtt, qd; 熊去氧胆酸 0.25 g, po, tid	13(↑)	262(↑)/210(↑)
D5	复方甘草酸苷注射液 160 mg, ivgtt, qd	10	214(↑)/131(↑)
D7	复方甘草酸苷注射液 160 mg, ivgtt, qd	2	104(↑)/41(↑)
D8	停药出院,出院带药:多烯磷脂酰胆碱胶囊	—	—

注:"—"表示无数据

三、治疗药物汇总

见表 6-6。

表 6-6　妊娠期 ICP 合并先兆早产治疗药物汇总

用药目的	药品名称	用法用量
降胆酸	熊去氧胆酸片	250 mg, po, tid
	注射用丁二磺酸腺苷蛋氨酸	1 500 mg + 5%GS 500 ml, ivgtt, qd
保肝	多烯磷脂酰胆碱注射液	697.5 mg + 5%GS 250 ml, ivgtt, qd
	复方甘草酸苷注射液	160 mg + 5%GS 500 ml, ivgtt, qd
促进胎肺成熟	地塞米松磷酸钠注射液	6 mg, im, q12 h,共 4 次
止泻	蒙脱石散剂	3 g, po, tid
出院带药	多烯磷脂酰胆碱胶囊	228 mg, po, tid

四、病例分析

1. 降胆酸治疗

（1）用药指征：《妊娠期肝内胆汁淤积症诊疗指南（2015 版）》中建议对于重度、进展性、难治性 ICP 患者可考虑熊去氧胆酸和腺苷蛋氨酸联合治疗。根据指南中的诊断分级，该患者血清总胆汁酸：71 μmol/L≥40 μmol/L，瘙痒严重，且为双胎妊娠，属于重度 ICP，具有用药指征。

（2）药物选择：患者入院后医师即为其开具熊去氧胆酸片联用注射用丁二磺酸腺苷蛋氨酸进行降胆酸治疗。熊去氧胆酸为双羟基胆汁酸，能够通过增加胆汁酸的分泌，改变胆汁酸成分，抑制肝脏胆固醇合成等产生利胆作用。虽然对于熊去氧胆酸治疗 ICP 的研究仍然缺乏大样本随机对照试验，但一项综合了 9 篇随机对照试验的 meta 分析结果表明，与安慰剂组及其他降胆酸药物组（包括腺苷蛋氨酸、地塞米松、考来烯胺）相比，熊去氧胆酸治疗组在缓解瘙痒、改善肝功能、降低血清学指标、减少早产和胎儿窘迫等方面具有优势，为目前治疗 ICP 的一线药物。腺苷蛋氨酸是肝脏代谢中间产物，可通过使质膜磷脂甲基化而调节肝脏细胞膜的流动性，通过转硫基反应促进解毒过程中硫化产物的合成，增强肝脏解毒能力。对其用于 ICP 的确切疗效和有效性尚无良好的循证医学证据,目前作为临床的二线用药或联合用药使用。对于注射用丁二磺酸腺苷蛋氨酸的剂量,《妊娠期肝内胆汁淤积症诊疗指南(2015 版)》中推荐剂量为 1.0 g/d,考虑到该患者总胆汁酸及肝功能指标均较高,症状较重,临床医师为患者使用 1.5 g/d 的剂量。临床药师查阅相关文献,已有大量研究比较了不同剂量腺苷蛋氨酸对 ICP 患者的疗效和安全性,结果表明,高剂量的腺苷蛋氨酸治疗效果显著优于低剂量,且将用量控制在 2.0 g/d 以内是较为安全的用量,未见明显不良反应。故建议在治疗中及治疗后及时监测治疗效果、不良反应,及时调整用药。联合降胆酸治疗 4 d 后,患者总胆汁酸水平明显下降。

2. 保肝治疗

(1)用药指征:《妊娠期肝内胆汁淤积症诊疗指南(2015 版)》中推荐对于 ICP 伴肝酶水平升高者可加用护肝药物。该患者 ALT 385.9 U/L(↑),AST 367.1 U/L(↑),具有保肝治疗指征。

(2)药物选择:该患者入院后临床医师给予多烯磷脂酰胆碱注射液进行保肝治疗,多烯磷脂酰胆碱主要成分为 1,2-二亚油酰磷脂酰胆碱,属于肝细胞膜修复保护剂,可与肝细胞膜和细胞器膜相结合,增加膜的完整性和稳定性,从而使受损的肝功能和酶活性恢复正常。将其用于 ICP 治疗的研究报道较多,虽一部分研究证实可以取得一定疗效,但也有部分病例报道表明其对妊娠晚期患者治疗效果较差。该患者使用多烯磷脂酰胆碱注射液治疗 3 d 后,肝功能未见明显改善。此外,根据 2017 年发布的《多烯磷脂酰胆碱在肝病临床应用的专家共识》,多烯磷脂酰胆碱注射液因溶剂中含有苯甲醇,不建议用于妊娠期女性。故从疗效和禁忌证的角度考虑,建议医师停用多烯磷脂酰胆碱,临床医师接受建议,停用多烯磷脂酰胆碱注射液,选用妊娠期可用的保肝药物复方甘草酸苷注射液。

3. 先兆早产治疗　患者孕 33^{+4} 周时,给予地塞米松促进胎肺成熟。《早产的临床诊断与治疗指南(2014)》中推荐,妊娠 28~34^{+6} 周的先兆早产应当给予 1 个疗程的糖皮质激素促胎肺成熟。该患者治疗指征明确、用法用量均符合国内外指南与临床诊疗常规推荐。

4. 腹泻治疗　入院后第 3 日,患者出现腹泻,使用蒙脱石散剂对症治疗腹泻的同时,积极寻找可能导致腹泻的原因。

五、药学监护要点

1. **病情监护**　注意患者宫缩、阴道流血及流液、腹痛等情况,监测患者总胆汁酸、DBil、ALP、ALT、AST 及凝血指标 D-二聚体。

2. **不良反应监护**

(1) 有报道指出注射用丁二磺酸腺苷蛋氨酸刺激性较强,可引起化学炎症反应进而导致局部浅表性静脉炎。在长期使用注射用丁二磺酸腺苷蛋氨酸时考虑更换注射部位,同时严格按照说明书用法,先用专用溶媒溶解后再稀释,且应缓慢输注,避免不良反应的发生。

(2) 入院后第 3 日,患者出现腹泻,不能排除药物引起的不良反应,因使用熊去氧胆酸治疗时稀便或腹泻的报告常见(>1%),但通常可在继续治疗后消失。建议临床医师,若腹泻一直不缓解,可考虑减少剂量或停用熊去氧胆酸观察患者情况。

(3) 复方甘草酸苷注射液可引起水钠潴留、低钾血症等,需注意监测患者的电解质水平,尤其是血钾水平。

3. **用药指导**　详见本章病例一。

4. **生活管理**　①饮食清淡营养,不宜刺激,多吃蔬菜、水果,保持大便通畅;②定期随访复查肝功能和血常规。

（朱　瑜　薛继杨）

第七章

妊 娠 剧 吐

第一节　疾病基础知识

一、概述

妊娠剧吐是指妊娠早期孕妇出现严重持续的恶心、呕吐为主要症状,可伴有孕妇脱水、电解质紊乱、酮症和酸中毒。

二、临床表现

大多数妊娠剧吐发生于妊娠 10 周以前。典型表现为妊娠 6 周左右出现恶心、呕吐并随妊娠进展逐渐加重,至妊娠 8 周左右发展为持续性呕吐,不能进食,导致孕妇脱水、电解质紊乱甚至酸中毒。极为严重者出现嗜睡、意识模糊、谵妄甚至昏迷、死亡。孕妇体重下降,下降幅度甚至超过发病前的 5%,出现明显消瘦、极度疲乏、口唇干燥、眼球凹陷及尿量减少等症状。孕妇肝、肾功能受损,出现黄疸、血胆红素和转氨酶升高、尿素氮和肌酐增高、尿蛋白和管型。严重者可因维生素 B_1 缺乏引发 Wernicke 脑病。

三、治疗方法

1. **非药物治疗**　通过改变生活及饮食方式、心理疏导、生姜等来改善妊娠期恶心、呕吐症状。穴位按压对缓解妊娠期恶性呕吐尚有争议。

2. **药物治疗**　在一般处理及心理支持后,恶心、呕吐症状无改善情况下,应加用止吐药物治疗。有脱水体征者,需静脉补液,纠正脱水及电解质紊乱。

3. **并发症治疗**　包括甲亢状态、Wernicke 脑病的治疗。

第二节 主要治疗药物

一、常用药物治疗方案

见表 7 - 1。

表 7 - 1 妊娠剧吐止吐治疗药物

药物类别	药物	用法用量	不良反应	注意事项	备注
维生素类	维生素 B₆	po:10～25 mg, bid; ih/im/iv:50～100 mg, qd	在肾功能正常时几乎不产生不良反应。长期过量用药可能引起神经损害	孕妇接受大量维生素 B₆ 可致新生儿产生维生素 B₆ 依赖综合征和致畸胎。用药 3 周后应停药	作为一线治疗药物，整个孕期安全使用
多巴胺受体拮抗剂	甲氧氯普胺	po:5～10 mg, bid; im/iv: 每次 10～20 mg, 最大日剂量为 0.5 mg/kg	镇静、抗胆碱能作用，迟发性运动功能障碍	连续用药超过 12 周可能增加迟发性运动障碍风险	妊娠早期应用未增加胎儿畸形、自然流产的发生风险
5-羟色胺受体拮抗剂	昂丹司琼	po:4 mg, bid; iv:8 mg, q12 h, 静脉推注时间>15 min	头痛、困倦、疲劳和便秘	静脉注射剂量不得>16 mg; 妊娠 10 周前使用，需权衡利弊	有研究表明胎儿心脏缺陷的风险有所增加，总致畸率未增加。对孕妇有潜在的严重心律失常风险
吩噻嗪类抗组胺药	异丙嗪	po、直肠内给药 或 im: 12.5～25 mg, 每 4～6 小时 1 次	锥体外系反应	口服、也可直肠内给药，或肌内注射效果更佳; 静脉应用可能会造成严重软组织损伤	对胚胎可能有轻微的影响，但证据不充分
糖皮质激素	甲泼尼龙	po/iv:16 mg, q8h	本药较大剂量易引起糖尿病、消化道溃疡和类库欣综合征症状，对下丘脑-垂体-肾上腺轴抑制作用较强。并发感染为主要的不良反应	用药 3 d 后，若症状没有改善，应该停药。症状有改善，2 周内逐渐减量。治疗不超过 6 周	有胎儿唇裂风险，应避免在孕 10 周前应用，且仅作为顽固性妊娠剧吐患者的最后一止吐方案

二、妊娠剧吐纠正脱水及电解质药物

（1）每日静脉补液量 3 000 ml 左右，补充维生素 B_6 100 mg、维生素 B_1 100 mg、维生素 C 2~3 g，连续输液至少 3 d，维持每日尿量≥1 000 ml。妊娠剧吐孕妇常不能正常进食，可按照葡萄糖 50 g、胰岛素 10 U、10%氯化钾 1.0 g 配成极化液输注补充能量。应注意先补充维生素 B_1 后，再输注葡萄糖，以防发生 Wernicke 脑病。

（2）补钾 3~4 g/d，严重低钾血症时可补钾至 6~8 g/d。原则上每 500 ml 尿量补钾 1 g 较为安全，同时监测血清钾水平和心电图。

第三节　典型病例

病例一　妊娠剧吐致低钾血症的治疗

一、病例资料

1. **现病史**　孕妇，女，29 岁，因"停经 14 周，恶心、呕吐渐加重 2 个月"入院。LMP：12 - 07，本次系自然妊娠。自诉妊娠 6 周起不规则剧烈恶心、呕吐，不伴头晕，呕出物为胆汁及胃内容物，渐加重，现为每日 10 余次，无法进食，医院就诊，间断性予以补液治疗，效果不佳。妊娠 14 周尿酮体（＋＋＋＋）。病程中，患者无腹痛、腹胀，无阴道异常出血，为进一步诊治，门诊拟"妊娠剧吐，中孕（G1P0，孕 14 周）"收治入院。患者病程中一般情况良好，精神尚可，食量减少，两便正常，近 4 个月体重减轻 8 kg。

2. **既往史**　偶有期前收缩（早搏），2~4 次/分。

3. **婚育史**　28 岁结婚，0 - 0 - 0 - 0，配偶体健。

4. **体格检查**　正常。

5. **实验室及辅助检查**

（1）血常规，凝血功能，甲状腺功能，肝、肾功能：无明显异常。

（2）电解质：K^+：2.47 mmol/L，Na^+：134.0 mmol/L，Cl^-：93.0 mmol/L。

（3）尿常规：尿酮体（＋＋＋＋）。

（4）心电图：窦性心律，逆钟向转位。

（5）B超：宫内单胎，顶臀径约 63 mm，见胎心及胎动，FHR 166 次/分。

6. 入院诊断　①妊娠剧吐伴有代谢紊乱；②低钾血症；③G1P0，孕 14 周。

7. 出院诊断　①妊娠剧吐伴有代谢紊乱；②低钾血症；③G1P0，孕 15 周。

二、药物治疗经过

患者入院后完善相关检查，D1～D4 予静脉补钾纠正低钾；D1～D2 予维生素 B_6 止吐治疗，治疗后症状未见好转，D3～D4 加用甲氧氯普胺止吐；因呕吐致无法进食，D1～D4 每日静脉补液 3 000 ml 营养支持。D6 复查指标无明显异常，呕吐症状缓解，予出院（表 7-2）。

表 7-2　入院监测指标

日期	K^+/(mmol/L)	尿酮体	呕吐症状
D1	2.47	＋＋＋＋	有
D2	—	—	有
D3	2.82	＋＋	有
D4	—	—	有
D5	—	—	缓解
D6	3.4	—	缓解

注："—"表示无数据

三、治疗药物汇总

见表 7-3。

表 7-3　妊娠剧吐致低钾血症治疗药物汇总

用药目的	药品名称	用法用量
止吐	维生素 B_6 注射液	0.1 g, qd, ivgtt
	盐酸甲氧氯普胺注射液	10 mg, st, im
补钾	10%氯化钾注射液	4.5 g, qd, ivgtt

续 表

用药目的	药品名称	用法用量
补液	维生素 C 注射液	2 g, qd, ivgtt
	注射用三磷酸腺苷辅酶胰岛素 20 mg/50 U/4 U	2 瓶, qd, ivgtt
	维生素 B_1 注射液	0.1 g, qd, im
	5%GS	500 ml, qd, ivgtt
	NS	1 000 ml, qd, ivgtt
	乳酸钠林格注射液	500 ml, qd, ivgtt
	10%GS	1 000 ml, qd, ivgtt

四、病例分析

1. **止吐治疗** 患者妊娠 6 周起不规则剧烈恶心、呕吐,不伴头晕,呕出物为胆汁及胃内容物,渐加重 2 个月,现为每日 10 余次,无法进食,诊断为妊娠剧吐入院。符合止吐治疗指征。因进食后恶心、呕吐明显,伴轻度胃部不适,入院后禁食,暂不予口服止吐药物,选用维生素 B_6 注射液止吐治疗。维生素 B_6 注射液为妊娠恶心、呕吐一线治疗药物,安全有效。维生素 B_6 止吐治疗 2 d 后,恶心、呕吐症状持续存在,根据指南推荐加用盐酸甲氧氯普胺注射液止吐治疗。盐酸甲氧氯普胺注射液具有强大的中枢性镇吐作用,肌内注射 $10\sim15$ min 后起效,持续时间 $1\sim2$ h。用药 2 d 后,呕吐症状缓解,停药。

2. **纠正电解质** 血钾浓度的稳定主要通过胃肠道的吸收与排泄、跨细胞分布与肾脏排泄来平衡。该患者入院时尿酮体$(++++)$;K^+:2.47 mmol/L;偶有期前收缩,$2\sim4$ 次/分;无呼吸困难,无四肢麻木。早孕反应较重,呕吐剧烈引起钾摄入受影响,导致低钾血症,症状持续加重,血钾持续降低。低钾可产生危及生命的心律失常和各种慢性后遗症,需要补钾治疗。因呕吐频繁,无法进食,暂不予口服补钾药物。给予静脉补钾 4.5 g/d,同时嘱多食橙汁、猕猴桃汁等含钾丰富食物。《内科学》第 9 版:低钾血症时将氯化钾加入生理盐水中静脉滴注,因葡萄糖可诱发胰岛素分泌而导致低钾血症急性加重。如血钾已正常,则将氯化钾加入葡萄糖液中静脉滴注,可预防高钾血症和纠正钾缺乏症。静脉补钾,可以在短时间内迅速纠正低钾血症。患者入院时,诊断为低钾血症,故每日先补 3 g 氯化钾,用 NS 配伍,以防用 GS 配伍后加重低钾血症。快速补钾 3 g 后,剩余 1.5 g 氯化钾用 GS 配伍。静脉补钾期间,监测血钾、心电图、尿量,血钾复查至正常停静脉补钾,以防高血钾心率失常。静脉补钾 4 d 后,血钾正常,停药。患者持续呕吐,无法进食,为缓解呕吐症状,入院后禁食处理。肌饿状态下机体动员脂肪组织供给能量,使脂肪代谢的中间产物酮体聚积,尿酮体监测阳性。该患者入院测尿酮体(++++),给予大量静脉补液,快速补足糖分,以此解决能量不足引起的白蛋白分解、脂肪动员产生的酮症酸中毒及缓解肝脏负担。每日 3 000 ml 补液量,营养支持治疗。维持每日尿量≥1 000 ml。

妊娠剧吐患者由于呕吐频繁和不能进食等原因造成维生素 B_1 严重缺乏,进而使得丙酮酸脱氢酶活性下降,丙酮酸不能完全进入三羧酸循环彻底氧化。当丙酮酸脱氢酶活性下降到正常活性的 50% 以下时,糖代谢不能顺利进行,组织供能受到影响。根据指南推荐呕吐超过 3 周,需补充维生素 B_1 为预防 Wernicke 脑病。该患者 1 个月起持续呕吐,无法进食,至今已 2 个月,体重减轻 8 kg。故肌内注射维生素 B_1 注射液,补充体内维生素 B_1 含量,作为治疗长期妊娠剧吐的辅助性疗法。

五、药学监护要点

1. **病情监护** 注意患者的呕吐次数;监测电解质、尿量;注意有无药物不良反应。

2. **用药指导**

(1) 盐酸甲氧氯普胺注射液:

1) 用药期间需要监测肾功能,肾功能不全可增加锥体外系反应的风险。

2) 避光,遇光变为黄色或黄棕色后,毒性可增高。

3) 静脉注射时须慢,1～2 min 完成,快速给药可出现躁动不安,随即进入昏睡状态。

(2) 维生素 B_6 注射液:

1) 用药不要超过 3 周,长期大量用药可能引起严重的周围神经炎、神经感觉异常和手足麻木。

2) 不宜大量应用,若每日 200 mg,持续 30 d 以上,可致新生儿维生素 B_6 依赖综合征。

(3) 维生素 B_1 注射液:

1）用药后不要吃含鞣质的食物（如柿子、槟榔）。鞣质可与维生素 B_1 产生沉淀，降低维生素 B_1 的疗效。

2）使用维生素 B_1 前不宜使用葡萄糖，葡萄糖代谢加重了三羧酸循环，使病情加重。在静脉补液补充能量时，尽可能间隔维生素 B_1 注射液与 GS 的补液时间。

（4）氯化钾注射液：

1）用药期间监测血钾、心电图、血镁、钠、钙和酸碱平衡指标；肾功能和尿量。

2）补钾浓度不超过 3.4 g/L，补钾速度不超过 0.75 g/h，补钾量每日 3.0～4.5 g。

（5）注射用三磷酸腺苷辅酶胰岛素：

1）该药含有胰岛素、不宜空腹使用，静脉给药时应缓慢，以免引起心悸、多汗等。

2）严重肝肾疾病患者应密切监测血糖变化。

病例二　妊娠剧吐伴肝损合并桥本甲状腺炎的治疗

一、病例资料

1. **现病史**　孕妇，女，37 岁，因"孕 12^{+4} 周，恶心、呕吐反应剧烈 1 月余"入院。LMP：03 - 19；EDC：12 - 26。诉自孕 6 周起早孕反应较剧，至今体重下降 13.5 kg，无头晕眼花，无皮肤瘙痒，无宫缩，无阴道流血、流液等不适，拟诊"妊娠剧吐"收治入院。

2. **既往史**　患者既往桥本甲状腺炎 7 年，2012 年妊娠时，诊断为妊娠合并亚临床甲减，给予左甲状腺素钠片（25 $\mu g/d$）治疗。无其他心、肝、肺、脾、肾等疾病史。

3. **婚育史**　已婚，1 - 0 - 1 - 1，2012 足月顺产一女婴，健康，2013 年早孕，人工流产。

4. **体格检查**　正常。

5. **实验室及辅助检查**

（1）血常规、凝血功能：未见异常。

（2）甲状腺功能：FT_3：2.7 pmol/L；FT_4：16.1 pmol/L；TT_3：1.3 nmol/L；TT_4：132.5 nmol/L；TSH：1.089 0 mIU/L；TPO - AB：744.8 IU/ml；Anti - Tg：

97.8 IU/ml。

（3）电解质：K^+：3.19 mmol/L；Na^+：136.0 mmol/L；Cl^-：95.0 mmol/L；β－羟丁酸：2.33 mmol/L。

（4）尿常规：尿酮体（＋＋＋＋），尿蛋白（＋），尿胆红素（＋）。

（5）肝、肾功能：ALT：149 U/L；AST：58 U/L；BIL－T：22.64 μmol/L；BIL－D：18.45 μmol/L；GGT：104 U/L；CHOL：5.31 mmol/L；TG：2.35 mmol/L；UA：746 μmol/L。

（6）心电图：窦性心率，ST段改变。

（7）B超：宫内单胎，顶臀径约57 mm，见胎心及胎动，FHR：157次/分。

6. **入院诊断**　①妊娠剧吐；②低钾血症；③桥本甲状腺炎；④G3P1，孕12^{+4}周；⑤妊娠期蛋白尿原因待查。

7. **出院诊断**　①妊娠剧吐；②低钾血症；③桥本甲状腺炎；④G3P1，孕13^{+4}周。

二、药物治疗经过

患者入院后完善相关检查，D1～D3予维生素 B_6 止吐治疗；因剧吐致无法进食，D1～D3静脉补液3 000 ml营养支持＋静脉补钾纠正低钾；肝功能异常，D1～D3予还原型谷胱甘肽保肝治疗；D4因呕吐症状缓解停静脉补钾改口服补钾；D6复查指标好转，呕吐症状缓解，予出院（表7－4）。

表7－4　入院监测指标

日期	K^+/(mmol/L)	尿酮体	尿蛋白	ALT/(U/L)	AST/(U/L)	BIL－T/(μmol/L)	BIL－D/(μmol/L)	呕吐症状
D1	3.19	＋＋＋＋	＋	149	58	22.64	18.45	有
D2	3.26	＋＋＋＋	－	102	41	19.11	14.66	有
D3	/	－	－	/	/	/	/	有
D4	3.06	/	/	74	34	7.87	6.7	缓解
D5	/	/	/	/	/	/	/	缓解
D6	3.28	/	/	56	27	10.37	8.14	缓解

注："/"表示无数据

三、治疗药物汇总

见表 7 - 5。

表 7 - 5　治疗药物汇总

用药目的	药品名称	用法用量
止吐	维生素 B_6 注射液	0.1 g, qd, ivgtt
保肝	注射用还原型谷胱甘肽	1.2 g, qd, ivgtt
补钾	氯化钾缓释片	0.5 g, tid, po
	10%氯化钾注射液	3 g, qd, ivgtt
补液	维生素 C 注射液	2 g, qd, ivgtt
	维生素 B_1 注射液	0.1 g, qd, im
	注射用三磷酸腺苷辅酶胰岛素	2 瓶, qd, ivgtt
	NS	500 ml, qd, ivgtt
	葡萄糖氯化钠注射液	500 ml, qd, ivgtt
	乳酸钠林格注射液	500 ml, qd, ivgtt
	10%GS	500 ml, qd, ivgtt
	5%GS	1 000 ml, qd, ivgtt

四、病例分析

1. **保肝**　部分妊娠剧吐的孕妇肝酶升高,但通常不超过正常上限值的 4 倍或 300 U/L;血清胆红素水平升高,但不超过 68.4 μmol/L(4 mg/dl)。该患者入院测肝功能:ALT:149 U/L;AST:58 U/L;BIL - T:22.64 μmol/L;BIL - D:18.45 μmol/L;GGT:104 U/L;尿胆红素阳性。目前孕早期,长期呕吐不能进食,因能量不足导致的代谢异常从而增加了肝脏负担,暂考虑是妊娠剧吐引起的肝功能异常。给予注射用还原型谷胱甘肽保肝治疗。还原型谷胱甘肽是含有巯基的三肽类化合物,主要存在于细胞质中,在多种细胞生化功能中起作用。还原型谷胱甘肽是甘油醛磷酸脱氢酶的辅基,又是乙二醛酶及磷酸丙糖脱氢酶的辅酶,参与体内三羧酸循环及糖代谢,能激活体内巯基酶等,促进碳水化合物、脂肪及蛋白质的代谢。治疗 3 d 后肝功能指标转好，停药。

2. **桥本甲状腺炎** 患者既往桥本甲状腺炎史 7 年,2012 年诊断为妊娠合并亚临床甲减,孕期予左甲状腺素钠片治疗。本次妊娠前评估甲状腺功能水平,再次予左甲状腺素钠片($25\ \mu g/d$)。已有大量研究证实,妊娠期甲状腺自身抗体阳性增加流产和早产风险,有研究显示,补充左甲状腺素可降低流产和早产风险,分别为 52% 和 69%。左甲状腺素与甲状腺自然分泌的甲状腺素相同,是一种自身产生的甲状腺素,妊娠期应用相对安全。它与内源性激素一样,在外周器官中被转化为 T_3,然后通过与 T_3 受体结合发挥特定作用。患者入院测甲状腺功能提示病情控制,继续左甲状腺素钠片治疗。需注意有无一过性头痛、焦虑、心悸、心动过速和血压升高等不适反应。每 4 周 1 次至妊娠中期末监测甲状腺功能。建议低碘饮食,少吃或不吃海带、紫菜和海虾等食物。

3. **纠正电解质** 患者入院测血:K^+:3.19 mmol/L;Na^+:136.0 mmol/L;Cl^-:95.0 mmol/L;β-羟丁酸:2.33 mmol/L;尿酮体(＋＋＋＋);尿蛋白(＋);尿胆红素(＋)。入院时低钾,需补钾治疗。因呕吐剧烈,以免口服补钾影响疗效,给予静脉补钾 3 g/d 治疗。因呕吐剧烈,禁食处理,每日给予 3 000 ml 补液量,营养支持治疗。监测尿量。静脉补液治疗 3 d 后,尿酮体(－),尿蛋白(－),K^+ 3.06 mmol/L。因呕吐症状缓解,停静脉补钾,给予口服氯化钾缓释片补钾治疗。妊娠剧吐患者由于呕吐频繁和不能进食等原因造成维生素 B_1 严重缺乏,导致 Wernicke 脑病。故给予每日肌内注射维生素 B_1 注射液 100 mg,预防 Wernicke 脑病。

五、药学监护要点

1. **病情监护** 注意患者的呕吐次数;监测电解质、尿量;定期复查肝功能及甲状腺功能;注意有无药物不良反应。

2. **用药指导**

(1) 左甲状腺素钠片:

1) 请在早晨空腹用药(早餐前 30 min),可以用适量液体(如半杯水)送服。

2) 大豆制品可能会减少左甲状腺素的吸收,尽量避免服用。如果需要使用大豆制品补充营养,左甲状腺素片的剂量可能需要调整。

3）为了解药物的疗效,监测疾病的进展并调整剂量,用药期间需要定期监测甲状腺功能。在开始用药后每 6～8 周监测 1 次 TSH 水平,直至 TSH 恢复正常;调整剂量后,每 8～12 周监测 1 次。

4）硫糖铝、碳酸钙、硫酸亚铁可能降低左甲状腺素的疗效,如果用药期间需要服用硫糖铝,请至少间隔 2 h。

5）不同左甲状腺素钠制剂的生物利用度可能存在轻微差异,尽可能应用同一种制剂更好。

6）本品含有乳糖。因此,罕见的患有遗传性的半乳糖不耐受症、Lapp 乳糖酶缺乏症或葡萄糖-半乳糖吸收障碍的患者,不得服用左甲状腺素钠片。

7）葡萄柚汁可能延迟本药的吸收,降低生物利用度。

（2）注射用还原型谷胱甘肽:

1）还原型谷胱甘肽是一种肝病辅助药,主要用于肝脏疾病,包括病毒性、药物毒性、酒精毒性及其他化学物质毒性引起的肝脏损害。

2）该药可引起过敏性休克。用药前应询问患者药物过敏史,用药过程中密切监测,如出现哮喘、胸闷、气促、呼吸困难、心悸、大汗、血压下降等症状和体征,应立即停药并及时治疗。

3）有哮喘发作史的患者慎用。

（3）氯化钾缓释片:

1）氯化钾对胃肠道有刺激作用,不能空腹用药,与食物同服。

2）为避免不良反应,请完整吞服缓释剂。不要掰开、咀嚼、碾碎后服用。

3）服用缓释片后,可能在粪便中看到药片。这是不能被吸收的药片外壳,有效成分已经被人体吸收,勿用担心。

4）用药期间请定期随访血钾、血镁、血钠、血钙、酸碱平衡指标、心电图、肾功能和尿量。肾功能不全者禁用。

5）血钾恢复正常即可停药。过量用药后可能出现高血钾症。如果用药后出现虚弱,乏力,手、足、口唇麻木,不明原因的焦虑、意识模糊、呼吸困难和心律失常等症状,请立即就诊。

（4）与病例一重叠药物,参见本章病例一。

第四节 常见超说明书用药分析

一、甲氧氯普胺

甲氧氯普胺制剂说明书对妊娠期用药标注为不宜应用。美国 FDA 对本药的妊娠安全性分级为 B 级。

甲氧氯普胺可通过胎盘,并可在脐带血和羊水中检测到。目前资料显示,早孕期应用通常不增加先天畸形、自然流产、死产、早产、围产儿死亡或新生儿低出生体重的风险。因甲氧氯普胺可能引起椎体外系反应,仅作为在初始治疗后症状仍持续患者的止吐治疗。

二、昂丹司琼

昂丹司琼制剂说明书妊娠期用药标注为不推荐应用。美国 FDA 对其妊娠安全性分级为 B 级。

昂丹司琼可通过胎盘屏障到达胎儿。有研究发现妊娠早期使用本药增加子代腭裂和心血管缺陷的风险;未显著增加自然流产、死产、早产、子代低出生体重和小于胎龄儿的风险。妊娠 10 周前用药需权衡利弊。如使用,推荐电解质异常的患者监测心电图(因本药可导致剂量依赖性的 QT 间期延长);妊娠早期使用后应考虑胎儿超声波详细检查。

三、异丙嗪

异丙嗪制剂说明书妊娠期用药标注为权衡利弊,建议临产前 1~2 周停用。美国 FDA 对其妊娠安全性分级为 C 级。

异丙嗪可通过胎盘。有文献报道孕早期应用异丙嗪止吐,虽然未增加出生缺陷率发生率,但在妊娠晚期持续使用可致新生儿发生戒断效应和锥体外系反应。

四、甲泼尼龙

甲泼尼龙制剂说明书妊娠期用药标注为权衡利弊。美国 FDA 对其妊娠安全性分级为 C 级。

甲泼尼龙可通过胎盘。一项系统回顾性研究显示甲泼尼龙可缓解妊娠剧吐的症状，但鉴于早孕期应用与胎儿唇裂相关。ACOG建议应避免在孕10周前作为一线用药，且仅作为顽固性妊娠剧吐患者的最后止吐方案。

（雷　莹）

第八章

卵巢过度刺激综合征

第一节　疾病基础知识

一、概述

卵巢过度刺激综合征(ovarian hyperstimulation syndrome，OHSS)是使用促排卵药物而引起的一种严重的医源性并发症,发生率报道不一,为0.6%～14%,重度OHSS的发生率为0.5%～2%。

1. **病因及发病机制**　发病机制尚不明确,可能与多种因素有关。

绒毛膜促性腺激素等药物的使用引起多卵泡发育,合成分泌的雌激素过多,激活肾素-血管紧张素-醛固酮系统所致,一些炎症介质及细胞因子如前列腺素合成增加,血管内皮生长因子(vascular endothelial growth factor，VEGF)等高表达。

2. **病理生理变化**　主要是毛细血管的通透性增加、循环内水分和蛋白质进入体腔和组织间液导致腹腔积液、胸腔积液;血液浓缩、有效血容量降低;血液呈高凝状态;肾灌流量减少,导致尿量减少,甚至无尿;同时可伴水、电解质与酸碱平衡失调。

二、临床表现

轻中度患者可表现为腹部胀满、卵巢增大、恶心、呕吐和腹泻;重度表现为腹部膨胀,大量腹腔积液、胸腔积液,导致血液浓缩、重要脏器血栓形成和功能损害、电解质紊乱等严重并发症,严重者可致死亡。

三、主要治疗方法

1. **治疗原则**　治疗主要以液体管理,胸、腹腔积液的处理,血栓预防为要点,液体管理的传统方法是以维持有效循环血量,改善血液浓度,以提高血浆胶体渗透压为主,如低分子右旋糖酐、人血白蛋白等血制品以及代血浆制品等。

2. **治疗方法**

(1) 轻度 OHSS:适当限制活动,避免增大的卵巢扭转或破裂。

(2) 中度 OHSS:卧床休息,有腹水提高胶体渗透压,观察尿量和腹痛情况,加强监测卵巢、卵泡情况和腹腔积液量。若症状明显,腹腔积液增加或尿量减少应入院治疗。

(3) 重度 OHSS:住院治疗,严密观察,积极处理。提高循环胶体渗透压,改善微循环以及毛细血管通透性,纠正水、电解质及酸碱平衡失调和血液浓缩状态,保持有效血容量,维持正常的尿量。出现器官功能障碍者给予相应处理。妊娠后病情会加重,病程会延长。

第二节　主要治疗药物

一、常用药物治疗方案

见表 8-1。

表 8-1　OHSS 患者常用方案

分类	方案使用药物	用量	用药时机
扩容治疗	右旋糖酐 40 葡萄糖注射液	一般胶体扩容剂的用量为 500～1 500 ml/d	必要时
	羟乙基淀粉 130/0.4 氯化钠注射液		
	低分子右旋糖酐氨基酸注射液		
	人血白蛋白		
预防血栓治疗	那屈肝素钙注射液	每日 10～30 g 或个体化用药 0.3 ml	qd

二、主要治疗药物汇总

见表 8-2。

表8-2 OHSS主要治疗药物汇总

名称	起效时间	作用达峰时间	作用持续时间	半衰期	禁忌证	注意事项
右旋糖酐40葡萄糖注射液	—	—	用药1 h内经肾脏排出50%,24 h排出70%	约为3 h	(1) 严重血小板减少者;(2) 少尿、无尿者;(3) 充血性心力衰竭或其他血容量增多	首次应用右旋糖酐40葡萄糖注射液时滴注速度应缓慢静脉滴注,观察5~10 min出现寒颤,增加尿容黏度;药物可从肾脏快速排泄,出现少尿或无尿应停用
羟乙基淀粉130/0.4氯化钠注射液	—	—	—	$t_{1/2}\alpha$为1.4 h,$t_{1/2}\beta$为12.1 h	(1) 液体负荷过重(水分过多),包括肺水肿;(2) 少尿或无尿的肾功能衰竭;(3) 对羟乙基淀粉和(或)其他成分过敏	(1) 羟乙基淀粉130/0.4氯化钠注射液初始10~20 ml应缓慢输入,观察有无不适,可能发生的过敏样反应;用药期间注意尿量,出现少尿或无尿应停用。在没有心血管或肾功能危险的患者使用时,红细胞压积应≥30%;(2) 需要注意羟乙基淀粉在孕妇人群中使用中使用安全性资料较少,应充分权衡利弊后使用
低分子右旋糖酐氨基酸注射液	—	—	用药1 h内经肾脏排出50%,24 h排出70%	约为3 h	(1) 充血性心力衰竭及其他血容量过多;(2) 严重血小板计数减少、凝血障碍等出血患者;(3) 少尿或无尿者	(1) 少数患者可出现过敏反应,甚至过敏性休克,过敏体质者用前应做皮肤敏感试验;(2) 充血性心力衰竭、严重出血患者,少尿、无尿或尿毒症等症患者禁用;(3) 每日用量不宜超过1 500 ml,否则易引起血倾向和低蛋白血症;(4) 应严格控制滴注速度

续 表

名称	起效时间	作用达峰时间	作用持续时间	半衰期	禁忌证	注意事项
人血白蛋白	—	—	—	平均大约19 d	对白蛋白及本药赋形剂有过敏反应史者,严重贫血患者,心力衰竭者	(1) 如有过敏可疑或过敏性反应发生,必须立即停止输注,并采取适宜治疗措施。如发生休克予以抗休克治疗;(2) 在高血容量状况或血液稀释情况下使用白蛋白应注意
那屈肝素钙注射液	皮下注射后迅速吸收	使用后3 h达峰值	—	抗凝血因子Xa活性的半衰期大约为3.5 h	有那屈肝素钙或其他任何肝素引起的血小板减少症病史,与凝血障碍有关的出血倾向和症状,易出血的器质性损伤,那屈肝素钙过敏,严重的肾功能损害,未控制的高血压等	(1) 不同浓度的低分子肝素可能用不同的单位系统表示,使用前特别注意;(2) 同其他抗凝药物一样,有在脊柱或硬膜外麻醉期间使用那屈肝素钙导致脊柱内血肿,进而导致永久性或长期永久呈长性瘫痪的罕见病报道;(3) 必须进行神经系统方面的监测;(4) 不能肌内注射

注:"—"表示无数据

第三节　典型病例

病例一　卵巢过度刺激综合征、妊娠合并亚临床甲状腺功能减退症的药物治疗

一、病例资料

1. 现病史　女，26岁，因"促排卵后1月余，间断下腹胀痛5 d"入院。患者平素月经规律，14岁月经初潮，7/26～28 d，量少，无痛经。LMP：09-06。2年前因"婚后1年未避孕不孕"就诊，考虑"原发不孕"。当地医院予枸橼酸氯米芬片促排卵治疗1个周期，后出现轻度卵巢过度刺激，无明显腹痛腹胀等不适，未予以特殊处理，转经后好转。今年3月份开始，阴道不规则出血约30 d，外院诊断为"异常子宫出血，继发性贫血"，予对症处理后好转。为进一步治疗，遂来我院。我院行输卵管造影术(05-11)提示：双侧输卵管通而欠畅。查激素示睾酮升高，予炔雌醇环丙孕酮片治疗3个周期。07-29予枸橼酸氯米芬片＋注射用尿促性素促排卵治疗，于08-20复查B超示：双卵巢增大，盆腔积液，符合"OHSS"，予注射用醋酸曲普瑞林3.75 mg肌内注射，每日1次，共3日。09-09再次予枸橼酸氯米芬片＋注射用尿促性素促排卵治疗，09-22予注射用醋酸曲普瑞林0.1 mg和注射用绒促性素1 000 U。09-26 B超提示已排卵，予地屈孕酮片10 mg，每日3次，黄体支持治疗。10-05患者感腹部胀痛，自以为胃部不适，未予特殊治疗，外院查血β-hCG 99.5 mIU。10-08外院复查血β-hCG 373.9 mIU，考虑"妊娠状态"。2 d前患者腹部胀痛明显加重，期间伴干呕不适，小便量较前减少，无头晕，无胸闷心悸，无咳嗽咳痰，否认下肢疼痛，自诉能平卧，无呼吸困难等不适。急诊拟"OHSS"收治入院。患病以来精神尚可，睡眠可，尿量减少，饮食可。

2. 既往史　2年前予枸橼酸氯米芬等促排卵治疗1个周期，后出现轻度卵巢过度刺激，无明显腹痛腹胀等不适，未予以特殊处理，转经后好转。3个月前予枸橼酸氯米芬＋HMG促排卵治疗，随后B超检查示：双卵巢增大，盆腔积液，符合"OHSS"。患者平素因亚临床甲减长期服用左甲状腺素钠片1片，每日1次。

3. 社会史、家族史、过敏史　无特殊。

4. **体格检查** 腹隆软,压痛(+)。

5. **妇科检查** 右侧附件区可扪及直径约 9 cm 大小囊块,压痛(+);其余无特殊。

6. **实验室及辅助检查**

(1) 血常规:血红蛋白 75 g/L($\downarrow$),红细胞计数 2.77×10^{12}/L($\downarrow$),红细胞比容 23.4%($\downarrow$),中性粒细胞百分比 65%($\uparrow$),其余无特殊。

(2) 肝、肾功能,电解质,血脂,血糖:总蛋白 54 g/L($\downarrow$),白蛋白 28 g/L($\downarrow$),Na^+ 131 mmol/L($\downarrow$),钙离子 2.07 mmol/L($\downarrow$),其余无特殊。

(3) 凝血血栓检测:凝血酶原时间 15 s($\uparrow$),国际标准化比值 1.3($\uparrow$),活化部分凝血活酶时间 44 s($\uparrow$),凝血酶时间 13 s($\downarrow$),抗凝血酶活性 35($\downarrow$)。

(4) 血 β - hCG(10 - 08):373.9 mIU/ml。

(5) B 超(10 - 10):子宫 52 mm×50 mm×49 mm,内膜 13 mm;右卵巢:大小 100 mm×71 mm×71 mm,内见多个无回声及中低回声区:最大 25 mm×25 mm×18 mm;左卵巢:大小 47 mm×39 mm×30 mm,内中低回声区:73 mm×60 mm×46 mm,内见多个无回声及中低回声:最大 18 mm×15 mm×15 mm;盆腔积液:后陷凹 49 mm,前陷凹 65 mm。提示:目前宫内妊娠证据不足,建议密切随访,双卵巢增大,内见多个囊性及混合性结构,盆腹腔积液。

7. **入院诊断** ①OHSS;②妊娠状态;③中度贫血;④亚临床甲减。

8. **出院诊断** ①OHSS;②妊娠状态;③亚临床甲减。

二、药物治疗经过

患者入院后予完善相关检查,因贫血 D1～D20 蛋白琥珀酸铁口服溶液纠正贫血。因亚临床甲减 D1～D20 服用左甲状腺素钠片。D2 患者因使用白蛋白后出现发热,体温波动于 38.8～39.6℃,血常规提示红细胞计数 3.72×10^{12}/L,血红蛋白 102 g/L($\downarrow$),白细胞计数 7.09×10^9/L,中性粒细胞百分比 70%($\uparrow$),红细胞比容 31.6%($\downarrow$)。予常规物理降温、抽血培养后,D2～D6 予头孢替安预防性抗感染治疗,同时因临床不排除应用血制品引起过敏反应,D2 予以地塞米松抗过敏处理后,一般情况可。患者因 OHSS 入院后因连续出量少于 24 h 入量,体重和腹围较前增加,D5 起予以使用羟乙基淀粉 130/0.4 氯化钠注射液联合右旋糖酐 40 葡萄糖注射液扩容治疗,今日复查血常规:红细胞计数 4.07×10^{12}/L,血红蛋白 113 g/L,白细胞计数 5.99×10^9/L,中性粒细胞

表8-3 患者OHSS相关治疗经过和患者情况监测表

日期	治疗经过	患者症状体征	腹围体重	昨日入量(ml)/出量(尿量或腹腔积液)(ml)	B超变化
D2	羟乙基淀粉 1 000 ml, ivgtt, qd; 右旋糖酐 40 500 ml, ivgtt, qd; 白蛋白 20 g, ivgtt, st; 地塞米松 10 mg, ivgtt, st	体温:39.6℃,腹部胀痛,左下腹轻压痛	90 cm 58.4 kg	2 000/1 150	—
D3	羟乙基淀粉 1 000 ml, ivgtt, qd; 右旋糖酐 40 500 ml, ivgtt, qd	体温:38.5℃,腹胀较前明显减轻,右下腹轻压痛	85.5 cm 57.8 kg	2 700/2 160	—
D5	羟乙基淀粉 1 000 ml, ivgtt, qd; 右旋糖酐 40 500 ml, ivgtt, qd	腹胀好转,双肺呼吸音粗,双肺底可及细湿啰音	89 cm 59.5 kg	1 700/950	双侧胸腔积液,盆腹腔积液较前无明显减少
D6	羟乙基淀粉 1 500 ml, ivgtt, qd	腹胀较前好转	89.5 cm 60.15 kg	2 550/2 100	—
D7	羟乙基淀粉 1 500 ml, ivgtt, qd; 白蛋白 40 g, ivgtt, st	腹胀,呼吸较困难,平卧时伴气促,腹部张力较前略增加,双肺呼吸音粗,双肺底可闻及细湿啰音	92 cm 60.2 kg	2 000/1 000	—
D8	同前	腹胀较前好转,双肺呼吸音粗,双肺底可及散在细湿音,移动性浊音(+)	91 cm 57.1 kg	2 200/2 110,血性腹腔积液 4 000	—

续　表

日期	治疗经过	患者症状体征	腹围 体重	昨日入量(ml)/出量(ml) (尿量或腹腔积液)(ml)	B超变化
D9	羟乙基淀粉 1 500 ml, iv, qd; 葡萄糖酸钙 1 g, iv, st; 白蛋白 40 g, ivgtt, st	腹胀好转,双肺呼吸音粗,双肺底可及散在细湿啰音,移动性浊音(+)	92 cm 57.1 kg	1 700/1 520,血性腹腔积液 1 200	—
D11	羟乙基淀粉 1 000 ml, ivgtt, qd; 白蛋白 40 g, ivgtt, st	腹胀、胸闷、呼吸困难,头昏、头痛,并出现呕吐,呕吐物为胃内容物	57.90 kg	1 870 1 500	—
D13	羟乙基淀粉 1 000 ml, ivgtt, qd; 右旋糖酐 40 500 ml, ivgtt, qd; 呋塞米 10 mg 20 ml, iv, st(维持 10 min)	头晕、头痛,呈加重趋势,伴恶心,呕吐,呕吐物均为胃内容物,生命体征平稳	56.30 kg	1 150/1 510	—
D14	羟乙基淀粉 1 000 ml, ivgtt, qd; 地塞米松 10 mg, ivgtt, qd	头痛,并出现呕吐,呕吐物为胃内容物,生命体征平稳	55.45 kg	2 290/4 720	—
D16	羟乙基淀粉 1 000 ml, ivgtt, qd	无不适主诉	55.40 kg	1 260/2 400	—
D18	停药	无不适主诉	55.30 kg	1 000/2 060	腹腔积液有所减少,仍有胸腔积液
D20	—	无不适主诉	55.05 kg		—

注:"—"表示无数据

百分比 67%（↑），红细胞比容 34.8%，CRP 19 mg/L；PCT 0.23 ng/ml。D6～D17 调整方案为单用同体积的羟乙基淀粉 130/0.4 氯化钠注射液扩容。D7 因症状较前加重，予 B 超引导下腹腔积液穿刺引流术，腹腔积液生化（总蛋白）34 g/L，同时体温正常 3 d，今日停用头孢替安，穿刺术前给予人血白蛋白对症处理。D7～D11 予白蛋白对症处理，D8 血 β-hCG：7 114 mIU/ml；孕酮＞40 ng/ml，予以黄体酮注射液保胎治疗。D9 肝功能：ALT 99 U/L（↑），AST 146 U/L（↑）；电解质：钙 1.84 mmol/L（↓），D9～D10 予以多烯磷脂酰胆碱胶囊和葡萄糖酸钙对症处理。D11～D17 因呕吐、进食差，停用口服保肝药物，调整为多烯磷脂酰胆碱注射液，继续葡萄糖酸钙对症处理。D13 患者突感头晕、头痛，呈加重趋势，伴恶心、呕吐，呕吐物均为胃内容物，无血样物质，无其他不适，因考虑颅内压增高可能性大，充分扩容同时予呋塞米利尿脱水降低颅内压处理。D14 患者今日 04：00 醒来感头痛，并出现呕吐，呕吐物为胃内容物，无其他不适主诉，复查肝功能 ALT 108 U/L（↑），AST 121 U/L（↑）。继续扩容治疗，停用利尿剂，D14～D17 予以维生素 B_1 注射液改善胃肠道不适症状。D18 改用多烯磷脂酰胆碱胶囊保肝治疗以及地屈孕酮片保胎治疗，D20 患者病情明显好转，生命体征平稳，予出院，继续保肝、保胎治疗，OHSS 及相关并发症治疗详见表 8-3。

三、治疗药物汇总

见表 8-4。

表 8-4　OHSS、妊娠合并亚临床甲减治疗药物汇总

用药目的	药品名称	用法用量
扩容治疗	羟乙基淀粉 130/0.4 氯化钠注射液	详见表 8-3
	右旋糖酐 40 葡萄糖注射液	
	人血白蛋白	
抗过敏、止吐、降低毛细血管通透性	地塞米松磷酸钠注射液	
黄体支持	黄体酮注射液	20 mg，im，qd
	地屈孕酮片	456 mg，po，tid

用药目的	药品名称	用法用量
保肝治疗	多烯磷脂酰胆碱胶囊	465 mg，ivgtt，qd
	多烯磷脂酰胆碱注射液	1.0 g，ivgtt，q12 h
抗感染药物	注射用盐酸头孢替安	20 mg，im，qd
甲减治疗药物	左甲状腺素钠片	100 μg，po，qd
纠正贫血	蛋白琥珀酸铁口服溶液	40 mg，po，bid
其他治疗药物	葡萄糖酸钙注射液	1 g，iv，st
	呋塞米注射液	10 mg 20 ml，iv，st(维持 10 min)
	维生素 B_1 注射液	200 mg，im，qd

四、病例分析

1. 扩容治疗

（1）患者促排卵后 1 月余，间断下腹胀痛 5 日余。根据 Golan 标准，该患者出现腹部胀痛，小便减少，超声检查示双侧卵巢增大约 10 cm，盆腹腔积液，查体右侧附件区可扪及直径约 9 cm 大小囊块，压痛(＋)，实验室检查示凝血功能异常，基本符合重度 OHSS 的诊断。

（2）OHSS 的补液处理应为降低毛细血管通透性，减少血清从血管内流失到第三间隙，因此需增加血浆渗透压，根据推荐给予白蛋白、血浆、低分子右旋糖酐和羟乙基淀粉等。天然胶体主要是白蛋白，人工血浆代用品包括羟乙基淀粉、右旋糖酐和明胶等。羟乙基淀粉为第 3 代血浆代用品，血管内保留时间 24 h，有效维持时间 4~8 h，能有效地改善血液流变学，提高灌注压，降低血液黏滞度，从而改善循环和器官灌注，有效维持胶体渗透压，血浆胶体渗透压提高，血管内液体不再向第三体腔转移，已转移到第三体腔的液体重新转移到血管内。右旋糖酐 40 葡萄糖注射液，既能增加血浆的胶体渗透压，又可降低血液黏度，改善微循环，而且可阻止血小板聚集和释放凝血因子，有轻度抗凝作用，能防止微血栓形成。因此，初始治疗方案选择羟乙基淀粉 130/0.4 氯化钠注射液和右旋糖酐 40 葡萄糖注射液，用药品种选择可。患者初始予羟乙基淀粉 130/0.4 氯化钠注射液 1 500 ml 和右旋糖酐 40 葡萄糖注射液 500 ml。

（3）患者存在扩容治疗的适应证,药品品种选择合理,但应提醒注意患者入院时提示早孕可能,应考虑到患者处于特殊生理状态,虽然动物试验显示羟乙基淀粉无致畸性,但尚无妊娠期妇女用药的研究资料,早孕妇女仅在确有必要时才可用药。另外,如产妇对右旋糖酐过敏或发生过敏性反应时,可导致子宫张力过高,使胎儿缺氧,有致死性风险或造成婴儿神经系统异常,因此需权衡利弊后使用。此外,右旋糖酐经肾脏快速排泄,可增加尿液黏度,连续应用右旋糖酐时易体内蓄积,与用药的剂量及时间呈正比,患者少尿时避免使用。另外羟乙基淀粉 130/0.4 氯化钠注射液在没有心血管或肺功能危险的患者使用时,红细胞比容应不低于 30%,保证组织供氧。白蛋白水平减少降低了血液胶体渗透压,予以补充白蛋白治疗,但有研究表明静脉补充白蛋白对 OHSS 症状改善作用存在争议。另外有研究比较 20% 和 5% 不同浓度人血白蛋白对重症烧伤患者治疗效果提示,5% 人血白蛋白能够有效维持血流动力学指标稳定,避免胶体渗透压大幅波动。因此,药师建议在使用 20% 人血白蛋白可在等渗溶液(5%GS 或 NS)中稀释后输注。

2. 抗感染治疗

（1）该患者有大量腹腔积液,且发热伴腹痛,不能完全排除肠道细菌过度生长、肠黏膜通透性改变、细菌移位和机体免疫力下降等因素引起的自发性细菌性腹膜炎,自发性腹膜炎发病机制一般认为由致病菌主要来源于肠道,少数为泌尿道、呼吸道和皮肤感染的细菌。从腹腔积液分离出细菌 90% 以上为单一菌种,60%～80% 为需氧革兰阴性菌,其中 40%～50% 为大肠杆菌,需氧革兰阳性菌约占 20%,厌氧菌罕见(<1%)。结合患者有发热、腹痛以及血性腹腔积液,不能排除感染予以头孢替安预防感染处理。

（2）该患者目前无自发性腹膜炎的高危因素,感染相关的实验室检查指标未见明显异常,且体温升高与输注白蛋白关系不能除外,因此使用抗菌药物依据不足。此外,根据推荐自发性腹膜炎治疗首选第 3 代头孢菌素。

3. 保肝治疗

（1）OHSS 合并妊娠可产生大量的 β-hCG,导致 OHSS 发生、持续或进一步加重。而重度 OHSS 患者,卵泡数目增多,雌激素水平显著升高,加重肝脏负担,病情严重时即可出现肝功能异常。可能是持续升高的 β-hCG 加重了 OHSS 的症状。患者应用的黄体酮注射液主要经肝脏代谢后与葡萄糖醛酸结合后排出体外,因此可能引起肝脏损伤,予多烯磷脂酰胆碱胶囊、多烯磷脂酰胆碱注射液保肝治疗。长期应用黄体酮注射液,密切关注肝功能变化。

（2）患者存在保肝治疗适应证,无禁忌证,但需提醒临床部分多烯磷脂酰胆碱胶囊厂家药品说明书不推荐用于妊娠期妇女,权衡利弊后如需使用应充分告知患者。此外,多烯磷脂酰胆碱注射液含有苯甲醇可以透过胎盘,建议避免选用。

4. 调节胃肠道功能

（1）患者入院第 11 日突然出现胸闷、头昏、头痛、呕吐,予以提高胶体渗透压、抽取腹腔积液、保肝、利尿对症处理胸、腹腔积液以及可能的脑水肿等因素外,妊娠期呕吐不能除外。因此,予维生素 B_1 注射液缓解患者呕吐症状。应用地塞米松对该患者的呕吐症状是否有效尚无循证医学证据证明,并且说明书中仅提及地塞米松可以预防化疗所致恶心呕吐（chemotherapy induced nausea and vomiting, CINV）,属于超说明书用药,且需要考虑孕早期应用地塞米松的安全性。

（2）地塞米松可通过胎盘屏障,妊娠期妇女应用地塞米松可增加胎盘功能不全、新生儿体重减少或死胎的发生率,美国 FDA 对本药的妊娠安全分级为 C 级,应权衡利弊应用。

5. 保胎治疗

（1）穿刺引流大量腹腔积液后,腹腔压力骤降,内脏血管扩张,考虑可能会影响子宫收缩,影响胚胎发育。虽然患者目前无阴道流血、下腹痛等先兆流产的症状,但患者有强烈的保胎意愿,因此临床予黄体酮注射液保胎治疗。根据《孕激素维持早期妊娠及防治流产的中国专家共识》,提及黄体酮用于先兆流产的停药时机是,用药后临床症状改善直至消失,B 超检查提示胚胎存活可继续妊娠,继续使用 1～2 周后可以停药;或者持续用药至孕 8～10 周。

（2）患者存在保胎治疗适应证,无禁忌证,品种选择合理。但提醒黄体酮注射液在肝内代谢,过度用药可能会加重患者肝功能损害,需密切监测肝功能。

五、药学监护要点

1. 用药指导

（1）蛋白琥珀酸铁口服溶液:每次 1 支,每日 2 次。服药期间避免饮浓茶、服用制酸剂等药物;服药期间可引起黑便,若无特殊原因可暂不处理;偶有发生不良反应,用药过量时易发生胃肠功能紊乱,减量或停药后可消失。

（2）左甲状腺素钠片：于早餐前半个小时，每日 1 片，铁剂会降低本品药效，建议与蛋白琥珀酸铁口服溶液间隔服用。

（3）告知护士人血白蛋白一般情况下滴速应以 2 ml/min 为宜，但在开始 15 min 内滴速应慢，控制在 1～2 ml/min，逐渐加速至上述速度。嘱患者在输液过程中勿自行调整输液速度。

（4）告知患者注射黄体酮时会出现注射部位疼痛和刺激，易形成局部硬结，偶有发生局部无菌脓肿和损伤坐骨神经等，建议患者可用热毛巾敷患处；

（5）多烯磷脂酰胆碱胶囊：通常起始剂量是每日 3 次，每次 2 粒，一段时间后改为维持剂量，每日 3 次，每次 1 粒；建议随餐服用，用足够的液体整粒吞服，不要咀嚼；用药期间避免酒精等有害物质的摄入；大剂量服用时偶尔会出现胃肠道紊乱，还可能会出现过敏反应。

（6）提醒医师呋塞米注射液可通过胎盘屏障，动物实验表明本药可致流产、胎儿肾盂积水，使胎儿死亡率升高，妊娠前 3 个月避免使用。

（7）地屈孕酮片：每次 1 片，每日 2 次。继续随访肝功能，一旦出现严重肝功能损害时应停止用药。

2. **生活管理**　出院后加强营养，注意休息，避免大幅度动作；如出现腹胀、腹痛、胸闷、阴道流血不止等不适随诊。

病例二　卵巢过度刺激综合征的扩容、预防血栓治疗

一、病例资料

1. **现病史**　女，25 岁，因"取卵后 3 d，腹胀 2 d。"入院。患者平素月经欠规则，15 岁初潮，周期 34～38 d，经期 5～7 d，无痛经。LMP：03 - 14 自诉行经如常。因"双侧输卵管粘连、排卵障碍"不孕行辅助生殖，02 - 26 予注射用醋酸曲普瑞林 3.75 mg，肌内注射；03 - 17 起予重组人促卵泡激素注射液 2 支，肌内注射，每日 1 次，共 6 日；03 - 23 予注射用尿促性素 150 U，肌内注射，每日 1 次，共 6 日；03 - 29 注射用绒促性素 5 000 U，肌内注射，立即用药；03 - 31 行取卵术，取卵当日起予羟乙基淀粉 130/0.4 氯化钠注射液 500 ml 静脉滴注，当日夜间自觉轻微腹痛不适；04 - 01 起出现腹胀，尿量减少，继续予羟乙基淀粉 130/0.4 氯化钠注射液静脉滴注治疗，无明显缓解。今日在外院再次予羟乙基淀粉 130/0.4 氯化钠注射液 500 ml 静脉滴注，仍感腹胀不适，为进一步治疗于我院

就诊,急诊拟"OHSS"收治入院。

2. **既往史**　既往 PCOS 病史 3 年,未正规治疗。1 年前行宫腔镜检查。余无特殊。

3. **社会史、家族史、过敏史**　无特殊。

4. **妇科检查**　双侧卵巢增大明显,双侧直径 10 cm,腹部膨隆,压痛(－)。体重 53 kg,腹围 76 cm。

5. **实验室及辅助检查**

(1) B 超(经阴道):子宫后位;长径 51 mm,左右径 50 mm,前后径 42 mm;子宫回声欠均匀;肌层彩色血流星点状,内膜厚度 15 mm。子宫颈长度 28 mm。附件:右卵巢大小 98 mm×83 mm×69 mm,内见多个大小不等低回声区,最大直径 39 mm;左卵巢大小 111 mm×98 mm×78 mm,内见多个大小不等低回声区,最大直径 37 mm;盆腔积液:后陷凹 12 mm,前陷凹 30 mm。提示:双卵巢增大伴多个囊性结构。盆腔积液。

(2) B 超(经腹部):腹腔积液:肝前:6 mm,肝肾隐窝:33 mm,脾肾隐窝:35 mm,左髂窝:23 mm,右髂窝:28 mm。

(3) B 超(经体表):目前,胸内未见明显游离无回声区。

6. **入院诊断**　①OHSS;②PCOS。

7. **出院诊断**　①OHSS;②PCOS。

二、药物治疗经过

患者入院后予完善相关检查,因 OHSS D1～D2 予羟乙基淀粉 130/0.4 氯化钠注射液和低分子右旋糖酐氨基酸注射液扩容治疗,D3～D11 予羟乙基淀粉 130/0.4 氯化钠注射液和右旋糖酐 40 葡萄糖注射液扩容治疗。因 D -二聚体升高,D2～D11 以那屈肝素钙预防血栓处理。D4 行腹腔穿刺置管引流术,放腹腔积液 3 000 ml,术后血常规提示白细胞计数升高和肝功能异常,予头孢替安联合奥硝唑抗感染治疗,辅以蛇毒血凝酶预防穿刺过程中的出血以及多烯磷脂酰胆碱进行保肝治疗。D5 复查血常规提示白细胞水平较前有所下降,改用头孢克洛抗感染治疗(D5～D6),同时因血红蛋白降低予蛋白琥珀酸铁口服溶液纠正贫血。D7 因体温升高,血常规提示白细胞和中性粒细胞水平仍较高,考虑感染控制不佳予以更改抗感染方案,停用头孢克洛,继续予头孢替安及奥硝唑(D7～D11),因效果不佳同时 B 超提示腹腔积液和胸腔积液,于 D11

更改抗感染方案为头孢曲松联合奥硝唑。D13 患者生命体征平稳,予出院。

表 8-5　OHSS 患者各项实验室指标变化

指标＼日期	D1	D2	D3	D4	D5	D7	D9	D11
红细胞比容/%	38.4	—	35.4	—	20.7(↓)	24.6(↓)	—	27.9(↓)
白细胞计数/(10^9/L)	14.57(↑)	12.9	14.57	18.65(↑)	11.1(↑)	9.81(↑)	—	6.66
中性粒细胞百分比/%	70(↑)				84(↑)	80(↑)		66
血红蛋白/(g/L)	114	111	—	110	68(↓)	81(↓)	—	86(↓)
D-二聚体/(mg/L)	—	1.56(↑)	2.43(↑)		3.96(↑)			
纤维蛋白原/(g/L)		4.7(↑)	5(↑)		5.3(↑)			
总蛋白/(g/L)	52	—	—	—	—	—	49(↓)	—
白蛋白/(g/L)	29						32	37
ALT/(U/L)	—	—	—	—	—	—		
AST/(U/L)	—	—	—	—	—	—	139(↑)	82(↑)
β-hCG/(mIU/ml)				9.25				
孕酮/(ng/ml)				>41				

注:"—"表示无数据

三、治疗药物汇总

见表 8-6。

表 8-6　OHSS 扩容、预防血栓治疗药物汇总

用药目的	药品名称	用法用量
扩容治疗	羟乙基淀粉 130/0.4 氯化钠注射液	500 ml, ivgtt, qd
		1 000 ml, ivgtt, st
	低分子右旋糖酐氨基酸注射液	500 ml, ivgtt, qd
	右旋糖苷 40 葡萄糖注射液	500 ml, ivgtt, qd
	人血白蛋白	30 g, ivgtt, qd
预防血栓	那屈肝素钙注射液	0.4 ml, ih, qd

续　表

用药目的	药品名称	用法用量
抗感染治疗	注射用盐酸头孢替安	1.0 g，ivgtt，q12 h
	奥硝唑氯化钠注射液	0.5 g，ivgtt，q12 h
	头孢克洛胶囊	0.25 g，po，tid
	注射用头孢曲松钠	2.0 g，iv，qd
止血	蛇毒血凝酶注射液	2 U，ivgtt，qd
保肝治疗	多烯磷脂酰胆碱胶囊	228 mg，po，tid
纠正贫血	蛋白琥珀酸铁口服溶液	40 mg，po，tid
抗过敏	地塞米松磷酸钠注射液	10 mg，iv，st

四、病例分析

1. 扩容治疗

（1）患者取卵后 3 d，腹胀 2 d。根据 Golan 标准，体重增加，双侧卵巢增大明显，双侧直径 10 cm，腹部膨隆，出现盆腹腔积液、胸腔积液，符合重度 OHSS 的诊断标准。

（2）OHSS 的住院患者首要的治疗措施是扩容即纠正低血容量和电解质酸碱平衡紊乱。补充胶体以提高胶体渗透压，防止血液浓缩。但天然胶体主要是白蛋白，人工血浆代用品包括羟乙基淀粉、右旋糖酐和明胶等。羟乙基淀粉为第 3 代血浆代用品，有效维持胶体渗透压，血浆胶体渗透压提高。低分子右旋糖酐氨基酸注射液为营养性血容量扩充剂，既能增加血浆的胶体渗透压。因此，初始扩容治疗方案选择羟乙基淀粉 130/0.4 氯化钠注射液和低分子右旋糖酐氨基酸注射液共 1 000 ml。

（3）患者存在扩容治疗适应证，无禁忌证，药品品种选择合理。

2. 预防血栓治疗

（1）根据指南和专家共识均推荐对严重 OHSS 患者制订预防血栓的方案。2016 年 RCOG 颁布的《卵巢过度刺激综合征的管理》中指出，所有被诊断为严重或危重的 OHSS 患者，除非有禁忌证，均应予低分子肝素钙（LMWH）治疗。2015 年，RANZCOG 共识声明《卵巢过度刺激综合征的治疗》，预防血栓的方案有鼓励多运动、穿小腿压缩袜、阿司匹林、低分子肝素、肝素、维持血容量等,目前无最佳预防血栓方法之间的对比研究。结合患者 D-二聚体偏高,纤维蛋白降解产物偏高,纤维蛋白原升高,今日查白细胞计数增多,均提示患者目前有血栓风险,予那屈肝素钙预防血栓。

（2）患者存在预防血栓治疗适应证,无禁忌证,药品品种选择合理,用药方案合理。

3. 抗感染治疗

（1）患者入院时白细胞水平升高,结合症状体征,患者感染不能除外,因患者为取卵术后,考虑感染部位可能为穿刺部位或穿刺引起盆腔腔隙感染。予头孢替安及奥硝唑抗感染,因控制输液量改用头孢克洛,效果不佳,重新改为头孢替安及奥硝唑,继续因感染控制不佳,调整抗感染方案为头孢曲松联合奥硝唑,根据推荐盆腔感染的可能菌群有革兰阴性菌包括肠杆菌、铜绿假单胞菌及厌氧菌（非艰难梭菌和消化链球菌）等,使用头孢曲松、奥硝唑可覆盖目标菌群。

（2）患者存在抗感染治疗适应证,无禁忌证,药品品种选择合理,但用药方案在一定程度上存在频繁换药,可造成疗效欠佳同时促进耐药菌产生。

4. 保肝治疗

（1）AST 水平较前升高,可能的原因为重度 OHSS 患者,卵泡数目增多,雌激素水平显著升高,加重肝脏负担,病情严重时即出现肝功能异常。在肝细胞损伤的情况下,ALT 和 AST 从肝细胞中释放,导致血清 ALT 和 AST 水平升高。

（2）患者存在保肝治疗适应证,无禁忌证,用药方案合理。

5. 纠正贫血

（1）根据《内科学》第 9 版,女性血红蛋白＜110 g/L 可诊断为贫血,该患者入院第 5 日血红蛋白为 68 g/L,需进行贫血治疗。先予输血,后予蛋白琥珀酸铁口服溶液补铁治疗。

（2）患者存在纠正贫血治疗适应证,无禁忌证,用药方案合理。

五、药学监护要点

（1）那屈肝素钙可引起出血,观察患者有无出血点以及注射部位的小血肿,监测血小板计数。

（2）那屈肝素钙和右旋糖酐 40（胃肠外途径）增加出血风险，因此需密切关注是否出现出血点。

（3）静脉滴注白蛋白过程中，有可能会出现呼吸困难、面色苍白、烦躁不安等过敏反应，部分患者还会出现面部潮红、皮疹、荨麻疹等不良反应，以及可能出现畏寒、高热、心慌等热源性反应。关注患者是否有上述不适症状，监测呼吸、脉搏等生命体征。

（4）嘱患者应用奥硝唑及头孢曲松期间及停药后数日内应避免饮酒和服用含酒精的药物或食物。

第四节　常见超说明书用药分析

地塞米松磷酸钠注射液：病例中使用地塞米松磷酸钠注射液抗过敏、止吐、降低毛细血管通透性。由于应用地塞米松对 OHSS 患者的呕吐症状是否有效尚无循证医学证据证明，并且说明书中仅提及地塞米松可以预防 CINV，因而属于超说明书用药，且需要考虑孕早期应用地塞米松的安全性。

地塞米松可通过胎盘屏障，妊娠期妇女应用地塞米松可增加胎盘功能不全、新生儿体重减少或死胎的发生率，美国 FDA 对本药的妊娠安全分级为 C 级，应权衡利弊应用。

（孙　慧　刘浩然）

第九章

>>>

盆腔炎性疾病

第一节　疾病基础知识

一、概述

盆腔炎性疾病(pelvic inflammatory disease，PID)是由女性上生殖道炎症引起的一组疾病，包括子宫内膜炎、输卵管炎、输卵管卵巢脓肿和盆腔腹膜炎。炎症可局限于1个部位，也可同时累及几个部位，以输卵管炎、输卵管卵巢炎最常见。PID病原体有外源性及内源性2个来源，2种病原体可单独存在，但通常为混合感染，可能是外源性的衣原体或淋病奈瑟菌感染造成输卵管损伤后容易继发内源性需氧菌及厌氧菌感染。PID多发生在性活跃期、有月经的妇女，初潮前、无性生活和绝经后妇女很少发生PID，即使发生也常常是邻近器官炎症的扩散。

二、临床表现

PID可因感染的病原体、炎症轻重及范围大小而有不同的临床表现。轻者无症状或症状轻微，常见症状为下腹痛和阴道分泌物增多。腹痛为持续性、活动或性交后加重。若病情严重可有寒战、高热、头痛、食欲缺乏等全身症状。月经期发病可出现经量增多、经期延长。伴有泌尿系统感染者，可有尿频、尿急和尿痛等症状。若有腹膜炎，可出现恶心、呕吐、腹胀、腹泻等消化系统症状。若有脓肿形成，可有下腹包块及局部压迫刺激症状；包块位于子宫前方可出现膀胱刺激症状，如排尿困难、尿频等；若位于子宫后方可有直肠刺激症状；若在腹膜外可致腹泻、里急后重感和排便困难。若有输卵管炎的症状及体征,并同时有右上腹疼痛者,应怀疑肝周围炎。

三、主要治疗方法

PID若未能得到及时、彻底治疗,可导致不孕、输卵管妊娠、慢性盆腔痛,炎症反复发作。

1. 治疗原则 以抗菌药物治疗为主,必要时行手术治疗。合理的抗感染治疗可清除病原体,改善症状及体征,减少后遗症。且经恰当的抗菌药物积极治疗,绝大多数PID能彻底治愈。抗感染治疗原则:经验性、广谱、及时和个体化。在细菌培养及药敏结果未出前宜根据经验选择广谱抗菌药物覆盖可能的病原体,包括淋病奈瑟菌、沙眼衣原体、支原体、厌氧菌和需氧菌等。在PID诊断48 h内及时用药将明显降低后遗症的发生。具体选用的方案根据医院的条件、患者的病情及接受程度、药物有效性及性价比等综合考虑选择个体化治疗方案。

2. 治疗方法

(1)门诊治疗:若患者一般情况好,症状轻,能耐受口服抗菌药物,并有随访条件,可在门诊给予口服或肌内注射抗菌药物治疗。

(2)住院治疗:若患者一般情况差,病情严重,伴有发热、恶心、呕吐;或有盆腔腹膜炎;或输卵管卵巢脓肿;或门诊治疗无效;或不能耐受口服抗菌药物;或诊断不清,均应住院给予抗菌药物治疗为主的综合治疗。

1)支持疗法:卧床休息,半卧位有利于脓液积聚于直肠子宫陷凹而使炎症局限。给予高热量、高蛋白、高维生素流食或半流食,补充液体,注意纠正电解质紊乱及酸碱失衡。高热时采用物理降温。尽量避免不必要的妇科检查以免引起炎症扩散,有腹胀应行胃肠减压。

2)抗菌药物治疗:给药途径以静脉滴注起效快,常用方案有以β-内酰胺类抗菌药物为主的方案如头孢菌素类或头霉素类等、喹诺酮类药物与甲硝唑联合方案、以β-内酰胺类+酶抑制剂类为主的方案、克林霉素与氨基糖苷类药物联合方案等。

3)手术治疗:主要用于治疗抗菌药物控制不满意的输卵管卵巢脓肿或盆腔脓肿。手术指征如下:①药物治疗无效,输卵管卵巢脓肿或盆腔脓肿经药物治疗48～72 h,体温持续不降,患者中毒症状加重或包块增大者,应及时手术,以免发生脓肿破裂。②脓肿持续存在,经药物治疗病情有好转,继续控制炎症数日(2～3周),包块仍未消失但已局限化,应手术切除,以免日后再次急性发作。③脓肿破裂,突然腹痛加剧,寒战、高热、恶心、呕吐、腹胀,检查腹部拒按或有中毒性休克表现,应怀疑脓肿破裂。若脓肿破裂未及时诊治,死亡率高。故一般怀疑脓肿破裂,需立即在抗菌药物治疗的同时行剖腹探查。

第二节　主要治疗药物

一、常用药物治疗方案

见表9-1。

二、主要治疗药物汇总

见表9-2。

表 9-1 PID 患者常用药物治疗方案

分类	方案	使用药物	给药途径	用量	用药时间
非静脉给药治疗	肌内注射和口服类药物 联合用药	头孢曲松钠或头孢西丁钠其他第2代或第3代头孢菌素	im/po	头孢曲松钠0.25 g；头孢西丁钠2.0 g	肌肉注射单次,后第2代或第3代头孢口服,疗程至少14 d
		多西环素或米诺环素	po	0.1 g, q12 h	为治疗非典型病原体,可加用,四环素类疗程至少14 d,阿奇霉素5~7 d
		阿奇霉素	po	0.5 g, qd, 1~2 d 后改为0.25 g, qd	
		硝基咪唑类如甲硝唑	po	0.4 g; q12 h	为覆盖厌氧菌,可加用
	口服类药物 联合用药	氧氟沙星或左氧氟沙星	po	氧氟沙星0.4 g, bid; 左氧氟沙星0.5 g, qd	至少14 d
		甲硝唑	po	0.4 g; q12 h	
	单独用药	莫西沙星	po	0.4 g, qd	
静脉药物治疗	β-类酰胺类抗菌药物 头霉素类或氧头孢烯类药物	头孢西丁钠或头孢替坦	ivgtt	头孢西丁钠2 g, q6h; 头孢替坦2 g, q12 h	临床症状改善后至少24 h改为口服药物治疗,疗程至少14 d
		多西环素或米诺环素	po	0.1 g, q12 h	
		阿奇霉素	po/ivgtt	0.5 g, qd, 静脉滴注1~2 d 后改为0.25 g, qd,5~7 d	
	头孢菌素类药物	头孢曲松钠或其他第2代、第3代头孢菌素	ivgtt	头孢曲松钠1~2 g, qd	临床症状改善后至少24 h改为口服药物治疗,疗程至少14 d

续 表

分类	方案	使用药物	给药途径	用量	用药时间
		多西环素或米诺环素	po	0.1 g, q12 h	临床症状改善后至少 24 h 改为口服药物治疗,疗程至少 14 d
		阿奇霉素	ivgtt/po	0.5 g, qd,静脉滴注 1～2 d 后改为 0.25 g, qd,5～7 d	
	喹诺酮类与甲硝唑联合	氧氟沙星或左氧氟沙星	ivgtt	0.4 g, q12 h / 0.5 g, qd	临床症状改善后至少 24 h 改为口服药物治疗,疗程至少 14 d
		甲硝唑	ivgtt	0.5 g, q12 h	
	以β-内酰胺类＋酶抑制剂类为主	氨苄西林-舒巴坦	ivgtt	3 g, q6h	
		阿莫西林-克拉维酸	ivgtt	1.2 g, q8h～q6h	
		哌拉西林-他唑巴坦	ivgtt	4.5 g, q8h	
		多西环素或米诺环素	po	0.1 g, q12 h	为治疗非典型病原体,可加用,四环素类疗程至少 14 d,阿奇霉素 5～7 d
		阿奇霉素	ivgtt/po	0.5 g, qd,1～2 d 后改为 0.25 g, qd	
		硝基咪唑类如甲硝唑	po	0.4 g, bid	为加强抗厌氧菌作用,可加用,疗程至少 14 d
克林霉素与氨基糖苷类药物联合		克林霉素	ivgtt	0.9 g, q8h	临床症状改善后至少 24 h 改为口服药物治疗,疗程至少 14 d
		庆大霉素	ivgtt/im	首次负荷剂量为 2 mg/kg,维持剂量 1.5 mg/kg, q8h	

表 9 - 2　PID 主要治疗药物汇总

名称	作用达峰时间	半衰期	禁忌证	注意事项
注射用头孢曲松钠	im 2 h; ivgtt 30 min	7~8 h	对头孢菌素类抗菌药物过敏者禁用	(1) 本药与钙药物包括含钙溶液合用出现头孢曲松钠-钙盐沉淀而导致严重不良反应风险,故不宜将两者混合或同时使用,即使是不同部位使用不同给药方式,且在使用本药 48 h 内不宜使用含钙药物; (2) 使用本药前应详细询问患者的过敏史,有青霉素过敏性休克或即刻反应史者不宜使用头孢菌素类药物; (3) 肌内注射时,如不加用利多卡因会导致使用头孢菌素疼痛,多卡因溶液绝不可静脉注射; (4) 维生素 K 缺乏者使用本药可能会导致凝血酶原时间延长,必要时适当补充维生素 K
注射用头孢西丁钠	im 30 min	iv, 41~59 min; im, 64.8 min	对本药及头孢菌素类抗菌药物过敏者禁用	(1) 青霉素过敏者慎用; (2) 肾功能损害者及有胃肠疾病史(特别是结肠炎)者慎用; (3) 本品与氨基糖苷类抗菌药物配伍时,会增加肾毒性; (4) 高浓度头孢西丁可使血尿肌酐、尿 17-羟皮质类固醇出现假阳性升高,铜还原法尿糖检测出现假阳性; (5) 与丙磺舒合用可使本药的排泄延迟,从而导致本药的血药浓度升高及半衰期延长
注射用氨苄西林钠舒巴坦钠	—	1 h	对任何青霉素类抗菌药物有过敏反应史的患者禁用	(1) 同任何抗菌药物一样,应持续观察患者是否存在不敏感微生物,包括真菌过度生长的征象。一旦发生二重感染,应停药并给予妥善处理; (2) 由于在体外任何氨基糖苷类抗菌药物均可使氨基糖苷类抗菌药物灭活,因此注射用氨苄西林钠舒巴坦钠与氨基糖苷类抗菌药物分开配制和注射

续表

名称	作用达峰时间	半衰期	禁忌证	注意事项
注射用阿莫西林克拉维酸钾	静脉给药后立即达血药峰浓度	阿莫西林 1 h 克拉维酸钾 0.76~1.4 h	(1) 对本药、青霉素类或其他 β-内酰胺类、头孢菌素类抗菌药物过敏者禁用； (2) 使用本药或其他青霉素类药曾出现黄疸或肝功能损害者； (3) 传染性单核细胞增多症患者	(1) 长期或大剂量用药者，应监测血清钾、钠浓度，并定期检查肝、肾功能和造血系统功能； (2) 首次给药时应监测过敏性反应； (3) 克拉维酸钾单次剂量不宜超过 0.2 g，每日剂量不宜超过 0.4 g； (4) 不同配比的阿莫西林和克拉维酸钾组成的复方制剂，不能互相替代
注射用哌拉西林舒巴坦钠	静脉给药后立即达血药峰浓度	0.7~1.2 h	对本药、青霉素类或其他 β-内酰胺类、头孢菌素类抗菌药物过敏者禁用	(1) 首次给药时应监测过敏性反应； (2) 与非甾体抗炎止痛药合用，可发生对血小板功能的累加抑制作用，增加出血的危险性； (3) 与丙磺舒合用，可以延长本药的半衰期； (4) 哌拉西林与氨基糖苷类药物混合后，两者的抗菌活性均明显降低
甲硝唑片 甲硝唑氯化钠注射液	1~2 h 20 min	7~8 h	有活动性中枢神经系统疾患和血液病者禁用	(1) 对诊断的干扰：本品的代谢产物可使尿液呈深红色； (2) 原有肝脏疾病者，剂量应减少。出现运动失调或其他中枢神经系统症状时应停药。重复一个疗程之前，应做白细胞计数。厌氧菌感染合并肾功能衰竭者，给药间隔时间应由 8 h 延长至 12 h； (3) 本品可抑制酒精代谢，用药期间应戒酒，饮酒后可能出现腹痛、呕吐、头痛等症状

续 表

名称	作用达峰时间	半衰期	禁忌证	注意事项
左氧氟沙星片	1 h	6.48 h	对喹诺酮类药物过敏者、妊娠及哺乳期妇女、18 岁以下患者禁用	(1) 喹诺酮类药物可增加肌腱炎和肌腱断裂的风险,60 岁以上老年人、使用糖皮质激素药物及肾脏、心脏、肺移植的患者,其风险进一步增加; (2) 可能会加重重症肌无力患者的肌无力,故该类患者应避免使用本药; (3) 可导致心脏 QT 间期延长,故 QT 间期延长的患者、未纠正的低血钾患者及使用 I A 类(奎尼丁、普鲁卡因胺)和 III 类(胺碘酮、索他洛尔)抗心律失常药物的患者应避免使用本药; (4) 避免与螯合剂如抗酸剂、硫糖铝、金属阳离子、多种维生素制剂等合用,导致本药的胃肠吸收减少,会导致全身药物浓度显著降低于预期药物浓度
左氧氟沙星氯化钠注射液	1 h	6.28 h	对喹诺酮类药物过敏者、妊娠及哺乳期妇女、19 岁以下患者禁用	(1) 喹诺酮类药物可增加肌腱炎和肌腱断裂的风险,60 岁以上老年人、使用糖皮质激素药物及肾脏、心脏、肺移植的患者,其风险进一步增加; (2) 可能会加重重症肌无力患者的肌无力,故该类患者避免使用本药; (3) 可导致心脏 QT 间期延长,故 QT 间期延长的患者、未纠正的低血钾患者及使用 I A 类(奎尼丁、普鲁卡因胺)和 III 类(胺碘酮、索他洛尔)抗心律失常药物的患者应避免使用本药

续表

名称	作用达峰时间	半衰期	禁忌证	注意事项
盐酸莫西沙星片	0.5~4 h	12 h	(1) 已知对莫西沙星的任何成分，或其他喹诺酮类，或任何辅料过敏者； (2) 妊娠和哺乳期妇女； (3) 由于缺乏患乙患有肝功能严重损伤（Child Pugh C级）的患者和转氨酶升高大于5倍正常值上限的患者使用莫西沙星的临床数据，该药在这类患者中禁止使用； (4) 18岁以下患者	(1) 用药期间避免在紫外线及日光下过度暴露； (2) 对于复杂盆腔感染患者(如伴有输卵管-卵巢或盆腔脓肿)，宜经静脉给药进行治疗，而不推荐口服本药片剂进行治疗； (3) 避免用于QT间期延长的患者，患有低钾血症患者及接受IA类(奎尼丁，普鲁卡因胺)和Ⅲ类(胺碘酮，索他洛尔)抗心律失常药物的患者
盐酸多西环素片	—	18~24 h	(1) 有四环素类药物过敏史者禁用； (2) 8岁以下儿童	(1) 应用本品时可能发生耐药菌的过度繁殖。一旦发生双重感染，即停用本品并予以相应治疗； (2) 治疗性病时，如怀疑同时合并梅毒螺旋体感染，用药前需行暗视野显微镜检查及血清学检查，后者每月1次，至少4次； (3) 长期用药时应定期随访检查血常规以及肝功能
注射用克林霉素磷酸酯	—	2.4~3 h	本药与林可霉素、克林霉素有交叉耐药性，对克林霉素或林可霉素有过敏史者禁用	(1) 肝、肾功能损害者慎用； (2) 使用本药时，应注意可能发生伪膜性肠炎。如出现伪膜性肠炎，选用万古霉素口服0.125~0.5 g，每日3~4次以进行治疗； (3) 本药每100 ml滴注时间不少于30 min

续 表

名称	作用达峰时间	半衰期	禁忌证	注意事项
阿奇霉素片或注射用阿奇霉素	2.5～2.6 h	35～48 h	(1) 已知对阿奇霉素、红霉素、其他大环内酯类或酮内酯类药物过敏的患者禁用； (2) 以前使用阿奇霉素后有胆汁淤积性黄疸/肝功能不全病史的患者禁用	(1) 由于本药主要经肝脏清除，故肝功能损害的患者应慎用； (2) 本药不得与含铝和镁的抗酸剂同服
硫酸庆大霉素注射液	30～60 min	2～3 h	对本品或其他氨基糖苷类过敏者禁用	(1) 失水、第Ⅷ对脑神经损害、重症肌无力或帕金森病及肾功能损害患者慎用； (2) 在用药前，用药过程中应定期进行尿常规和肾功能测定，以防止出现严重肾毒性反应。必要时作听力检查或听电图尤其高频听力测定以及温度刺激试验，以检测前庭毒性； (3) 有条件时疗程中应监测血药浓度，每 8 h 1 次给药者有效血药浓度应保持在 4～10 μg/ml，避免峰浓度超过 12 μg/ml，谷浓度保持在 1～2 μg/ml；每 24 h 1 次给药者血药峰浓度应保持在 16～24 μg/ml，谷浓度应＜1 μg/ml

第三节　典型病例

病例一　卵巢脓肿的抗感染治疗

一、病例资料

1. **现病史**　女,30岁,因"下腹痛2周余,少量阴道流血1 d"入院。平素月经规律,15岁初潮,7/30 d,量中,无痛经。LMP:01－15。01－18起患者无明显诱因出现下腹痛,以左下腹痛为主,疼痛呈持续性,自行口服止痛片无缓解,01－30外院就诊查尿 hCG(－),予口服药物治疗(具体药物不详)腹痛略缓解。02－02开始出现阴道流血,量较平时月经量少,色红,遂夜间急诊收治入院。

2. **既往史**　无特殊。

3. **婚育史**　已婚,配偶体健,生育史:0－0－0－0。

4. **体格检查**　正常。

5. **妇科检查**　外阴已婚式;阴道畅,见少量暗红色血迹;子宫颈光滑,举痛(＋);子宫体后位,正常大小,形态规则,无压痛;双附件:左侧附件扪及6 cm大小包块,活动可,有压痛;右侧附件未及异常。

6. **实验室及辅助检查**

(1) 尿沉渣检查:尿隐血(＋＋＋),红细胞计数431.8/μl,其余无异常。

(2) 血常规:白细胞计数:11.55×10⁹/L(↑),中性粒细胞百分比75%(↑),其余无异常。

(3) 肝、肾功能,电解质检查:均正常。

(4) 凝血功能检测:D-二聚体1.14 mg/L(↑),凝血酶原时间13 s(↑),纤维蛋白原5 g/L(↑)。

(5) 血 hCG:0.25 mIU/ml;孕酮4.22 ng/ml。

(6) 妇科B超:紧贴子宫左侧中低回声区71 mm×50 mm×47 mm,内见多个无回声区最大34 mm×33 mm×29 mm,卵巢来源可能。

7. **入院诊断**　盆腔包块待查:左侧卵巢脓肿可能。

8. **出院诊断**　①左侧输卵管卵巢脓肿;②复杂性盆腔肠粘连。

二、药物治疗经过

患者入院后予完善相关检查,临床诊断左侧卵巢脓肿可能,D2～D5先后予哌拉西林他唑巴坦联合磷霉素、头孢呋辛联合奥硝唑抗感染，D6 行腹腔镜检查＋左侧卵巢脓肿剥除术＋左侧输卵管切除术＋广泛肠粘连分解术，术中见左输卵管卵巢表面附有淡黄色黏稠脓液，左卵巢脓性包块，予以吸净，并送脓液细菌培养，术后抗感染方案调整为哌拉西林钠他唑巴坦钠联合磷霉素，禁食并予补液补钾；D9 患者平稳，血常规正常，CRP 稍高，停用静脉用抗菌药物，改口服头孢克洛序贯治疗，予 D10 出院（表 9-3）。

表 9-3　抗感染药物与体征、血感染指标记录

日期	用药	患者情况		
		体温	腹痛	血感染指标
D2	注射用哌拉西林钠他唑巴坦钠＋NS 100 ml 4.5 g, ivgtt, q8h；注射用磷霉素钠＋5% GS 250 ml 6.0 g, ivgtt, q12 h	37.0℃	有	红细胞计数 11.55×10^9/L($\uparrow$)；中性粒细胞百分比 75%($\uparrow$)
D3	注射用头孢呋辛钠＋NS 100 ml 0.75 g, ivgtt, q8h(首剂加倍)；奥硝唑氯化钠注射液 0.5 g, ivgtt, q12 h	37.2℃	较入院时减轻	—
D5	同前	37.0℃	偶有	—
D6	注射用哌拉西林钠他唑巴坦钠＋NS 100 ml 4.5 g, ivgtt, q8h；注射用磷霉素钠＋5%GS 250 ml 6.0 g, ivgtt, q12 h	37.0℃	无	—
D7	同前	36.9℃		白细胞计数 13.38×10^9/L($\uparrow$)；中性粒细胞百分比 71%
D8	同前	36.8℃		白细胞计数 8.22×10^9/L；中性粒细胞百分比 73%；CRP 29 mg/L($\uparrow$)
D9	头孢克洛胶囊 0.25 g, po, q8h	正常		血常规正常；CRP 12 mg/L($\uparrow$)

注："—"表示无数据

三、治疗药物汇总

见表 9 - 4。

表 9 - 4　治疗药物汇总

用药目的	药品名称	用法用量
抗感染治疗	详见表 9 - 3	
补钾	10%氯化钾注射液＋5%葡萄糖氯化钠注射液 500 ml	10 ml，ivgtt，tid

四、病例分析

1. 抗感染治疗

（1）用药指征：患者因下腹痛 2 周余，少量阴道流血 1 d 入院。因有阴道流血，入院后查尿 hCG 阴性，排除异位妊娠可能。结合患者下腹疼痛、妇科检查提示左附件压痛和包块以及阴道 B 超检查提示盆腔包块等特征，符合 PID 最低诊断标准，患者入院时血常规提示白细胞计数 11.55×10^9/L，中性粒细胞百分比 75%，有抗感染治疗指征。

（2）用药方案：盆腔炎经验性治疗宜选择广谱抗菌药物，覆盖 PID 可能的病原体，包括淋病奈瑟球菌、沙眼衣原体、支原体、厌氧菌和需氧菌。对于需住院治疗的患者，常用静脉抗感染治疗方案有以 β-内酰胺类抗菌药物为主的方案如头孢菌素类或头霉素类等、喹诺酮类药物与甲硝唑联合方案，以 β-内酰胺类＋酶抑制剂类为主的方案、克林霉素与氨基糖苷类药物联合方案等 4 种方案。

（3）方案调整：本例患者初始治疗方案选用哌拉西林钠他唑巴坦钠联合磷霉素治疗 1 d 后，将抗感染方案调整为头孢呋辛钠联合奥硝唑治疗 3 d 后，因患者体温平稳、腹痛渐缓解，临床排除手术禁忌证后于入院第 6 日行腹腔镜手术治疗，术中见左输卵管卵巢表面附有淡黄色黏稠脓液，左卵巢脓性包块，术中冰冻提示输卵管急慢性炎，术后将抗感染方案调整为哌拉西林钠他唑巴坦钠联合磷霉素治疗 3 d，患者体温正常，无异常腹痛和阴道分泌物，予口服头孢克洛胶囊 1 粒 po q8h 续贯治疗，住院期间抗感染疗程为 9 d，出院予头孢克洛胶囊带药继续治疗约 5 d，总疗程达 14 d。

2. 术后补钾治疗　患者行腹腔镜检查＋左侧卵巢脓肿剥除术＋左侧输卵

管切除术＋广泛肠粘连分解术，手术当日及术后第 1 日禁食，禁食 2 d，每日均给予静脉补充氯化钾 3 g。

五、药学监护要点

1. **病情监护**　注意观察患者体温、腹痛及阴道流血情况，注意随访感染指标如血常规、CRP 等变化，注意随访病原微生物检测结果。

2. **用药指导**

（1）提醒患者在应用抗菌药物治疗期间注意有无皮疹、瘙痒等过敏反应以及腹泻、恶心和呕吐等胃肠道不适症状。

（2）提醒患者在滴注氯化钾时，勿自行调整滴速，滴速快易刺激静脉内膜引起疼痛，甚至静脉炎；在输注氯化钾过程中若有软弱、乏力、手足口唇麻木、意识模糊等表现时及时报告医师或护士。

（3）提醒患者应用头孢呋辛和奥硝唑期间及用药 1 周内应避免饮酒或酒精性饮料。

（4）出院带药宣教：头孢克洛胶囊：口服，每日 3 次，每次 1 粒；提醒患者该药品宜空腹服用，服药期间不要服用酒精性饮料，并注意有无腹泻等情况发生。

3. **生活管理**　半卧位有助于脓液积聚于直肠子宫陷凹而使炎症局限；注意个人卫生，治疗期间避免无保护性性生活。

病例二　卵巢内膜异位样囊肿伴感染的治疗

一、病例资料

1. **现病史**　女，36 岁，因"左下腹疼痛 6 d，加重 1 d"入院。患者平素月经规律，(3～5)/(25～27)d，量中，轻度痛经。LMP：11 - 22。12 - 03 开始出现少量阴道流血，色暗红，每日更换卫生巾 2 片，12 - 05 就诊当地医院 B 超检查未见明显异常。患者于 12 - 09 锻炼后出现左下腹疼痛，休息后无缓解，并有阴道流血量增多，无恶心、呕吐。12 - 10 开始出现发热，最高 38.5℃，外院 CT：宫腔内见高密度影，盆腔双侧见低密度影，建议增强。12 - 11 于外院抗炎性反应治疗 3 d(具体不详)，12 - 13 夜间无明显诱因突发腹痛加重，腹胀明显，无恶心、呕吐，遂来我院就诊，B 超检查示：宫腔内混合占位。左侧混合块，附件来源可能。内膜欠均。门诊拟"卵巢囊肿感染？扭转？"急收治入院。

2. **既往史**　10 年前行剖宫产术。

3. **婚育史**　已婚，生育史：1－0－0－1。

4. **体格检查**　体温 38.5℃，脉搏 124 次/分，其余正常。

5. **妇科检查**　外阴已婚，阴道畅，见中量暗红色血迹，质稠；子宫颈轻糜，举痛（＋）；子宫体前位，正常大小，形态规则，无压痛；双附件：左附件可及 5 cm 大小包块，活动可，有压痛；右侧附件未及异常。

6. **实验室及辅助检查**

（1）尿沉渣检查：尿酮体（＋），尿隐血（＋＋＋＋），其余无异常。

（2）血常规：白细胞计数 11.82×10⁹/L（↑），中性粒细胞百分比 86%（↑），红细胞计数 3.07×10¹²/L（↓），血红蛋白 92 g/L（↓），余正常。

（3）电解质检查：K^+：4.4 mmol/L（↓）；Na^+：133 mmol/L（↓）；Cl^-：95 mmol/L（↓），其余正常。

（4）肝、肾功能：Cr 51 μmol/L（↓），其余正常。

（5）肿瘤相关检查：癌抗原 125（CA125）185.1 U/ml（↑），其余正常。

（6）抑制素 A：6.7 pg/ml。

（7）阴道分泌物、BV 检查：阴性。

（8）妇科 B 超提示：子宫颈管内混合占位，大小约 54 mm×44 mm×34 mm。左侧回声紊乱区：大小 64 mm×54 mm×52 mm，内见彩色血流信号，提示左侧混合块，附件来源可能。内膜欠均。

7. **入院诊断**　①腹痛待查：左卵巢囊肿感染？蒂扭转？②盆腔包块待查：卵巢肿瘤？脓肿？

8. **出院诊断**　①左卵巢内膜异位样囊肿伴感染；②复杂肠粘连；③贫血。

二、药物治疗经过

患者入院后予完善相关检查，考虑左卵巢囊肿感染可能，D1 予头孢呋辛钠联合奥硝唑经验性抗感染治疗；D2 腹痛、高热，予物理降温、升级抗感染治疗方案为哌拉西林他唑巴坦钠联合磷霉素、吲哚美辛栓纳肛退热，因患者血红蛋白偏低，予琥珀酸亚铁片、维生素 C 片纠正贫血；D3 考虑盆腔感染未能有效控制，急诊行腹腔镜检查＋部分左侧输卵管卵巢切除术＋腹腔粘连分解＋宫腔镜检查＋诊刮术，术后起经验性升级抗感染方案为亚胺培南西司他丁钠联合万古霉素治疗；D9 体温正常，复查 CRP、血清淀粉样蛋白（SAA）较前明显下降，血象基本恢复正常,停用万古霉素;D10 停用亚胺培南西司他丁钠;D11 患者术后恢复良好,无发热及腹痛等,予出院,出院后继续纠正贫血,并予亮丙瑞林治疗左卵巢内膜异位样囊肿(表9-5)。

表9-5 抗感染药物与体征、血感染指标记录

日期	用药	患者情况		
		体温	腹痛	血感染指标
D1	注射用头孢呋辛钠 + NS 100 ml 0.75 g, ivgtt, q8h; 奥硝唑氯化钠注射液 0.5 g, ivgtt, q12 h	38.5℃	有,阵发隐痛	白细胞计数 11.82 × 10^9/L(↑); 中性粒细胞百分比 86%(↑)
D2	注射用哌拉西林钠他唑巴坦钠 + NS 100 ml 4.5 g, ivgtt, q8h; 注射用磷霉素钠 + 5% GS 250 ml 8.0 g, ivgtt, q12 h	晨测38.4℃;14:00测39.6℃;16:00测37.9℃	有,未缓解	CRP 90.43 mg/L(↑); PCT 0.08 ng/ml
D3	注射用亚胺培南西司他丁钠 + NS 100 ml 1.0 g, ivgtt, q8h; 注射用盐酸万古霉素 + NS 250 ml 1.0 g, ivgtt, q12 h	38.6℃	有,持续疼痛	白细胞计数 9.49 × 10^9/L(↑); 中性粒细胞百分比 83%(↑); CRP 94 mg/L(↑); SAA>200 mg/L(↑)
D4	同前	37.2℃	无	白细胞计数 18.66 × 10^9/L(↑); 中性粒细胞百分比 89%(↑); CRP 65 mg/L(↑); SAA>200 mg/L(↑)
D6	同前	36.8℃		白细胞计数 6.21×10^9/L; 中性粒细胞百分比 76%(↑); CRP 20 mg/L(↑); SAA>94 mg/L(↑); PCT 0.07 ng/ml
D7	注射用亚胺培南西司他丁钠 + NS 100 ml 1.0 g, ivgtt, q8h	37.0℃		白细胞计数 5.03×10^9/L; 中性粒细胞百分比 75%(↑); CRP<10 mg/L; SAA 53 mg/L(↑)

续　表

日期	用药	患者情况		
		体温	腹痛	血感染指标
D8	同前	37.5℃		
D10	停止抗感染治疗	37.0℃		血常规正常； CRP 正常

三、治疗药物汇总

见表 9-6。

表 9-6　卵巢内膜异位样囊肿伴感染治疗药物汇总

用药目的	药品名称	用法用量
抗感染治疗		详见表 9-5
退热	吲哚美辛栓(0.1 g/粒)	半粒纳肛，st
纠正贫血	琥珀酸亚铁片	0.1 g, po, tid
	维生素 C 片	0.1 g, po, tid
子宫内膜异位症药物治疗	注射用醋酸亮丙瑞林微球	3.75 mg, ih，月经来潮的第 1~3 日内使用

四、病例分析

1. 抗感染治疗

（1）用药指征：患者因左下腹疼痛 6 d，加重 1 d，入院时伴发热 38.5℃，子宫颈举痛(＋)，CRP(↑)，B 超示盆腔包块。该患者符合 PID 的最低标准、附加标准，可开始行经验性抗感染治疗。

（2）方案调整：本例患者入院后即经验性予头孢呋辛钠联合奥硝唑治疗。在治疗过程中患者体温控制不佳，血常规、CRP 继续升高，在病原菌监测结果未出情况下，临床予经验性升级抗菌药物，更改为哌拉西林他唑巴坦钠联合磷霉素治疗 2 d 后患者持续腹痛，体温未降，且各项感染指标继续升高，临床考虑药物治疗无效，有手术指征，行急诊手术，术中分离过程见左附件区肿物内部脓液、暗红色液体、巧克力状液体流出，肿物部分深入盆底及致密粘连于盆腔左侧壁,呈化脓性炎症状态。临床考虑患者感染情况较为严重,手术易导致感染扩散,术后立即经验性升级抗菌药物为亚胺培南西司他丁钠联合万古霉素治疗。术后第 3 日临床医师邀请临床药师会诊协助抗感染治疗方案的调整,临床药师评估病情后建议:患者体温已明显下降(36.8℃),子宫颈分泌物培养提示大肠埃希菌[ESBLs(－)],连续 2 d 复查 CRP、SAA 较前亦明显下降,血象今日已基本恢复正常,结合患者目前临床疗效,建议停用万古霉素,但临床考虑患者目前仍然存在感染风险,继续应用万古霉素联合亚胺培南西司他丁钠抗感染治疗 3 d。术后第 8 日恢复好,临床评估患者感染已控制,予出院。

2. **纠正贫血治疗**　本例患者入院后血常规红细胞计数 $3.07 \times 10^{12}/L$(↓),血红蛋白 92 g/L(↓),符合世界卫生组织(WHO)贫血诊断标准。根据2016 年《国际共识声明:围术期贫血和铁缺乏的管理》,对于缺铁性贫血的患者在择期手术期间,应将补铁纳入常规治疗,以增加血清铁蛋白和转铁蛋白水平,减少输血可能。首选口服铁剂,推荐元素铁补充剂量为 40～60 mg,每日 1次,或 80～100 mg,隔日 1 次(qod),并给予合适的膳食营养指导。若患者不耐受口服可考虑补充静脉铁剂。口服铁剂可联合维生素 C 促进铁剂吸收。本例患者使用补铁药物治疗可。

3. **子宫内膜异位症治疗**　患者行腹腔镜检查＋部分左侧输卵管卵巢切除术＋腹腔粘连分解＋宫腔镜检查＋诊刮术,本例患者囊肿与盆腔粘连严重,术中见卵巢肿块有巧克力色液体流出,术后诊断左侧卵巢子宫内膜样囊肿伴感染。腹腔镜手术是首选的手术方法,目前认为腹腔镜确诊、手术＋药物为子宫内膜异位症的金标准治疗。但保守性手术后存在较高的复发率,手术后的药物治疗和长期管理是减少复发的关键(详见本书第十章)。

五、药学监护要点

1. 病情监护

(1) 注意监测患者腹痛及体温变化等情况,监测患者血常规,CRP, PCT,肝、肾功能,电解质等,注意有无药物不良反应发生。

(2) 注意询问患者在输注抗菌药物期间有无皮疹、瘙痒等过敏性反应发生。万古霉素滴注速度不宜过快,滴注时间宜在 1 h 以上;必要时监测万古霉素血药浓度,注意询问患者有无听力改变,必要时监测听力。警惕长期使用广谱抗菌药物后可能出现的腹泻、真菌感染等。

2. 用药指导

（1）琥珀酸亚铁片、维生素 C，建议用餐后或用餐时服用，减少胃部刺激。服药期间避免饮浓茶，因为浓茶中的高鞣酸可降低铁的吸收。牛奶及奶制品可抑制铁吸收，不建议和铁剂同时服用。铁离子在肠道细菌作用下生成硫化铁会形成黑便，属正常现象。

（2）提醒患者使用注射用醋酸亮丙瑞林期间避免饮酒或服用含酒精的饮料，因为乙醇可加重本药的不良反应。使用醋酸亮丙瑞林后可出现由低雌激素引起潮热、阴道干燥、性欲下降、失眠及抑郁等症状，停药 3 个月内可自行恢复。另外，可出现继发性骨丢失，嘱患者注意观察有无原因不明的全身骨痛或腰背痛，及时复查。

（3）出院用药宣教管理：继续服用琥珀酸亚铁和维生素 C 以纠正贫血，建议当地医院复查血红蛋白水平。亮丙瑞林为皮下注射，第 1 剂于月经来潮的 D1～D3 用，以后每 28 日 1 次，总疗程 3～6 个月，治疗期间注意监测骨密度情况，不适随诊。

3. 生活管理　治疗期间避免无保护性性行为；建议对性伴侣进行检查和治疗；日常生活中注意性生活卫生，不适随诊。

（王先利　朱佳蕾）

第十章

子宫内膜异位症

第一节 疾病基础知识

一、概述

子宫内膜异位症(endometriosis,EMT)是指具有生长功能的子宫内膜组织(腺体和间质)在子宫腔被覆内膜及子宫体肌层以外的其他部位出现、生长、浸润,反复出血,继而引发疼痛、不孕及结节或包块等。根据发生部位不同可分为腹膜子宫内膜异位症、卵巢子宫内膜异位症和子宫腺肌病。子宫内膜异位症是一种常见的良性慢性雌激素依赖性疾病。文献报道子宫内膜异位症发病率范围差异大,为2%~48%。

二、临床表现

主要有慢性盆腔痛、性交痛、痛经、月经异常和不孕,其临床表现因人和病变部位的不同而多种多样,症状特征与月经周期密切相关。25%患者无任何症状。

三、临床分期

分期方法很多,目前我国多采用美国生育学会(AFS)提出的修正子宫内膜异位症分期法。有利于评估疾病严重程度、正确选择治疗方案、准确比较和评价各种治疗方法的疗效,有助于判断患者的预后(表10-1)。

表 10-1　ASRM 修正子宫内膜异位症分期法（1997 年）

患者姓名_____　　日期_____

Ⅰ期（微型）：1～5 分　腹腔镜____剖腹手术____病理____

Ⅱ期（轻型）：6～15 分　推荐治疗_____

Ⅲ期（中型）：16～40 分_____

Ⅳ期（重型）：>40 分

总分_____　　预后_____

异位病灶		病灶大小				粘连范围		
		<1 cm	1～3 cm	>3 cm		<1/3 包裹	1/3～2/3 包裹	>2/3 包裹
腹膜	浅	1	2	4				
	深	2	4	6				
卵巢	右浅	1	2	4	薄膜	1	2	4
	右深	4	16	20	致密	4	8	16
	左浅	1	2	4	薄膜	1	2	4
	左深	4	16	20	致密	4	8	16
输卵管	右				薄膜	1	2	4
					致密	4	8	16
	左				薄膜	1	2	4
					致密	4	8	16
直肠子宫陷凹		部分消失　4			完全消失　40			

注：若输卵管全部被包裹，应为 16 分

　　其他子宫内膜异位灶：_____

　　相关病理：_____

四、主要治疗方法

治疗的根本目的是"缩减和去除病灶，减轻和控制疼痛，治疗和促进生育，预防和减少复发"。治疗方法应根据患者年龄、症状、病变部位和范围以及对生育要求等加以选择，强调个体化。

1. **期待治疗**　仅适用于轻度内异症患者，定期随访，如给予前列腺素合成酶抑制剂等。

2. **药物治疗**　包括抑制疼痛的对症治疗，抑制雌激素合成使异位内膜萎缩、阻断下丘脑–垂体–卵巢轴的刺激和出血周期为目的的激素类药物治疗，适用于慢性盆腔痛、经期痛经症状明显、有生育要求及无卵巢囊肿形成患者。目前常用的药物有非甾体抗炎药、口服避孕药（oral contraceptive）、孕激素（progestin）、孕激素受体拮抗剂（progesterone receptor antagonist）如米非司酮、雄激素类衍生物如孕三烯酮（gestrinone）、达那唑（danazol）、促性腺激素释放激素激动剂（gonadotropin releasing hormone agonist，GnRH–a）。

3. **手术治疗**　适用于药物治疗后症状不缓解、局部病变加剧或生育功能未恢复者，异位病灶包块较大者。腹腔镜手术是首选的手术方法。手术方式主要有：保留生育功能手术、保留卵巢功能手术；根治性手术及其他手术，如骶前神经切除术。

4. **手术与药物联合治疗**　手术治疗前给予3～6个月的药物治疗，使异位病灶缩小、软化、有利于缩小手术范围和手术操作。对保守性手术、手术不彻底或术后疼痛不缓解者，术后给予6个月的药物治疗，推迟复发。

第二节　主要治疗药物

一、常用药物治疗方案

见表10–2。

二、主要治疗药物汇总

见表10–3。

表10-2 子宫内膜异位症常用治疗方案

分类	使用药物	规格	给药途径	用法用量
非甾体抗炎药	布洛芬缓释胶囊	0.3克/粒	po	每日2次,每次0.3 g
口服避孕药	屈螺酮炔雌醇片	屈螺酮:3毫克/片;炔雌醇:0.03毫克/片	po	月经第1日开始,每日约在同一时间少量液体送服
	炔雌醇环丙孕酮片	炔雌醇:0.035毫克/片;醋酸环丙孕酮:2毫克/片	po	在GnRH-a用药前提前给药,每日1次
孕激素	醋酸甲羟孕酮片	2毫克/片	po	每次10 mg,每日3次
孕激素受体拮抗剂	米非司酮片	10毫克/片,25毫克/片	po	每日口服25~100 mg
孕三烯酮	孕三烯酮胶囊	2.5毫克/粒	po	每周2次,每次2.5 mg,于月经第1日开始服药
达那唑	达那唑胶囊	0.1克/粒	po	每日400~800 mg,分次服用,连服3~6个月
	达那唑栓	50毫克/粒	阴道给药	每次50 mg,每日1~2次,经期停用3~4日,3~6个月1个疗程
促性腺激素释放激素激动剂(GnRH-a)	注射用醋酸亮丙瑞林微球	3.75毫克/支	ih	于月经第1天使用1针后,间隔28天注射1次,共3~6次
	醋酸戈舍瑞林缓释植入剂	3.6毫克/支	ih	
	注射用醋酸曲普瑞林	3.75毫克/支	im	

表 10 - 3 子宫内膜异位症主要治疗药物

名称	起效时间	作用达峰时间	半衰期	禁忌证	注意事项
屈螺酮炔雌醇片	炔雌醇和屈螺酮口服能够迅速吸收完全	炔雌醇和屈螺酮约 1～2 h 达到血清峰浓度	炔雌醇水平呈双相下降,其半衰期分别约为 1 h 和 10～20 h。	(1) 出现动脉或静脉血栓形成; (2) 累及血管的糖尿病; (3) 对本品活性成分或其任何赋形剂过敏	(1) 高血压、偏头痛、异常脂蛋白血症、心脏瓣膜病、心房纤颤; (2) 肿瘤; (3) 肾功能不全
炔雌醇环丙孕酮片	口服醋酸环丙孕酮后吸收迅速而且完全	单次服药约 1.6 h 后达峰	醋酸环丙孕酮血清水平分 2 个时相下降,分别以半衰期 0.8 h 和 2.3～3.3 d 为特征		
醋酸甲羟孕酮片	—	2～4 h 出现峰值	口服后半衰期约 14 h	肝肾功能不全者,有血栓病史者,对本品过敏者	心脏病、癫痫、抑郁症、偏头痛、哮喘慎用
米非司酮片	口服吸收迅速,有明显首过效应	平均达峰时间为 0.9 ± 0.5 h	消除半衰期约为 26 h	对本药过敏者,心肝肾疾病及肾上腺皮质功能不全者,使用前列腺素类药物禁忌者,年龄超过 35 岁的吸烟妇女	用药前必须向服药者充分告知说明书用药,告知治疗效果,可能出现的不良反应
孕三烯酮胶囊	—	给药后 2.8 h 和 3 h 血药浓度达峰值	血浆消除半衰期 24 h,长期用药体内无药物蓄积现象	孕妇、哺乳期妇女,严重心、肝或肾功能不全者,以及既往在使用雌激素或孕激素治疗时有发生代谢或血管疾病患者禁用	(1) 治疗前须排除怀孕可能性; (2) 定期检查肝功能; (3) 用药期间须采取严格的避孕措施; (4) 对伴高脂血症者,有糖尿病者应监测相应指标

续 表

名称	起效时间	作用达峰时间	半衰期	禁忌证	注意事项
达那唑胶囊	—	—	口服后经肾脏排泄，半衰期约为 4.5 h	血栓病患者，心肝肾疾病患者，异常性生殖器出血患者	(1) 癫痫、偏头痛、糖尿病患者慎用； (2) 治疗期间注意肝功能检查； (3) 用药期间采取工具避孕； (4) 服药期间对一些诊断性实验有影响。如糖耐量试验、甲状腺功能试验等； (5) 用药应注意有无心脏功能损害、肾功能损害、生殖器官出血等
达那唑栓	—	—	—	诊断不明的阴道异常出血患者，肝肾心功能明显损害者，血栓病患者，雄激素依赖性肿瘤患者	(1) 严格避孕； (2) 可引起某种程度的体液潴留，影响癫痫、偏头痛、肝肾功能紊乱，有报道可引起急性间歇性卟啉病加重； (3) 与华法林、卡马西平存在药物相互作用
注射用醋酸亮丙瑞林微球	—	单次肌内注射后 4 h 血浆药物浓度达峰值	终末消除的半衰期接近 3 h	对本药成分、合成的黄体生成素释放激素 (LH-RH) 或 LH-RH 衍生物有过敏史者，有性质不明的、异常的阴道出血者 (有可能为恶性疾病) 禁用	(1) 首次用药初期，由于高活性 LH-RH 衍生物对垂体-性腺系统的刺激作用，使血清睾丸素浓度上升，可见骨性疼痛暂时加重，尿潴留或脊髓压迫症状，应对症处理； (2) 由于雌激素降低可引起骨质的损失，故需长期给药或再次给药时，应尽可能检查骨密度，慎重用药

注："—"表示无数据

第三节 典型病例

病例一 促性腺激素释放激素激动剂在子宫内膜异位症中的治疗应用

一、病例资料

1. **现病史** 女,30岁,因"经期腹痛进行性加重2年"入院。患者13岁月经来潮,平素月经规律,7/26 d,量少,重度痛经。LMP:09 - 29。近2年患者经期腹痛较前逐渐加重。近2个月痛经严重难以忍受,需服用布洛芬止痛,经期经量及月经周期无明显改变。4个月前于外院行B超检查示:双侧卵巢囊肿(左侧21 mm×14 mm,右侧22 mm×15 mm)。08 - 10行B超检查示:右侧弱回声区:大小29 mm×26 mm×21 mm,周边见卵巢组织;左侧弱回声区:大小48 mm×40 mm×34 mm,周边见卵巢组织;其余无特殊。提示:双侧卵巢有囊块,液稠,卵巢内膜样囊肿可能。09 - 12行子宫输卵管造影示:宫腔无特殊,左侧输卵管通而极不畅;右侧输卵管张力高,通而极不畅。今患者要求进一步治疗,10 - 08门诊以"卵巢囊肿可能"收治入院。自发病以来,精神、饮食、睡眠均正常,两便基本正常,体重无明显改变。

2. **既往史** 无特殊。

3. **婚育史** 0 - 0 - 1 - 0。

4. **体格检查** 未及明显异常。

5. **实验室及辅助检查**

(1)肝、肾功能,空腹血糖,心电图,凝血功能:均无异常。

(2)超声:内膜厚5 mm,质地欠均匀,右侧弱回声区:大小42 mm×29 mm×22 mm;左侧弱回声区大小67 mm×66 mm×40 mm;提示内膜欠均匀,双侧囊块,部分液稠,卵巢来源可能。

6. **入院诊断** 盆腔包块待查:双侧卵巢囊肿可能。

7. **出院诊断** 双侧卵巢内膜样囊肿。

二、药物治疗经过

患者因盆腔包块待查:双侧卵巢囊肿可能入院完善检查,予以择期手术。

D2 患者行腹腔镜检查＋患侧卵巢囊肿剥除术＋双侧输卵管整形＋通液术,切除病灶,恢复解剖结构。围术期予头孢替安预防感染,术后患者一般情况可,生命体征平稳。术中快速冰冻检查为双侧卵巢内膜样囊肿。D4 术后第 2 日,患者精神好,进食可,肛门已排气,大便已解,无不适主诉。患者术后生命体温平稳。电解质、尿常规:均在正常值范围内。凝血功能:凝血酶原时间 13 s(↑),其余正常。血常规:红细胞计数 3.58×10^{12}/L(↓),血红蛋白 107 g/L(↓),白细胞计数 6.99×10^9/L,中性粒细胞百分比 64%,单核细胞百分比 18%。予补液对症支持治疗,开具注射用醋酸亮丙瑞林微球 3.75 mg 于月经第 1~3 日皮下注射,妇科千金胶囊促术后恢复。D5 患者术后第 3 日,患者精神好,进食可,肛门已排气,大便已解,无不适主诉,予出院。

三、治疗药物汇总

见表 10 - 4。

表 10 - 4　子宫内膜异位症治疗中的 GnRH - a 药物汇总

用药目的	药品名称	用法用量
围手术期预防感染	注射用盐酸头孢替安	1 g, ivgtt, bid
促进术后机体恢复	妇科千金胶囊	2 粒, po, tid
假绝经治疗	注射用醋酸亮丙瑞林微球	3.75 mg, ih, 月经第 1~3 日

四、病例分析

1. **围手术期预防感染**　该患者 B 超检查:右侧弱回声区:大小 42 mm×29 mm×22 mm;左侧弱回声区:大小 67 mm×66 mm×40 mm。且患者目前有生育要求,行腹腔镜检查＋患侧卵巢囊肿剥除术＋双侧输卵管整形＋通液术,切除病灶,恢复解剖结构。因手术涉及阴道操作,据《抗菌药物临床应用指导原则(2015 年版)》,可选择第 1 代、第 2 代头孢菌素作围术期预防用药,应于皮肤、黏膜切开前 30 min~1 h 内给予,用药时间不超过 24 h。该手术选用头孢替安围术期预防用药。患者存在围术期预防用抗菌药物适应证,无禁忌证。选药品种合理,用药方案合理。

2. **术后药物辅助治疗子宫内膜异位症**

(1)患者入院诊断为双侧卵巢内膜样囊肿,行手术治疗。术后药物治疗及长期管理可有效减少卵巢子宫内膜异位囊肿的疼痛复发。

（2）该患者痛经合并附件包块，首选手术治疗，有生育要求，目前行保守手术治疗，切除局部病灶，术后可根据病情联合药物治疗降低异位灶复发的风险。患者今年 29 岁，无抽烟史，无高血压、糖尿病、血栓性疾病等疾病史，可选择口服避孕药或高效孕激素，也可选择 GnRH‑a。

（3）通过和患者沟通，该患者短期内有生育需求。因 2016‑09‑12 在本院行子宫输卵管造影术示左侧输卵管通而极不畅，右侧输卵管张力高通而极不畅，出院后可能行辅助生殖技术助孕，而助孕前使用 GnRH‑a 预处理 3～6 个月，予以注射用醋酸亮丙瑞林微球 3.75 mg，告知患者于月经第 1～3 日皮下注射，用于提高妊娠成功率，同时可降低患者异位灶复发的风险。结合患者病情、有生育要求以及自身意愿等因素，予醋酸亮丙瑞林延缓囊肿复发和改善疼痛，存在术后药物辅助治疗适应证。GnRH‑a 在用药时机、用法用量及长期用药管理等方面尚缺乏统一的共识和规范化指导，通常在月经周期的 1～5 d 使用，每次 1 支，皮下注射或肌内注射，每 28 d 注射 1 次，一般用至 3～6 个月，该患者无禁忌证，药品品种选择合理。

五、药学监护要点

（1）注射用醋酸亮丙瑞林微球在治疗后 4 周内可能出现围绝经期症状，闭经、性欲下降、潮热、多汗、外阴阴道干燥、头痛、潮热导致睡眠障碍、情绪变化如抑郁等，还可能出现发热、咳嗽，呼吸困难，过敏症状，伴 AST、ALT 值升高的肝功能障碍或黄疸，引发或加重糖尿病症状，引起患有垂体腺瘤的患者发生垂体中风等。因此，用药前应仔细询问患者过敏史，用药后应密切观察患者的状态，如观察到任何异常，应采取适当的措施，如用肾上腺皮质激素进行治疗等。

（2）因乙醇可加重醋酸亮丙瑞林的不良反应，用药期间尽量避免饮酒。

　病例二　**口服避孕药联用促性腺激素释放激素激动剂在子宫内膜异位症中的应用**

一、病例资料

1. **现病史**　女，32 岁，因"体检发现双侧卵巢增大 2 年"入院。患者平素月经规律，15 岁初潮，7/30 d，量大，中度痛经。LMP：05‑30。2 年前体检时发现双侧卵巢增大,B超提示双侧卵巢囊肿(左侧约 5 cm 大小,右侧 3 cm 大小),予以中药口服治疗半年未见缩小。患者为求进一步诊治,我院门诊就诊,复查 B 超提示:右卵巢大小 51 mm×49 mm×48 mm,内弱回声 35 mm×30 mm× 26 mm,左侧弱回声大小 61 mm×54 mm×49 mm,提示子宫腺肌症可能,右卵巢囊性结构,内膜样囊肿可能,右侧囊块,液稠,卵巢内膜样囊肿可能。偶有腰酸,无异常阴道流血、排液,于 06 - 07 门诊拟诊"盆腔包块待查:双侧卵巢囊肿可能"收治入院。

2. **既往史**　4 年前行"子宫下段横切口剖宫产术"。

3. **婚育史**　1 - 0 - 1 - 1。

4. **体格检查**　妇科检查:外阴已婚式,阴道畅;子宫颈光滑;子宫体前位,正常大小,形态规则,无压痛;右侧附件区可及 5 cm 大小包块,活动可,无压痛;左侧附件区增厚。

5. **实验室及辅助检查**

(1) 血常规,尿常规,凝血血栓检测,肝、肾功能,空腹血糖,甲状腺功能,肝炎标志物监测:无明显异常。

(2) 盆腔 B 超:子宫腺肌症可能,右卵巢内囊性结构,内膜样囊肿可能,右侧囊块,液稠,卵巢内膜样囊肿可能。

6. **入院诊断**　①盆腔包块待查:双侧卵巢内膜样囊肿可能;②瘢痕子宫(C - S 史)。

7. **出院诊断**　①双侧卵巢内膜样囊肿;②瘢痕子宫(C - S 史)。

二、药物治疗经过

患者因双侧卵巢内膜样囊肿,入院后完善相关检查,择期行手术治疗。患者于 D4 行腹腔镜下双侧卵巢囊肿剥除术＋肠粘连松解术,手术顺利。术后患者体温、电解质均无异常,无恶心、呕吐等不适主诉。术后诊断为双侧卵巢子宫内膜样囊肿;肠粘连;瘢痕子宫(C - S 史)。D5 患者今日术后第 1 日,患者今日最高体温 37.9℃,患者无不适主诉。血常规:血红蛋白 86 g/L($\downarrow$),白细胞计数 $10.23×10^9$/L($\uparrow$),中性粒细胞百分比 71%($\uparrow$),其余无显著异常。尿沉渣:尿酮体(＋＋＋＋),尿隐血(＋＋),其余无特殊。电解质:无异常。嘱患者早下床活动,促进肠蠕动,预防血栓形成。体温稍高,血象轻度升高,考虑为手术的炎性刺激引起的应激性反应,暂未处理;尿沉渣示酮体(＋＋＋＋),考虑与患者术前术后禁食时间长引起,尿隐血阳性,考虑与导尿有关,导尿管已拔除,复查清洁中段尿常规;血常规示血红蛋白低,考虑与手术出血有关,予以补铁抗贫血治疗,今日一般情况可,予以注射用醋酸亮丙瑞林微球 3.75 mg 皮下注射,自注射 GnRH－a 后开始口服炔雌醇环丙孕酮片,每日 1 片。D6 为术后第 2 日,患者现一般情况可,体温正常,两便正常,已予半流质饮食,并下床活动,腹部切口愈合可,整个用药过程中无明显不良反应出现,可予出院。

三、治疗药物汇总

见表 10－5。

表 10－5　子宫内膜异位症治疗中的口服避孕药联用 GnRH－a 的药物汇总

用药目的	药品名称	用法用量
术前肠道准备	复方聚乙二醇电解质散	2 包,温开水 2 L,分次口服
术后补液支持及止血治疗	混合糖电解质注射液	500 ml, ivgtt, st
	注射用矛头蝮蛇血凝酶	2 U, iv, st
术后药物辅助治疗子宫内膜异位症	注射用醋酸亮丙瑞林微球	3.75 mg, ih, st
	炔雌醇环丙孕酮片	1 片,po, qd,共 15 d
抗贫血	蛋白琥珀酸铁口服溶液	15 ml, po, tid

四、病例分析

1. 术后药物辅助治疗子宫内膜异位症

（1）患者入院诊断为双侧卵巢囊肿,行腹腔镜下双侧卵巢囊肿剥除术＋肠粘连松解术,手术顺利。根据《子宫内膜异位症的诊治指南（2015 年）》,手术治疗子宫内膜异位症的方式包括:保守性手术、子宫及双侧附件切除术、子宫切除术,文献统计,子宫内膜异位症保守性手术治疗 1 年的复发率在 8%～10%,术后 2 年的复发率约 20%,术后 5 年的累积复发率可达到 40%～50%。因此术后药物辅助治疗控制疾病的复发十分必要。

（2）复旦大学附属妇产科医院有临床研究表明患者年龄小、左侧囊肿或双侧囊肿、r－AFS 评分＞70、囊肿大、术前痛经程度重、术后妊娠率低、术前使用药物及第 1 次手术程度是子宫内膜异位症复发相关的危险因素,该患者具有双侧囊肿和囊肿大等的子宫内膜复发相关危险因素,因此为预防复发,术后可药物辅助治疗。可供选择的预防复发的药物主要为口服避孕药、高效孕激素、雄激素衍生物及 GnRH - a,各种方案疗效基本相同,但不良反应不同,所以选择药物时要考虑药物的不良反应、患者的意愿、生育需求及经济能力。该患者采用 GnRH - a + 口服避孕药治疗。

(3) 该患者 LMP:05 - 30,月经周期 30 d,推算术后第 1 日用 GnRH - a 时患者尚处于卵泡期,为月经周期第 13 日,GnRH - a 用药时机与说明书及有关研究均不符,也未检索到相关文献支持,该用法合理性仍待商榷。在应用 GnRH - a 给药初期会出现点火效应(flare - up),根据研究报道 GnRH - a 开始治疗的最初 10 d 内。该激动剂与 GnRH 受体相结合而刺激垂体产生黄体生成素(luteinizing hormone, LH)和卵泡刺激素(follicle stimulating hormone, FSH),可能导致功能性卵巢囊肿。因此提前给予口服避孕药抑制卵泡发育,可减少功能性卵巢囊肿的发生率。而该患者采用炔雌醇环丙孕酮片当日与 GnRH - a 同时开始使用,每日 1 片,服用 15 d,用至下次月经周期开始。用药疗程可,但笔者认为口服避孕药应提前服用可更好地负反馈抑制 GnRH - a 的点火效应,减少药源性引起卵巢囊肿的复发,以及 GnRH - a 开始用药时的意外妊娠。

2. 纠正贫血治疗

(1) 根据《内科学》第 9 版,女性血红蛋白<110 g/L 可诊断为贫血。该患者术后血红蛋白为 86 g/L,需进行贫血治疗。据《2016 国际共识声明:围术期贫血和铁缺乏的管理》建议可每日补铁 40~60 mg 或隔日 80~100 mg 进行补铁治疗,常用的口服铁剂有多糖铁复合物、琥珀酸亚铁和蛋白琥珀酸铁口服溶液等。

(2) 该患者现予蛋白琥珀酸铁口服溶液治疗合理,蛋白琥珀酸铁口服溶液规格为 15 ml:40 mg(以铁元素计),每日 1 支,相当于补铁 40 mg,用法用量符合推荐,使用合理。

五、药学监护要点

1. 注射用醋酸亮丙瑞林微球 在治疗后 4 周内可能出现围绝经期症状,闭经、性欲下降、潮热、多汗、外阴阴道干燥、头痛、潮热导致睡眠障碍和情绪变化如抑郁等,还可能出现发热、咳嗽、呼吸困难、过敏症状、伴 AST 和 ALT 值升高的肝功能障碍或黄疸,引发或加重糖尿病症状,引起患有垂体腺瘤的患者发生垂体中风等。因此,用药前应仔细询问患者过敏史,用药后应密切观察患者的状态,如观察到任何异常,应采取适当的措施,如用肾上腺皮质激素进行治疗等。

2. **炔雌醇环丙孕酮片**　服药后可能出现恶心、呕吐、腹痛、腹泻等胃肠道功能紊乱、体液潴留、体重增加、情绪抑郁/改变、性欲降低、乳房疼痛、触痛及皮疹、荨麻疹等不良反应。此外还可引起动、静脉血栓及血栓栓塞性疾病如心肌梗死、深静脉血栓形成、肺栓塞和卒中发生的危险性增加、高血压、高甘油三酯血症、肝功能紊乱、偏头痛发作频率或严重程度增加等,一旦发生需立即停药并处理。

3. **蛋白琥珀酸铁口服溶液**　告知患者每日 1 支,在餐前半小时口服,其引起不良反应少见,用药过量时易引起腹泻、恶心、呕吐等胃肠功能紊乱,减量或停药后可消失,服药期间需避免服用制酸剂等药物,此外会引起黑便,如无特殊原因可暂不处理。患者现贫血,还需加强饮食营养,可多食含血红素铁和蛋白质的食物,如红色肉类、鱼类及禽类等,水果、土豆、绿叶蔬菜、菜花、胡萝卜和白菜等含维生素 C 的食物可促进铁吸收,可多食用。牛奶及奶制品可抑制铁吸收,可与铁剂间隔服用。

第四节　常见超说明书用药分析

注射用醋酸亮丙瑞林微球:患者在月经周期第 13 日使用注射用醋酸亮丙瑞林微球(GnRH‐a),其用药时机与说明书及有关研究均不符,也未检索到相关文献支持,该用法合理性仍待商榷。在应用 GnRH‐a 给药初期会出现点火效应,根据研究报道 GnRH‐a 开始治疗的最初 10 日内,该激动剂与 GnRH 受体相结合而刺激垂体产生黄体生成素(luteinizing hormone,LH)和卵泡刺激素(follicle stimulating hormone,FSH),可能导致功能性卵巢囊肿。因此,提前给予口服避孕药抑制卵泡发育,可减少功能性卵巢囊肿的发生率。而该患者采用炔雌醇环丙孕酮片当日与 GnRH‐a 同时开始使用,每日 1 片,服用 15 d,用至下次月经周期开始,用药疗程可,但笔者认为口服避孕药应提前服用可更好地负反馈抑制 GnRH‐a 的点火效应,减少药源性引起卵巢囊肿的复发,以及GnRH‐a 开始用药时的意外妊娠。

(孙　慧　刘浩然)

第十一章

异 位 妊 娠

第一节　疾病基础知识

一、概述

异位妊娠(ectopic pregnancy，EP)是指受精卵在子宫腔以外的部位着床发育，俗称宫外孕(extrauterine pregnancy)，是妇产科常见的急腹症之一，发病率为 2%～3%。根据受精卵着床部位的不同而分为：输卵管妊娠、卵巢妊娠、腹腔妊娠和子宫颈妊娠等，其中输卵管妊娠最常见，约占 95%。异位妊娠的早期诊断和及时处理，能有效地提高患者的存活率和生育保留能力。

导致异位妊娠的病因有很多，其中最主要的病因之一就是输卵管炎症(包括输卵管黏膜炎以及输卵管周围炎)，异位妊娠也与输卵管妊娠史或手术史、输卵管发育不良或功能异常、辅助生殖技术、避孕失败、子宫肌瘤或卵巢肿瘤压迫输卵管以及输卵管子宫内膜异位等因素相关。

二、临床表现

停经、腹痛与阴道流血是异位妊娠的典型临床表现。当患者出现腹腔内出血及剧烈腹痛后，可能会发生晕厥或者失血性休克。当患者异位妊娠流产或破裂所形成的血肿时间相对较久时，凝固的血块会与周围组织或器官发生粘连形成包块，在腹部可扪及。

异位妊娠的诊断方法如下。

(1) 血 β-hCG 测定：连续测定血 β-hCG，若倍增时间＞7 d，异位妊娠可能极大；倍增时间＜1.4 d，异位妊娠可能性极小。

（2）孕酮测定：对异位妊娠的预测意义不大。

（3）B超诊断：当宫腔内未探及妊娠囊，而宫旁探及异常低回声区，且见卵黄囊、胚芽及原始心管搏动，可确诊为异位妊娠；若宫旁探及混合回声区，子宫直肠窝有游离暗区，虽未见胚芽及原始心管搏动，也应高度怀疑异位妊娠。当血 β - hCG≥3 500 IU/L 且阴道超声未见宫内妊娠囊时，应怀疑为异位妊娠。

（4）腹腔镜检查：已不再是异位妊娠诊断的"金标准"，3%～4%的患者因为妊娠囊过小而被漏诊，也有一些患者因输卵管扩张或者颜色改变而导致误诊。

（5）阴道后穹隆穿刺：该方法适用于怀疑有腹腔内出血的患者，若在阴道后穹隆穿刺抽出暗红色不凝的血液，则说明该患者存在腹腔积血。当患者无内出血或内出血量很少、血肿位置较高、直肠子宫陷凹有粘连时，可能抽不出血液，因此该方法结果阴性也不能排除输卵管妊娠。

（6）诊断性刮宫：适用于不能存活宫内妊娠的鉴别诊断和超声检查不能确认妊娠部位的患者。当宫腔排出物或刮出物做病理检查，切片中见到绒毛，可诊断为宫内妊娠；仅见蜕膜未见绒毛，有助于诊断异位妊娠。现该方法很少应用。

三、主要治疗方法

异位妊娠的治疗包括药物治疗及手术治疗，可结合患者实际病情选择适宜的治疗方案。

1. 治疗原则

（1）药物治疗的原则：①一般情况良好，无活动性腹腔内出血；②妊娠囊最大直径＜4 cm；③血 β - hCG＜2 000 IU/L；④B超未见胚胎原始心管搏动；⑤肝、肾功能及红细胞、白细胞、血小板计数正常；⑥选用甲氨蝶呤（methotrexate，MTX）为药物保守治疗方案时，应无甲氨蝶呤禁忌证。

（2）手术治疗的原则：①生命体征不平稳或者有腹腔内出血征象；②持续性异位妊娠者；③异位妊娠患者若存在血 β - hCG＞3 000 IU/L 或者持续升高、有胎心搏动、附件区大包块等情况；④随诊不可靠；⑤药物治疗存在禁忌证或者无效。

2. 治疗方法

（1）药物治疗：对于早期输卵管妊娠、要求保存生育能力的年轻患者可以采用化学药物治疗。一般采用全身化疗或局部用药,常用甲氨蝶呤进行全身用药治疗,相应治疗方案主要分为:①肌内注射单次给药,甲氨蝶呤 50 mg/m²;②甲氨蝶呤－亚叶酸钙(calcium folinate, CF)方案:甲氨蝶呤 1 mg/kg 肌内注射,隔日 1 次,第 1、3、5、7 日;同时使用亚叶酸钙 0.1 mg/kg 肌内注射减少不良反应,隔日 1 次,第 2、4、6、8 日;③甲氨蝶呤小剂量分次给药方案:0.4 mg/kg 肌内注射,5 d 为 1 个疗程,如 1 个疗程后血清 β－hCG 无明显下降,可间隔 1 周后再次给第 2 个疗程;④给药方案:多采用 1 mg/kg 体重或 50 mg/m² 体表面积单次给药。而局部用药的方案是采用在超声引导下穿刺或在腹腔镜下将甲氨蝶呤直接注射至妊娠囊内。

(2)手术治疗:分为保守手术和根治手术。①对于有生育要求的年轻妇女,特别是对侧输卵管已经切除或者有明显病变的患者,可以进行保守手术治疗,医师可根据患者具体情况选择手术方式;②对于无生育要求,且发生内出血并发休克的急症患者可以进行根治手术。

3. 治疗结果监控

(1)治疗监测指标:血常规,肝、肾功能;B 超、β－hCG;无腹痛加重或阴道出血增多等情况。

(2)疗效监控:在行甲氨蝶呤药物保守治疗之后,若血 β－hCG 下降≥15%,可以停药观察。若患者血 β－hCG 升高明显、腹痛加重或有腹腔内出血情况,可考虑手术治疗。若手术后血 β－hCG 升高、术后 1 d 血 β－hCG 下降＜50%或者术后 12 d 血 β－hCG 未下降至术前值的 10%以下,均可认为治疗失败,需继续给予药物治疗,必要时需要再次进行手术。

第二节　主要治疗药物

一、常用治疗方案

见表 11－1。

二、主要治疗药物汇总

见表 11－2。

表 11-1 异位妊娠患者常用方案

分类	方案	使用药物	给药途径	用量	用药时机
单次给药	甲氨蝶呤肌内注射单次给药方案	甲氨蝶呤	im	50 mg/m²	单次给药
多次给药	甲氨蝶呤-亚叶酸钙方案	甲氨蝶呤	im	1 mg/kg	甲氨蝶呤肌内注射，隔日1次，第1、3、5、7日；同时使用亚叶酸钙肌内注射减少不良反应，隔日1次，第2、4、6、8日
		亚叶酸钙	im	0.1 mg/kg	
多次给药	甲氨蝶呤小剂量分次肌内注射方案	甲氨蝶呤	im	0.4 mg/kg	5 d为1个疗程，如1个疗程后血清 β-hCG 无明显下降，可间隔1周后再给第2个疗程
单次给药	甲氨蝶呤静脉注射方案	甲氨蝶呤	iv	1 mg/kg体重或50 mg/m²体表面积单次给药	单次给药

表 11-2 异位妊娠主要治疗药物汇总

名称	作用达峰时间	作用持续时间	半衰期	禁忌证	注意事项
注射用甲氨蝶呤	0.5~1 h	—	1 h	(1) 患有银屑病的孕妇； (2) 哺乳期妇女； (3) 有严重肝功能不全的患者； (4) 有严重肾功能不全的患者； (5) 有酒精中毒或酒精性肝病的银屑病患者； (6) 有明显的或实验室检查证实的免疫缺陷患者；	(1) 防治口腔溃疡：①多饮水；②勤漱口；③使用软毛牙刷清洁口腔，不用利器别牙；④高营养，食用高蛋白、高维生素饮食，避免饮酒或酒精性饮料；⑤如发生溃疡时，请用漱口代替刷牙，并进行必要的药物治疗。本院可选用西瓜霜润喉片、外用溃疡散、中草药治疗，或去医院外药店购买酸性条件下很难溶解其他外用制剂辅助治疗； (2) 用药期间及用药后至少8周内应采取适当的避孕措施； (3) 甲氨蝶呤及其代谢产物在酸性条件下很难溶解，易造成肾小管阻塞，甲氨蝶呤还可直接造成肾小管毒性。因此，嘱患者多饮水，每日1000~2000 ml

续 表

名称	作用达峰时间	作用持续时间	半衰期	禁忌证	注意事项
				(7) 有骨髓抑制或已存在血恶液质的银屑病患者,如骨髓发育不全,白细胞减少、血小板减少或贫血; (8) 存在严重感染的银屑病患者; (9) 已知对甲氨蝶呤或任何辅料过敏的患者; (10) 有消化性溃疡病或溃疡性结肠炎的银屑病患者	
注射用亚叶酸钙	0.6~0.8 h	3~6 h	3.5~6.2 h	对本品有过敏史者慎用	(1) 当患者有下列情况者,本品应谨慎用于甲氨蝶呤的"解救"治疗;酸性尿(pH<7)、腹腔积液、失水、胃肠道梗阻、胸腔渗液或肾功能障碍、有上述情况者、甲氨蝶呤毒性较显著者,且不易从体内排出;病情急需者,本品剂量要加大; (2) 接受大剂量甲氨蝶呤而用本品"解救"者应进行下列各种实验室检查:①治疗前观察肌酐廓清试验;②甲氨蝶呤治疗前及以后每12~24 h测定血浆或血清甲氨蝶呤浓度;③甲氨蝶呤治疗大于治疗前50%,要严肃处理;④甲氨蝶呤用药前和用药后6 h应监测尿液酸度,要求尿液 pH 保持在 7 以上;⑤本药物不宜与甲氨蝶呤同时使用,以免影响后者抗叶酸作用; (3) 本药物可同时与乙胺嘧啶或甲氧苄啶应用以预防后者引起的继发性巨幼细胞性贫血; (4) 本药物应避免阳光直射及热接触; (5) 本药物不宜用于治疗维生素 B_{12} 缺乏引起的巨幼细胞性贫血,否则无助于神经系统损害的恢复

第三节　典型病例

病例一　异位妊娠药物保守治疗

一、病例资料

1. **现病史**　女，30 岁，身高 157 cm，入院体重 49 kg，体表面积 1.56 m²。平素月经规律，7/33～34 d，量中，轻微痛经。LMP：06 - 09。07 - 14 自测尿 hCG（＋），5 d 后出现少量阴道出血，色红，腹痛不明显。于外院行 B 超检查示：①内膜回声欠均匀；②子宫肌瘤；③盆腔少量积液。β - hCG：93.56 IU/L；孕酮：35.15 nmol/L，建议复查。07 - 19 至 07 - 24，患者反复出血，不伴有腹痛，于 07 - 24 复查 B 超提示：宫内妊娠证据不足，建议随访，宫腔内隐约见小囊性结构，子宫多发肌瘤可能，盆腔积液。复查 β - hCG：234.10 IU/L；孕酮：35.15 nmol/L，服用滋肾育胎丸以及地屈孕酮片进行保胎。07 - 31 复查 β - hCG：265.30 IU/L；孕酮：14.27 nmol/L，建议进一步检查。今日就诊于我院急诊部，B 超提示：内膜欠均匀。子宫质地不均，多发肌瘤可能。左侧小混合结构，输卵管来源可能，内膜厚度 5～8 mm，急诊拟"异位妊娠可能"收治入院。现患者偶觉下腹隐痛，无恶心、呕吐等不适，无阴道组织物排除。

2. **既往史**　无特殊。

3. **婚育史**　已婚，配偶体健，1 - 0 - 4 - 1。

4. **社会史、家族史、过敏史**　氨苄青霉素过敏史。

5. **体格检查**　正常。

6. **实验室检查及其他辅助检查**

（1）生殖内分泌：β - hCG：447.81 IU/L；孕酮：3.55 ng/mL；雌二醇（estradiol，E₂）：149 pg/mL。

（2）血常规：中性粒细胞百分比 77%（↑），淋巴细胞百分比 15%（↓），淋巴细胞计数 0.98×10⁹/L（↑），嗜酸性粒细胞计数 0.03×10⁹/L（↑），单核细胞计数 0.42×10⁹/L（↑），其余无异常。

（3）肝、肾功能，尿沉渣：无异常。

（4）B 超：内膜欠均匀。子宫质地不均，多发肌瘤可能。左侧小混合结构

(13 mm×13 mm×11 mm),增粗输卵管可能。

    7. **入院诊断**   妊娠相关疾病:左侧输卵管妊娠可能。

    8. **出院诊断**   异位妊娠。

二、药物治疗经过

    患者入院完善相应检查,D1 查 β - hCG:447. 81 IU/L,予甲氨蝶呤、米非司酮片行药物保守治疗,并予亚叶酸钙解毒治疗。D6 复查 β - hCG:151. 43 IU/L,较前下降≥15%,治疗效果可。D8 出院,嘱 3 d 后定期门诊复查,不适随诊。

三、治疗药物汇总

    见表 11 - 3。

表 11 - 3 异位妊娠治疗药物汇总

用药目的	药品名称	用法用量
药物保守治疗	米非司酮片	25 mg, po, q12 h(D1～D7)
	注射用甲氨蝶呤	50 mg, ivgtt, qod(D1、D3、D5)
甲氨蝶呤的解救	注射用亚叶酸钙	5 mg, im, qod(D2、D4、D6)

四、病例分析

    1. **药物保守治疗**

    (1) 用药指征:甲氨蝶呤为叶酸拮抗剂,因其可抑制滋养细胞增生,破坏绒毛,使胚胎组织坏死、脱落,且杀胚治疗安全可靠,目前被国内外广泛超说明书应用于异位妊娠药物保守治疗,且已被 ACOG 认可为临床治疗异位妊娠的一线药物。英国国家卫生与临床优化研究所(National Institute for Health and Clinical Excellence, NICE)指南《异位妊娠与流产:诊断与初始治疗》推荐甲氨蝶呤全身用药可作为给药后可随访且满足下列条件患者的一线治疗方案:①无明显腹痛;②异位妊娠包块未破裂,妊娠囊直径<35 mm 且无胎心搏动;③β - hCG 水平在 1 500～5 000 IU/L;④经超声检查未见胚胎原始血管搏动;⑤肝、肾功能及红细胞、白细胞、血小板计数正常;⑥无甲氨蝶呤禁忌证。ACOG 的《异位妊娠药物治疗指南》中对于 β - hCG 水平要求<1 500 IU/L。该

患者目前无腹痛腹胀,监测 β – hCG 447.81 IU/L,且 B 超提示左侧小混合结构,增粗输卵管可能,符合上述用药指征,因此可以选用甲氨蝶呤进行药物保守治疗。

(2) 用药方案的选择:目前,甲氨蝶呤治疗异位妊娠用药方法主要分为以下几种:①肌内注射单次给药,甲氨蝶呤 50 mg/m²;②多次给药:甲氨蝶呤-亚叶酸钙方案:甲氨蝶呤 1 mg/kg 肌内注射,隔日 1 次,第 1、3、5、7 日。同时使用亚叶酸钙-4 0.1 mg/kg 肌内注射减少不良反应,隔日 1 次,第 2、4、6、8 日;甲氨蝶呤小剂量分次给药方案:0.4 mg/kg 肌内注射,5 d 为 1 个疗程,如 1 个疗程后血清 β – hCG 无明显下降,可间隔 1 周后再次给第 2 个疗程;③给药方案:多采用 1 mg/kg 体重或 50 mg/m² 体表面积单次给药,不需解毒药物,但该方案不良反应大,现已极少使用;④甲氨蝶呤局部用药,临床应用较少。

患者存在药物保守治疗的适应证,选择的甲氨蝶呤-亚叶酸钙方案也合理,但甲氨蝶呤的给药途径不适宜,应该首先选用是肌内注射而非静脉滴注。根据《马丁代尔药物大典》,肌内注射甲氨蝶呤后吸收完全,会在 30～60 min 后出现血清峰浓度,治疗作用相较于静脉滴注有更加持续稳定,且静脉注射甲氨蝶呤所造成的不良反应也相对较大。依据美国 ACOG《异位妊娠药物治疗指南》及其他相关文献,均推荐甲氨蝶呤治疗异位妊娠采用肌内注射的给药方式,故建议甲氨蝶呤的给药途径选用肌内注射代替静脉注射。

2. 亚叶酸钙解救

(1) 甲氨蝶呤的中毒剂量:甲氨蝶呤有效治疗浓度范围差异较大,UK Pharmacy Services 指出目前公认的甲氨蝶呤的中毒浓度为:甲氨蝶呤给药后 24 h≥10 μmol/L,48 h≥1 μmol/L,72 h≥0.1 μmol/L。

(2) 亚叶酸钙解救:亚叶酸钙为叶酸的活性形式,主要用作叶酸拮抗剂(如甲氨蝶呤)的解救治疗,在甲氨蝶呤给药 24 h 后用药,常规剂量为每次 9～15 mg/m²,每 6 小时 1 次,使甲氨蝶呤血药浓度在 5×10^{-8} mol/L 以下。而根据甲氨蝶呤-亚叶酸钙方案:亚叶酸钙-4 的使用剂量为 0.1 mg/kg,肌内注射,隔日 1 次,以减少不良反应。

本例患者体重为 49 kg,亚叶酸钙使用的剂量应为 4.9 mg,因此该患者使用亚叶酸钙进行解救用法用量正确。同时还需提醒临床医师加强甲氨蝶呤的不良反应监护,必要时调整给药剂量,有条件的可以进行血药浓度监测,并酌情调整对应的解救方式。

3. **米非司酮联合甲氨蝶呤** 米非司酮为作用于孕激素受体水平的抗孕酮类药物,具有终止早孕、抗着床、诱导月经和促进子宫颈成熟的作用。根据法国妇产科医师学院(French College of Gynaecologists and Obstetricians,CNGOF)报道,在治疗异位妊娠方面,米非司酮作为辅助治疗药物与甲氨蝶呤联合使用能有效降低异位妊娠药物保守治疗的失败率。该报告中对于米非司酮的用药量及疗程并未有明确统一的规定。其余研究报道米非司酮的使用量一般在 25～100 mg,口服,每 12 小时 1 次,共 3～5 d。患者使用米非司酮联合甲氨蝶呤进行药物保守治疗的用法用量正确,但使用了 7 d,疗程相对过长。用药期间应密切关注患者是否有药物不良反应的发生。

五、药学监护要点

1. **病情监护** 严密观察患者阴道流血的量、性质及颜色、腹痛情况及生命体征的变化;定期监测患者 β-hCG 下降水平及 B 超结果。

2. **不良反应监护**

(1)询问患者有无恶心、呕吐、食欲欠佳、腹胀腹泻等情况。

(2)提醒患者用药期间注意预防口腔溃疡和皮疹的发生。

(3)甲氨蝶呤用药后的前 1～3 d 可出现 β-hCG 一过性增高以及阴道点滴状流血,提醒患者无需过度紧张。

(4)建议临床用药 1 周后复查患者血常规,肝、肾功能。警惕甲氨蝶呤骨髓抑制,肝、肾功能损伤等不良反应的发生。

(5)亚叶酸钙不良反应较为少见,偶有皮疹、荨麻疹、哮喘等过敏反应的发生。

(6)部分患者服用米非司酮后有轻度恶心、呕吐、眩晕、乏力和下腹痛,肛门坠胀感和子宫出血。个别患者可出现皮疹和一过性肝功能异常。

3. **用药指导**

(1)甲氨蝶呤:

1)提醒患者注意禁止酒精、叶酸、非甾体抗炎药的摄入,避免阳光照射引起甲氨蝶呤皮炎。

2)用药期间,注意防治口腔溃疡:多饮水,勤漱口;使用软毛牙刷清洁口腔,不用利器剔牙;食用高营养、高蛋白、高维生素饮食;如发生溃疡时,用漱口代替刷牙,必要时进行药物治疗。

3）甲氨蝶呤发挥治疗效应时，可能出现腹痛加剧，用药后的前 1～3 d 可出现β-hCG 一过性增高以及阴道点滴状出血，提醒患者若出现以上情况需及时与医师沟通，避免自行停药或拒绝用药。

4）用药期间及用药后至少 8 周内应采取适当的避孕措施。

（2）米非司酮：提醒患者米非司酮需空腹或进食 2 h 后服用，每次服药后禁食 2 h；葡萄柚汁可抑制本药代谢，建议用药期间避免饮用；本药不宜与影响 CYP3A4 酶活性的药物同服（如红霉素、利福平、肾上腺皮质激素和卡马西平等）；服用本品 1 周内，避免服用阿司匹林和其他非甾体抗炎药。

4. **生活管理**　患者在随访期间应在家静养，禁止性生活及剧烈运动；随访期间注意按医嘱定期监测β-hCG；注意休息及会阴部位的卫生；提醒患者日常加强营养，多吃蔬菜水果及蛋白质丰富的食物；生活要有规律，避免过度的紧张及劳累，保持良好的心态。

病例二　异位妊娠甲氨蝶呤治疗致骨髓抑制、过敏反应

一、病例资料

1. **现病史**　女，35 岁，身高 160 cm，入院体重 57 kg，体表面积 1.67 m²，生育史：1-0-1-1。平素月经规律，5/34 d，量中，轻微痛经。LMP：07-08。08-09 患者阴道出血，偶伴下腹隐痛，无阴道组织物排出，到我院就诊查血β-hCG：72.85 IU/L；孕酮：5.06 ng/ml。08-16 查血β-hCG：238.86 mIU/L；孕酮：4.67 ng/ml；B 超提示：目前，宫内妊娠证据不足（子宫大小 49 mm×51 mm×47 mm，双侧卵巢大小形态回声正常；后陷凹积液：18 mm），建议密切随访。今日上午 8:30 因阴道出血，量多，伴下腹隐痛，就诊于外院急诊，B 超提示：①宫腔异常回声（流产？宫外孕？子宫后位，大小 61 mm×50 mm×60 mm，内膜厚度 10 mm，宫内未见明显孕囊；宫腔内见中等回声，31 mm×15 mm，界限清。CDFI：未见明显血流信号；左卵巢 23 mm×22 mm，右卵巢 27 mm×23 mm）；②盆腔少量积液（盆腔内见游离无回声区，最深 24 mm）。为进一步诊治就诊于我院急诊，B 超提示：目前，宫内妊娠证据不足；内膜欠均；左侧囊块，增粗输卵管可能（大小 26 mm×24 mm×16 mm，其外侧无回声区 11 mm×7 mm×6 mm）。盆腔积液：后陷凹 17 mm。建议入院治疗，急诊拟"①异位妊娠？②稽留流产？"收治入院。患者现生命体征平稳，一般情况可，偶觉下腹隐痛，少量阴道流血。

2. **既往史** 无特殊。

3. **婚育史** 已婚,配偶体健,1-0-1-1。

4. **社会史、家族史、过敏史** 青霉素类与头孢类过敏史。

5. **体格检查** 正常。

6. **实验室检查及其他辅助检查**

(1) β-hCG:367.27 IU/L。

(2) 血常规:无异常。

(3) 肝、肾功能,电解质,空腹血糖,凝血功能:无异常。

(4) 尿沉渣:无异常。

(5) B超:左侧囊块,增粗输卵管可能(大小 26 mm×24 mm×16 mm,其外侧无回声区 11 mm×7 mm×6 mm)。

7. **入院诊断** ①稽留流产? ②异位妊娠?

8. **出院诊断** 异位妊娠。

二、药物治疗经过

D1 患者入院后完善各项检查,β-hCG 367.27 IU/L。D2 行甲氨蝶呤 150 mg 静脉注射杀胚治疗。D5 考虑骨髓抑制Ⅲ°,予重组人粒细胞集落刺激因子(recombinant human granulocyte colony-stimulating factor,rhG-CSF)升白细胞治疗。D6 患者重度口腔溃疡,前胸、后背、四肢大面积皮疹,突起皮肤表面,伴瘙痒,考虑甲氨蝶呤不良反应,予炉甘石洗剂外用、氯雷他定片、地塞米松抗过敏治疗,继续升白细胞治疗。D8 自述口腔溃疡无明显好转,予亚叶酸钙+利多卡因漱口用。甲氨蝶呤血药浓度<0.05 μmol/L,提示未达中毒浓度。患者进食差,予补液支持治疗,继续升白细胞治疗,蛋白琥珀酸铁口服液纠正贫血。D10 患者口腔溃疡明显好转,前胸、后背、四肢皮疹消退,进食可,两便可,β-hCG 85.11 mIU/L,于 D11 出院,定期随访(表 11-4)。

表 11-4 患者监测指标结果汇总

日期	白细胞计数/(10⁹/L)	中性粒细胞百分比/%	血红蛋白/(g/L)	β-hCG	口腔溃疡	皮疹
D1	/	/	/	67.27 IU/L	-	-
D2	/	/	/	/	-	-

续　表

日期	白细胞计数/ (10⁹/L)	中性粒细胞 百分比/%	血红蛋白/ (g/L)	β-hCG	口腔溃疡	皮疹
D5	1.19(↓)	55	114	/	+	−
D6	1.6(↓)	47(↓)	107(↓)	/	+	+
D7	4.38	63	92(↓)	/	+	+
D8	6.25	71	103(↓)	/	+	+
D9	8.91	69	101(↓)	/	+	+
D10	8.62	66	110(↓)	/	+	−
D11	/	/	/	85.11 mIU/L	−	−

注:"/"表示无数据

三、治疗药物汇总

见表 11-5。

表 11-5　异位妊娠治疗药物汇总

用药目的	药品名称	用法用量
药物保守治疗	注射用甲氨蝶呤	150 mg, iv, st(D2)
	氯雷他定片	10 mg, po, qd(D6~D10)
甲氨蝶呤过 敏治疗	地塞米松磷酸钠注射液	5 mg, iv, st(D6~D9)
	炉甘石洗剂	适量擦拭患处每日 2~3 次(D6~D10)
升白细胞治疗	重组人粒细胞集落刺激 因子注射液	150 μg, qd, ih(D5~D8)
纠正贫血	蛋白琥珀酸铁口服液	1 瓶,po, bid(D8~D10)
口腔溃疡防治	亚叶酸钙、利多卡因	亚叶酸钙 1 支+利多卡因 1 支+NS 250 ml 漱口用,st(D8~D10)

四、病例分析

1. 药物保守治疗

(1)用药指征:该患者 β-hCG 367.27 IU/L,妊娠包块位于左侧输卵管处(大小 26 mm×24 mm×16 mm),妊娠囊直径<35 mm,无腹痛,无甲氨

蝶呤禁忌证。符合 NICE 指南《异位妊娠与流产：诊断与初始治疗》以及 ACOG 的《异位妊娠药物治疗指南》用药指征。因此，选用甲氨蝶呤进行保守治疗可。

（2）用药方案的选择：该患者体表面积为 1.67 m^2，给药剂量为 150 mg 静脉注射，与本章所介绍的几种常用方案均不相符，存在单次静脉给药且剂量过大问题，结合患者治疗期间出现严重骨髓抑制等不良反应，故不建议首选此类方案，治疗期间尤其应密切监护患者情况，关注不良反应的发生并进行及时处理。

2. 甲氨蝶呤药物不良反应的处理措施

（1）升白细胞治疗：根据文献报道，对于甲氨蝶呤所诱导的骨髓抑制而导致的中性粒细胞减少症在使用粒细胞集落刺激因子（granulocyte colony-stimulating factor，G-CSF）后得到了较好的改善。rhG-CSF 是一种人工合成的促进中性粒细胞增殖、分化、激活的细胞因子，主要用于治疗化疗后出现的中性粒细胞减少症。根据药品说明书，在化疗药物引起的中性粒细胞减少，即中性粒细胞计数减至 1×10^9/L（白细胞计数减至 2×10^9/L）时，可给予 G-CSF 进行治疗，且根据相应的临床指南及药品说明书，推荐的 G-CSF 使用剂量为 2～5 μg/（kg·d），当白细胞总计数超过 10×10^9/L 时便可停止 G-CSF 治疗。患者在使用甲氨蝶呤进行药物保守治疗的过程中，出现了骨髓抑制等不良反应。入院第 5 日测血常规示：白细胞 1.19×10^9/L（↓）；中性粒细胞 55%；血小板计数 202×10^9/L，提示发生Ⅲ°骨髓抑制，符合说明书及相关指南的治疗指征，故使用 rhG-CSF 150 μg 皮下注射治疗。考虑患者体重为 57 kg，按照 G-CSF 说明书推荐的使用剂量为 2～5 μg/（kg·d），可以算得患者给药剂量合理。

（2）抗过敏治疗：变态反应学和皮肤病学专家组发布的指南都推荐，将较新的第 2 代 H_1 抗组胺药作为荨麻疹的一线治疗（例如氯雷他定 10 mg/d 等）。而对于皮疹没有改善反而变得严重时可能需要同时使用糖皮质激素（例如泼尼松 0.5 mg/kg 等）。氯雷他定是一种长效选择性 H_1 抗组胺药，可缓解过敏反应引起的各种症状。地塞米松作为糖皮质激素的一种，具有抗炎、免疫抑制、抗毒素和抗休克作用。患者在使用甲氨蝶呤治疗后，出现前胸、后背、四肢出现大面积皮疹，突起皮肤表面，伴瘙痒。考虑患者发生的皮疹较为严重，联合使用第 2 代 H_1 抗组胺药（氯雷他定）和糖皮质激素（地塞米松）较合理，且经过计算后 2 种药物的用法用量也正确。

（3）其他药物处理：患者血红蛋白进行性下降，考虑系甲氨蝶呤不良反应，予蛋白琥珀酸铁口服液纠正贫血。炉甘石洗剂所含炉甘石和氧化锌具有收敛、保护作用，也有较弱的防腐作用。临床上用于急性瘙痒性皮肤病，如湿疹和痱子。患者出现甲氨蝶呤引起的重度口腔溃疡，选用亚叶酸钙 + 利多卡因 + NS 250 ml 进行漱口。根据文献报道，含有亚叶酸钙的漱口液能有效促进口腔黏膜的修复，缓解甲氨蝶呤所造成的口腔溃疡，且患者口腔溃疡面积较大，漱口水中加用局麻药利多卡因能有效缓解局部患处的疼痛感。

患者甲氨蝶呤的血药浓度<0.05 μmol/L，提示患者甲氨蝶呤血药浓度未见明显异常，目前不考虑甲氨蝶呤中毒。患者全身皮疹，口腔溃疡，骨髓抑制等考虑系甲氨蝶呤药物不良反应。针对甲氨蝶呤药物不良反应医师选择应对的方案合理，用法用量均正确。

五、药学监护要点

1. **病情监护** 严密观察患者阴道流血的量、性质及颜色、腹痛情况及生命体征的变化；定期监测患者 β－hCG 下降水平及 B 超结果。

2. **不良反应监护**

（1）询问患者有无恶心、呕吐、食欲欠佳、腹胀腹泻等情况。

（2）提醒患者用药期间注意预防口腔溃疡和皮疹的发生。

（3）甲氨蝶呤用药后的前 1～3 d 可出现 β－hCG 一过性增高以及阴道点滴状流血，提醒患者无需过度紧张。

（4）建议临床用药 1 周后复查患者血常规，肝、肾功能。警惕甲氨蝶呤骨髓抑制，肝、肾功能损伤等不良反应的发生。

（5）应用 rhG－CSF 的不良反应主要包括注射部位的反应、发热、乏力和流感样症状，骨骼肌肉疼痛见于 10%～30% 的患者。

3. **用药指导** 甲氨蝶呤：

（1）提醒患者注意禁止酒精、叶酸、非甾体抗炎药的摄入，避免阳光照射引起甲氨蝶呤皮炎。

（2）用药期间，注意防治口腔溃疡：多饮水，勤漱口；使用软毛牙刷清洁口腔，不用利器剔牙；食用高营养、高蛋白、高维生素饮食；如发生溃疡时，用漱口代替刷牙，必要时进行药物治疗。

（3）甲氨蝶呤发挥治疗效应时,可能出现腹痛加剧,用药后的前 1～3 d 可出现 β - hCG 一过性增高以及阴道点滴状出血,提醒患者若出现以上情况需及时与医师沟通,避免自行停药或拒绝用药。

（4）用药期间及用药后至少 8 周内应采取适当的避孕措施。

（5）告知患者每日 1～2 瓶,分 2 次在餐前用蛋白琥珀酸铁口服液;在服药期间避免饮浓茶、服用制酸剂等药物;服药期间可引起黑便,若无特殊原因可暂不处理;服用完漱口。

（6）告知患者在摇匀后使用炉甘石洗剂,且出院后继续用 NS 250 ml ＋ 亚叶酸钙 1 支 ＋ 利多卡因 1 支漱口治疗口腔溃疡。

4. **生活管理**　患者在随访期间应在家静养,禁止性生活及剧烈运动;随访期间注意按医嘱定期监测 β - hCG;注意休息及会阴部位的卫生;提醒患者日常加强营养,多吃蔬菜水果及蛋白质丰富的食物;生活要有规律,避免过度的紧张及劳累,保持良好的心态。

第四节　常见超说明书用药分析

甲氨蝶呤为叶酸拮抗剂,因其可抑制滋养细胞增生,破坏绒毛,使胚胎组织坏死、脱落,且杀胚治疗安全可靠,目前被国内外广泛超说明书应用于异位妊娠药物保守治疗,且已被 ACOG 认可为临床治疗异位妊娠的一线药物。NICE 指南《异位妊娠与流产:诊断与初始治疗》推荐甲氨蝶呤全身用药可作为给药后可随访且满足下列条件患者的一线治疗方案:①无明显腹痛;②异位妊娠包块未破裂,妊娠囊直径＜35 mm 且无胎心搏动;③β - hCG 水平在 1 500～5 000 IU/L;④经超声检查未见胚胎原始血管搏动;⑤肝、肾功能及红细胞、白细胞、血小板计数正常;⑥无甲氨蝶呤禁忌证。ACOG 的《异位妊娠药物治疗指南》中对于 β - hCG 水平要求＜1 500 IU/L。

第五节　药物基因组学

甲氨蝶呤是一种抗叶酸类的化疗药物,其可选择性地作用于细胞 DNA 合成 S 期及 G1/S 转换期,通过竞争性抑制二氢叶酸还原酶、腺苷合成酶及其他嘌呤、嘧啶合成必须酶来阻断 DNA 合成,抑制细胞的分裂增殖。但由于甲氨蝶呤具有治疗窗窄以及个体差异大等特点,且其毒性与血药浓度密切相关。部分患者在使用甲氨蝶呤后出现严重的胃肠道反应,骨髓抑制,口腔溃疡,肝、肾功能异常等不良反应。因此,提早进行监测能有效提高药物的疗效和安全性。目前研究发现,与甲氨蝶呤发生不良反应相关的基因主要有:*SLCO1B1*、*MTRR*、*MTHFR* 等。

1. **SLCO1B1 基因** 该基因长约 109 kb,位于 12 号染色体短臂上,由 14 个外显子和 1 个非编码外显子组成,由其编码的特异性分布于肝细胞基底膜外侧的有机阴离子转运蛋白 OATP1B1 参与多种内源性和外源性物质转入细胞的过程。因此,*SLCO1B1* 的基因多态性与肝清除率有关,TT 基因型患者对甲氨蝶呤的转运能力高;CT 型居中;CC 型对甲氨蝶呤的清除发生延迟。

2. **MTRR 基因** 蛋氨酸合成酶(MTR)是叶酸代谢途径中的关键酶,参与一碳单位的代谢,影响核酸的合成,其参与的蛋氨酸循环是体内腺苷来源之一。MTR 是 MTR 的辅助因子,可催化甲基钴胺再生,间接参与体内甲基化过程。*MTRR* A66G 基因变异能影响代谢酶的活性,与甲氨蝶呤疗效无相关性,但和不良反应相关。GG 基因型患者在使用甲氨蝶呤药物时更易出现不良反应;AG 型居中;AA 型患者属于正常。

3. **MTHFR 基因** 该基因长约 1 980 bp,基因位于 1p36.3,包含 11 个外显子和 10 个内含子,可催化叶酸循环中的 5,10 -亚甲基四氢叶酸转化为 5 -甲基四氢叶酸,可维持细胞内叶酸平衡。其中,677C/T 基因突变导致 MTHFR 蛋白 667 位丙氨酸被缬氨酸替代,MTHFR 的活性降低。*MTHFR* 基因多态性与甲氨蝶呤的不良反应密切相关。TT 基因型患者对甲氨蝶呤化疗后肝毒性、血液、肠胃和中枢神经系统毒性增加;CT 型居中;CC 型属于正常。

（林诗舟　孔令君）

第十二章

子 宫 颈 肿 瘤

第一节　疾病基础知识

一、概述

子宫颈肿瘤包括良性肿瘤和恶性肿瘤。子宫颈癌是最常见的妇科恶性肿瘤,起源于子宫颈上皮内瘤变(cervical intraepithelial neoplasia,CIN),两者绝大部分为人乳头瘤病毒(human papillo-mavirus,HPV)感染所致。子宫颈良性肿瘤以子宫肌瘤为常见。其病理学变化主要有:CIN 分为 3 级,反映 CIN 发生的连续病理过程;CIN 继续发展,形成恶性肿瘤子宫浸润癌。

二、临床表现

早期子宫颈肿瘤常无明显症状和体征,颈管型患者因子宫颈外观正常易漏诊。随病情发展可出现阴道出血:常为接触性出血,也可表现为不规则阴道出血或经期延长、经量增多,老年患者多为不绝经后不规则阴道出血。阴道排液:多数患者有白色或血性、稀薄如水样或米泔样或脓性恶臭白带等晚期症状,以及尿频、尿急、便秘、下肢疼痛,输尿管梗阻、肾盂积水及尿毒症、贫血和恶病质等全身衰竭症状。

子宫颈癌的疾病分期应采用临床分期,目前采用的是国际妇产科联盟(FIGO)2018 年会议修改的《宫颈癌临床分期标准》。妇科检查是确定临床分期最重要的手段。临床分期需要 2 名副高级以上职称妇科医师决定,分期一旦确定,治疗后不能改变。

子宫颈癌的国际妇产科联盟(FIGO,2018)分期如下。

表 12-1 子宫颈癌临床分期（FIGO，2018）

分期	临床标准
Ⅰ	肿瘤局限于子宫颈（扩展至子宫体将被忽略）；
ⅠA	仅在显微镜视下可见浸润癌，最大浸润深入≤5 mm；
ⅠA$_1$	间质浸润<3 mm；
ⅠA$_2$	间质浸润≥3 mm，<5 mm；
ⅠB	浸润癌浸润深度≥5 mm（超过 Ia 期），癌灶仍局限在子宫颈；
ⅠB$_1$	间质浸润深度≥5 mm，病灶最大径线<2 mm；
ⅠB$_2$	癌灶最大径线≥2 mm，<4 mm
Ⅱ	癌灶超过子宫，但未达骨盆壁或未达阴道下 1/3；
ⅡA	侵犯上 2/3 阴道，无宫旁浸润；
ⅡA$_1$	癌灶最大径线<4 mm；
ⅡA$_2$	癌灶最大径线≥4 cm；
ⅡB	有明显宫旁浸润
Ⅲ	肿瘤扩展到骨盆壁和（或）累及阴道下 1/3 和（或）引起肾盂积水或肾无功能者和（或）累及盆腔和（或）主动脉旁淋巴结；
ⅢA	肿瘤累及阴道下 1/3，没有扩展到骨盆壁；
ⅢB	肿瘤扩展到骨盆壁和（或）引起肾盂积水或肾无功能
Ⅳ	肿瘤播散超出真骨盆或（活检证实）侵犯膀胱或直肠黏膜和（或）超过真骨盆（泡状水肿不能分为Ⅳ期）；
ⅣA	肿瘤播散至邻近器官；
ⅣB	肿瘤播散至远处器官

三、主要治疗方法

子宫颈肿瘤的治疗必须遵循规范化原则，应根据临床分期、病变范围、年龄、全身状况及并发症等制订治疗方案，对于早期子宫颈肿瘤趋向保守治疗，强调综合治疗，注重患者生活质量。

1. **CIN 的治疗** 约 60%CIN Ⅰ级会自然消退，若细胞学检查为低度鳞状上皮内病变（low-grade squamous intraepithelial lesions，LSIL）及以下者，可仅观察。若在随访过程中病变发展或持续存在 2 年，宜进行治疗。若细胞学检查为高度鳞状上皮内病变（high-grade squamous intraepithelial lesions，HSIL）应予治疗，阴道镜检查满意者可采用冷冻或激光治疗等，不满意者或子宫颈管搔刮术（endocervical curettage，ECC）阳性者，推荐子宫颈锥切术。

20% CIN Ⅱ级会发展为 CIN Ⅲ级,5%发展为浸润癌。故所有 CIN Ⅱ～Ⅲ级均需要治疗。阴道镜检查满意者 CIN Ⅱ级可用物理治疗或子宫颈锥切术,不满意者 CIN Ⅱ级和所有 CIN Ⅲ级通常采用子宫颈锥切术。经子宫颈锥切术确诊、年龄较大、无生育要求、合并其他手术指征的妇科良性疾病的 CIN Ⅲ级也可行全子宫切除术。

2. 肿瘤的治疗

(1)手术治疗:优点是年轻患者可保留卵巢及阴道功能,主要用于早期子宫颈肿瘤(ⅠA～ⅡA期)患者。ⅠA$_1$期无淋巴脉管间隙浸润者行筋膜外全子宫切除术,有淋巴脉管间隙浸润者按ⅠA$_2$期处理。ⅠA$_2$期行改良广泛性子宫切除术及盆腔淋巴结清扫术。ⅠB$_1$期和ⅡA$_1$期行广泛性子宫切除术及盆腔淋巴结清扫术和腹主动脉旁淋巴结取样,或同期放化疗后行全子宫切除术。也有采用新辅助化疗后行广泛性子宫切除术,化疗可使病灶缩小利于手术,减少手术并发症,但远期疗效有待进一步验证。尚未绝经、45 岁以下鳞癌患者可保留卵巢。对要求保留生育功能的年轻患者,ⅠA$_1$期可行子宫颈锥切术;ⅠA$_2$期和肿瘤直径＜2 cm的ⅠB$_1$期,可行广泛子宫颈切除术及盆腔淋巴结清扫术。

(2)放射治疗:适用于部分ⅠB$_2$期、ⅡA$_2$期和ⅡB～ⅣA期患者;全身状况不适宜手术的早期治疗;子宫颈大块病灶的术前放疗;手术治疗后病理检查发现有高危因素的辅助治疗。放疗治疗包括腔内照射及体外照射;腔内照射多采用后装治疗机,放射源为^{60}Co 等,用以治疗子宫颈旁及盆腔淋巴结转移灶。早期病例以局部腔内照射为主,体外照射为辅;晚期则反之。

(3)化疗药物治疗:主要用于晚期或复发转移患者的同期放化疗。常用药物为顺铂、卡铂、5-氟尿嘧啶(5-FU)和紫杉醇等。一般采用以铂类为基础的联合化疗,方案如 TP(紫杉醇＋顺铂)、FP(5-FU＋顺铂)、BP(博来霉素＋顺铂)、BVP[博来霉素＋长春新碱(VCR)＋顺铂]等,注射方法采用静脉化疗,也可用动脉局部灌注化疗,根据具体情况制订疗程次数。

(4)新辅助化疗:目前的资料表明对于早期子宫颈癌患者来讲,和单纯手术相比,新辅助化疗并不能提高患者的生存期,因此,美国国立综合癌症网络(NCCN)不推荐行新辅助化疗。而 FIGO 指南对新辅助化疗的态度并不确定。因此,将新辅助化疗作为临床治疗标准尚需大样本、多中心研究结果的支持。

50%子宫颈癌患者在治疗后 1 年内复发,75%～80%患者在 2 年内复发。对患者的随访包括盆腔检查、细胞学检查、子宫颈鳞状细胞癌抗原等,前 2 年细胞学检查每 3～6 个月 1 次,3～5 年内细胞学检查可适当延长至 6～12 个月 1 次,以后每年 1 次。

第二节　主要治疗药物

一、常用药物治疗方案

见表 12 - 1。

表 12 - 1　子宫颈癌患者常用化疗方案

方案	使用药物	给药途径	用量	疗程间隔
紫杉醇 + 顺铂	紫杉醇	ivgtt,3 h 滴完	175 mg/m²	3 周
	顺铂	ivgtt	75 mg/m²	
紫杉醇 + 卡铂	紫杉醇	ivgtt,3 h 滴完	175 mg/m²	3 周
	卡铂	ivgtt	350 mg/m²	
拓扑替康 + 顺铂	拓扑替康	ivgtt,D1～D3	0.75 mg/m²	3 周
	顺铂	ivgtt	50 mg/m²	
吉西他滨 + 顺铂	吉西他滨	ivgtt,半小时滴完, D1,D8	800 mg/m²	4 周
	顺铂	ivgtt,D1,D8	30 mg/m²	
异环磷酰 胺 + 卡铂	异环磷酰胺	ivgtt	5 g/m²	4 周
	卡铂	ivgtt	320 mg/m²	
紫杉醇 + 奈 达铂	紫杉醇	ivgtt,3 h 滴完	175 mg/m²	3 周
	奈达铂	ivgtt	80～100 mg/m²	
伊立替康 + 奈达铂	依立替康	ivgtt	160 mg/m²	3 周
	奈达铂	ivgtt	60 mg/m²	
多西他赛 + 奈达铂	多西他赛	ivgtt,1 h 滴完	75 mg/m²	3 周
	卡铂	ivgtt	320 mg/m²	

二、主要治疗药物汇总

见表 12 - 2。

妇产科临床实用手册

表12-2 子宫颈癌患者主要治疗药物汇总

名称	预防用药	不良反应	禁忌证	注意事项
紫杉醇	使用治疗之前12h及6h左右给予地塞米松20mg口服，或在应用之前30~60min左右静脉滴注地塞米松20mg；苯海拉明（或其同类药）50mg，在用本品之前30~60min静脉注射，以及在注射本品之前30~60min给予西咪替丁（300mg）或雷尼替丁（50mg）	骨髓抑制：中性粒细胞计数减少，白细胞减少，血小板计数减少，贫血（血红蛋白）；过敏反应；心血管病变；周围神经病变（关节痛）；肌肉痛；胃肠道：胃肠道反应等；脱发等	(1) 禁用于对紫杉醇或其他的以CremophorEL［聚氧乙烯（35）蓖麻油］配制的药物有过敏反应病史者；(2) 对于基线中性粒细胞计数<1500个/mm³的实体瘤患者，或者基线中性粒细胞计数<1000个/mm³的AIDS相关性卡波氏肉瘤患者，不能使用紫杉醇	(1) 紫杉醇必须在由化疗经验的内科医师监督下使用。只有在配备足够的诊断和治疗设备时，才可能有效控制并发症；(2) 治疗前应采用肾上腺皮质类激素（如地塞米松）、苯海拉明和H_2受体拮抗剂（如西咪替丁或雷尼替丁）治疗。无论是否预先用药都可能发生致敏的过敏反应
顺铂	给药前2~16h和给药后至少6h之内，必须进行充分的水化治疗，一般来说，顺铂剂量>50mg/m²时即需要水	肾脏毒性：轻微的，可逆的，可出现血尿及肾功能障碍；消化系统：恶心、呕吐、食欲降低和腹泻；造血系统：表现为白细胞和（或）血小板计数减少，一般与用药剂量有关，骨髓抑制一般在3周左	对顺铂和其他含铂制剂过敏者、怀孕、哺乳期、骨髓机能减退、严重肾功能损害、失水过多、水痘、带状疱疹、痛风、高尿酸血症、近期感染及因顺铂而引起的外周神经病等患者禁用	(1) 下列患者用药应特别慎重：既往有肾病史、造血系统功能不全、听神经功能障碍、用药前曾接受其他化疗或放射治疗等；(2) 治疗前后、治疗期间和每个疗程之前，应作如下检查：肝、肾功能、全血计数、血钙以及听神经功能、神经系统功能等检查；(3) 化疗期间与化疗后，男女患者均需严格避孕；

名称	预防用药	不良反应	禁忌证	注意事项
	化，否则可能引起不可逆的肾损害。			(4) 顺铂可能影响注意力集中、驾驶和机械操作能力； (5) 因避免接触金属（如铝制金属注射针器等）； (6) 在化疗期间与化疗后，患者必需应用足够的水分
卡铂	并非剂量限制性，且不需要水化处理	(1) 血液毒性：骨髓抑制是卡铂剂量限制性毒性； (2) 胃肠毒性：约15%的患者出现恶心，65%出现呕吐，其中有1/3患者呕吐严重，恶心和呕吐通常在治疗后24h消失，止吐剂能有效地预防止恶心、呕吐引起的恶心、呕吐； (3) 其他：肾脏毒性；过敏反应；耳毒性；神经毒性等	(1) 有明显骨髓抑制及肾功能不全的者； (2) 对其他铂制剂及甘露醇过敏者； (3) 孕妇及由严重并发症者； (4) 原应用过顺铂的者应慎用； (5) 严重肝肾功能损害者禁用	(1) 应用本品前后检查血象及肝肾功能，治疗期间，应每周检查血细胞、血小板至少1~2次； (2) 用药前后，严密监视患者的肾功能和血象； (3) 由于本品对骨髓有明显抑制作用，在用药后3~4周内不要重复给药； (4) 本品只做静脉注射，因避免漏于血管外
奈达铂	—	骨髓抑制：表现为白细胞、血小板、血色素减少；其他较常见的不良反应包括恶心、呕吐、食欲不振等消化症状以及肝肾功能异常、耳神经毒性、脱发等	(1) 有明显骨髓抑制剂严重肝、肾功能不全者； (2) 对其他铂制剂及右旋糖酐过敏者； (3) 孕妇、可能妊娠及严重并发症患者	(1) 尽可能在具有肿瘤化疗经验的医师指导下使用，慎重选择患者，应具有应对紧急情况的处理条件； (2) 有较强的骨髓抑制作用，并可能引起肝、肾功能异常，注意定期监测； (3) 注意出血倾向及感染性疾病的发生或加重； (4) 主要经肾脏排泄，在使用过程中确保充分的尿量以减少尿中药物对肾小管的毒性损伤

非手术妇产科临床用药手册

续 表

名称	预防用药	不良反应	禁忌证	注意事项
拓扑替康	—	血液系统：白细胞减少、血小板减少、贫血等反应。骨髓抑制（主要是中性粒细胞）是本药的剂量限制性毒性，治疗期间要监测外周血象；消化系统：恶心、呕吐、腹泻、便秘、肠梗阻、腹痛、口腔炎、厌食；皮肤及附件：脱发，偶见严重的皮肤炎及瘙痒；神经肌肉：头痛、关节痛、肌肉痛、全身痛，感觉异常；呼吸系统：可致呼吸困难等	(1) 对喜树碱类药物或其任何成分过敏者禁用；(2) 严重骨髓抑制，中性粒细胞<1 500 个/mm³ 者禁用；(3) 妊娠、哺乳期妇女禁用；	(1) 在对癌症化学治疗有经验的专科医师的特别观察下使用，对可能出现的并发症必须具备明确的诊断和适当处理的设施与条件；(2) 由于可能发生严重的额骨髓抑制，治疗期间要监测外周血象，并密切观察患者有无感染、出血倾向的临床症状，如有异常做减药、停药等适当处理。(3) 细胞毒抗癌药，打开包装及注液的配制应穿隔离衣、戴手套，在垂直层流罩中进行
伊立替康	每次用药治疗前使用止吐药预防性使用	胃肠道病症：迟发型腹泻：腹泻（用药后24 h 后发生）是本药的剂量限制性毒性反应：恶心、呕吐；其他胃肠道病症等。血液学病症：中性粒细胞减少症是剂量限制性毒性	(1) 慢性炎性肠病和（或）肠梗阻；(2) 对盐酸伊立替康三水化合物或本药中的赋形剂有严重过敏反应史；(3) 孕期和哺乳期；(4) 胆红素超过正常值上限的3倍；(5) 严重骨髓功能衰竭；(6) WHO 一般状态评分>2	(1) 应在专业使用细胞毒性化疗药物的单位进行，并在有经验的肿瘤专科医师的指导下使用；(2) 考虑到不良反应的性质及发生率，对以下患者应在充分权衡治疗带来的好处及可能发生危险因素再选用本药：患者具有危险因素，特别是腹泻，评分≥2；迟发型腹泻：患者必须被告知，在使用本品24 h 后及在下周期化疗前任何时间均有发生迟发性腹泻的危险；在本药治疗期间，每周应监测全血细胞计数。治疗前及每个化疗周期前均应检查

续　表

名称	预防用药	不良反应	禁忌证	注意事项
吉西他滨	—	(1) 血液系统:骨髓抑制作用,因此应用吉西他滨后可出现贫血、白细胞降低和血小板减少;常常为轻到中度,多为中性粒细胞减少; (2) 消化系统:约 2/3 的患者发生肝脏氨基转移酶的异常,但多为轻度,非进行性损害,无需停药; (3) 泌尿系统:可出现轻度蛋白尿和血尿、过敏及可现皮疹等不良反应等	对本药成分过敏的患者禁用	肝功能。对驾驶和操作机器能力的影响:应提醒患者注意,在使用本药 24 h 内,有可能出现头晕及视力障碍,因此建议当这些症状出现时请勿驾车或操作机器 (1) 滴注药物时间延长和增加用药频率可增大药物的毒性。吉西他滨的毒性,常表现为白细胞和血小板减少及贫血。然而,由于骨髓抑制时间段,通常并不影响以后的用药剂量。过敏反应:曾报告极个别患者发生过敏反应; (2) 接受吉西他滨治疗的患者需密切观察,包括实验室的监测。在出现药物毒性反应时,应能够及时处理
异环磷酰胺	为预防膀胱毒性,应大量摄入水,每日经口服或静脉内输入 2 L 液体,同时使用预防出血性膀胱炎保护剂,如美司钠。在给药同时及给药后 4 h、8 h,分别给予美司钠溶于生理盐水中静脉注射。通常美	(1) 血液系统:只用环磷酰胺审的患者,剂量限制性毒性是骨髓抑制和泌尿性毒性; (2) 消化系统:58%患者发生恶心、呕吐,其他的肠胃不良反应有厌食、腹泻,有些患者发生便秘; (3) 泌尿系统:尿道毒性有出血性膀胱炎、尿痛、尿频和其他膀胱刺激症状;	严重骨髓抑制患者,对本品过敏者,双侧输尿管阻塞者,妊娠及哺乳期妇女禁用	(1) 泌尿系统:异环磷酰胺尿系统的毒不良反应,特别是出血性膀胱炎,因此建议给予本药每一剂量前要做尿常规分析。以后本药的应用时要同时大量喝水或注射大量的水溶液; (2) 造血系统:异环磷酰胺与其他化疗药合用,可能出现严重的骨髓抑制,因此建议密切监测血液学指标; (3) 中枢神经系统:嗜睡、精神错乱、幻觉,发生这些症状时停止应用本药,这些症状通

续 表

名称	预防用药	不良反应	禁忌证	注意事项
	(4) 司钠用量为异环磷酰胺每日总量的20%	中枢神经系统:嗜睡、精神错乱、抑郁性精神病和幻觉		常是可逆的,可采取对症的支持疗法直至完全消失; (4) 慎用情况:肝肾功能受损者,如白细胞减少、粒细胞减少;广泛的骨髓转移;先做了放射治疗,或以前用了其他细胞毒药物治疗的;低蛋白血症;育龄期妇女; (5) 本药的水溶液不稳定,须现配现用。配药时应戴手套,不慎接触本药时,可能发生皮肤反应,因立即用肥皂和清水彻底清洗
多西他赛	除有禁忌证外,所有患者在接受多西他赛治疗前均必须预服药物,此类药物只能为口服糖皮质激素类,如地塞米松,在多西他赛滴注1d前服用,每日16 mg(例如,每日2次,每次8 mg),持续3 d	最常见的不良反应是:中性粒细胞减少,可逆且不蓄积,减少至最低点的中位实践末7 d。发生重度中性粒细胞减少($<500/mm^3$)的中位持续时间为7 d。贫血、脱发、恶心、呕吐、口腔炎、腹泻和虚弱等	(1) 对本活性物质或任何一种赋形剂过敏; (2) 多西他赛不应用于基线中性粒细胞计数 $< 1\ 500/mm^3$ 的患者; (3) 多西他赛不允许用于妊娠妇女; (4) 多西他赛不应用于肝功能有严重损害的患者	(1) 多西他赛必须在有癌症化疗药物应用经验的医师指导下使用。由于可能发生较严重的过敏反应,应具备相应的急救设施,注射期间建议密切监测主要功能指标; (2) 对所有多西他赛治疗的患者应经常进行全血细胞计数监测。当患者的中性粒细胞计数≥1 500/mm³ 时才能接受多西他赛的治疗; (3) 应密切观测注意患者的过敏反应,特别是在第1次或第2次输注时。在多西他赛开始输注的最初几分钟内有可能发生过敏反应。因此,应准备好治疗低血压及支气管痉挛的设备; (4) 体液潴留:患者可能发生重度体液潴留,应密切注意如胸膜积液、心包积液及腹腔积液的发生

第三节　典型病例

病例　子宫颈浸润性鳞癌细胞癌（ⅠB₂期）手术＋化疗治疗

一、病例资料

1. **现病史**　女,62岁,身高159 cm,体重49 kg,体表面积1.503 m²,因"绝经10余年,同房后不规则阴道流血3个月"入院。患者现已绝经11年,14岁初潮,4～5/30 d,量中,无痛经,经量、经期正常,患者3个月前同房后不规则阴道流血。遂于2018 - 02 - 22至当地医院行阴道镜加子宫颈12、9点活检送病理,病理报告提示:(子宫颈活检)浸润性非角化型鳞状细胞癌。2018 - 03 - 08我院病理会诊提示:(子宫颈活检)浸润性鳞状细胞癌。为进一步治疗拟"子宫颈恶性肿瘤"收治入院。

2. **既往史**　无特殊。

3. **家族史**　父亲高血压史。

4. **婚育史**　配偶体健,1 - 0 - 3 - 1。

5. **体格检查**　正常。

6. **妇科检查**　子宫颈轻糜,其余无异常。

7. **实验室及辅助检查**

(1) B超:子宫:大小3 mm×33 mm×30 mm;内膜单层1.5 mm;宫腔分离6 mm;宫内节育器(intrauterine device, IUD):无。部位低回声33 mm×47 mm×41 mm,达浆膜层,内部彩色血流短条状,前壁向外突低回声25 mm×22 mm×19 mm;附件:右卵巢:大小18 mm×16 mm×16 mm;左卵巢:未探及;盆腔积液:无。

(2) 鳞状细胞癌抗原(SCCA):11.8 ng/ml(↑)。

(3) 术后病理报告:①广泛全子宫:子宫颈浸润性鳞状细胞癌,非角化型,大小5 cm×3 cm,浸润子宫颈深纤维肌层达全层,向下累及阴道壁深纤维肌层,最近距阴道壁切缘0.8 cm,脉管内见癌栓。左侧宫旁组织及阴道壁切缘未见癌累及;②(双侧)输卵管未见癌累及;③(双侧)卵巢见包涵囊肿;④(双侧髂总＋双侧盆腔)淋巴结14枚,其中(右侧髂总)淋巴结1枚、(右侧盆腔)淋巴结

3 枚见癌转移;⑤(腹主动脉旁淋巴结)淋巴结共 5 枚未见癌转移。

8. **入院诊断** 子宫颈浸润性鳞癌细胞癌ⅠB$_2$期。

9. **出院诊断** 子宫颈浸润性鳞癌细胞癌ⅠB$_2$期。

二、药物治疗经过

患者入院后病理提示"(子宫颈活检)浸润性非角化型鳞状细胞癌"明确,完善相关检查于 D8 行"腹腔镜广泛全子宫＋双附件＋盆腔淋巴结清扫术",术前禁食水,口服复方聚乙二醇电解质充分准备肠道,术前 30 min 予头孢替安＋奥硝唑静脉滴注预防感染,因手术时间超过 3 h,故术中追加 1 次。术后予氨溴索、兰索拉唑祛痰抑酸及补液支持治疗,那屈肝素钙预防下肢深静脉血栓。D9 患者最高体温至 38℃,血常规示白细胞 11.51×10^9/L(↑),中性粒细胞百分比 85%(↑),继续维持原方案抗感染治疗。D10 患者体温恢复正常,加用甲硝唑氯化钠注射液冲洗阴道,预防术后厌氧菌感染。D11 停用头孢替安、奥硝唑、停用氨溴索祛痰,继续部分液体支持治疗。D12 停用兰索拉唑抑酸治疗,继续预防血栓及补液支持治疗。D16 根据术中发现,有淋巴转移高危因素,因此拟 DC 方案(多西他赛＋卡铂)化疗,化疗前 30 min 予盐酸昂丹司琼片和醋酸地塞米松片预防呕吐,予兰索拉唑抑制胃酸。先予多西他赛注射液试滴,观察患者对化疗药物的敏感性,无特殊后再予多西他赛注射液进行化疗。患者主诉稍有恶心,无呕吐,无头晕、头痛等不适。D17 化疗预处理后予卡铂进行化疗。D18 化疗结束,复查血常规,未见骨髓抑制,予出院。

三、治疗药物汇总

见表 12－3。

表 12－3 子宫颈浸润性鳞癌细胞癌ⅠB$_2$期治疗药物汇总

用药目的	药品名称	用法用量
肠道准备	复方聚乙二醇电解质散	137.12 g, po, st
预防感染	注射用盐酸头孢替安	1 g＋ NS 100 ml, ivgtt, bid
	奥硝唑氯化钠注射液	0.5 g, ivgtt, bid
	甲硝唑氯化钠注射液	0.5 g 冲洗阴道, st

续　表

用药目的	药品名称	用法用量
抑酸	注射用兰索拉唑	30 mg + NS 100 ml, ivgtt, qd
祛痰	盐酸氨溴索注射液	30 mg + NS 100 ml, ivgtt, qd
预防血栓	那屈肝素钙注射液	0.4 ml, ih, 术后 6 h
止吐	盐酸昂丹司琼片	8 mg, po, qd
	醋酸地塞米松片	10 mg, po, q12 h(D16～D18)
		12 mg, po, qd(D16～D18)
化疗	多西他赛注射液	20 mg + NS 100 ml, ivgtt, 试滴
		90 mg + NS 250 ml, ivgtt, st
	卡铂注射液	450 mg + NS 500 ml, ivgtt, st

四、病例分析

1. **术前肠道准备**　复方聚乙二醇电解质散用于术前肠道内容物的清除。该患者行腹腔镜广泛全子宫 + 双附件 + 盆腔淋巴结清扫术,手术可能会损伤肠道,故术前行肠道准备。

2. **围手术期预防感染**　根据《抗菌药物临床应用指导原则(2015 年版)》,子宫全切除术是Ⅱ类切口,可能的污染菌是革兰阴性杆菌、肠球菌属、B 组链球菌及厌氧菌,因此此类手术推荐预防用抗菌药物。推荐围手术期预防应用第 1代、第 2 代头孢菌素 ± 甲硝唑,或头霉素类。静脉注射应在皮肤、黏膜切开前0.5～1 h 内或麻醉开始时给药,在输注完毕后开始手术,保证手术部位暴露时局部组织中抗菌药物已达到足以杀灭手术过程中污染细菌的药物浓度。如果手术时间超过 3 h 或超过所用药物半衰期的 2 倍以上,或成人出血量超过1 500 ml,术中应追加 1 次,预防用药时间不建议超过 48 h。该患者行腹腔镜广泛全子宫 + 双附件 + 盆腔淋巴结清扫术,属于Ⅱ类手术,术前予头孢替安 + 奥硝唑预防感染,手术时间超过 3 h,故术中追加 1 次。

3. **抑酸治疗**　根据《应激性黏膜病变预防与治疗——中国普通外科专家共识》,术前术后禁食水、手术操作是该患者发生应激性黏膜病变(stress related mucosal disease,SRMD)危险因素。围手术期应用抑酸药,可以预防 SRMD 的发生。质子泵抑制剂是预防 SRMD 的首选药物。兰索拉唑属于质子泵抑制剂，用药后 24 h 内对基础和刺激引起的胃酸分泌均有抑制作用。故术后予兰索拉唑 30 mg 静脉滴注，每日 1 次，预防 SRMD 的发生。

4. 祛痰治疗 氨溴索可促进呼吸道内黏稠分泌物排除及减少黏液的滞留，因而显著促进排痰，改善患者呼吸状况。

5. 预防血栓 《妇科手术后深静脉血栓形成及肺栓塞预防专家共识(2017)》提到年龄 60～74 岁、腹腔镜手术手术时长＞60 min、目前存在恶性肿瘤是静脉血栓栓塞症的风险因素。该患者深静脉血栓风险评估是极高危，考虑术后深静脉血栓多发生于 24 h 内，故建议术后 6～12 h 开始予那屈肝素钙 4 ml 皮下注射，每日 1 次，疗程 4 周。

6. 化疗

（1）化疗指征：《2018 NCCN 子宫颈癌临床实践指南》提到术后辅助治疗的"高危因素"包括淋巴结阳性、切缘阳性和宫旁浸润。具备任何一个"高危因素"均推荐术后补充盆腔外照射＋顺铂同期化疗（证据等级 1 级）±阴道近距离放疗。该患者病理报告显示癌灶浸润子宫颈深纤维肌层达全层，向下累及阴道壁深纤维肌层，脉管内见癌栓，淋巴结 3 枚见癌转移。因此，有术后辅助治疗的指征。考虑国内放疗紧缺现状，先予患者 1 个疗程的辅助化疗。

（2）化疗方案选择：晚期或复发转移子宫颈癌常采用以铂类为基础的联合化疗方案。顺铂＋紫杉醇和卡铂＋紫杉醇是转移性或复发性子宫颈癌的一线联合化疗方案。《2018 NCCN 子宫颈癌临床实践指南》表明卡铂＋紫杉醇（证据等级 2A）较顺铂＋紫杉醇用于转移或复发性子宫颈癌总生存期相当，而且具有更好的耐受性，便于毒性反应的管理。

7. 化疗前预处理 《肿瘤治疗相关呕吐防治指南（2014）》提到化疗药物所致的急性呕吐、迟发性呕吐需予以防护。常用药物有 5 - HT$_3$ 受体拮抗剂（例如昂丹司琼和格拉司琼）、糖皮质激素类（如地塞米松）、神经激肽 1（NK - 1）受体拮抗剂（如阿瑞匹坦）及多巴胺受体阻断剂（如甲氧氯普胺）等。该患者拟行 DC 方案化疗，多西他赛是低度催吐化疗药、卡铂是中度催吐化疗药，对于多药方案应基于催吐风险最高的药物来选择止吐药。中度催吐性化疗方案指南推荐 5 - HT$_3$ 受体拮抗剂联合地塞米松预防急性恶心、呕吐，有胃部疾病的患者选择性加用质子泵抑制剂抑酸治疗，故化疗前口服地塞米松片、昂丹司琼片及静脉滴注兰索拉唑预处理。患者在接受多西他赛治疗的前 1 日开始口服地塞米松片预防过敏反应和体液潴留,持续至少 3 d。

五、药学监护要点

1. **病情监护** 注意患者生命体征、血常规、尿量、引流量及不适主诉,注意有无药物不良反应发生。

2. **用药指导**

(1) 多西他赛注射液:

1) 开始滴注的最初几分钟内有可能发生过敏反应,应先予试滴。

2) 治疗期间如发生严重的中性粒细胞减少($<500 \times 10^6$/L 并持续 7 d 或 7 d 以上)或外周神经毒性反应,建议下个疗程减低剂量。

(2) 卡铂:稀释或给药时,不能接触含铝的针头或静脉输注装置。铝与本品会产生沉淀反应和(或)降低效价。

第四节　常见超说明书用药分析

见表 12-4。

表 12-4　本章用于治疗子宫颈癌的超说明书用药药品

编号	药品通用名	说明书适应证	超说明书适应证
1	卡铂注射液(伯尔定)	本品适用于治疗晚期上皮来源的卵巢癌:一线治疗;其他治疗失败后的二线治疗。本品还适用于治疗小细胞肺癌和头颈部鳞癌	乳腺癌、子宫颈癌、妊娠滋养细胞肿瘤、子宫内膜癌、外阴癌(鳞状细胞癌)
2	注射用盐酸吉西他滨	本品可用于治疗以下疾病:局部晚期或已转移的非小细胞肺癌;局部晚期或已转移的胰腺癌;吉西他滨与紫杉醇联合,可用于治疗经辅助(新辅助)化疗后复发,不能切除的、局部复发或转移性乳腺癌。除非临床上有禁忌,否则既往化疗中应使用过蒽环类抗生素	子宫颈癌、妊娠滋养细胞肿瘤、卵巢癌、子宫肉瘤、外阴癌(鳞状细胞癌)
3	注射用盐酸托泊替康	小细胞肺癌,晚期转移性卵巢癌经一线化疗失败者	子宫颈癌、子宫内膜癌

编号	药品通用名	说明书适应证	超说明书适应证
4	多西他赛注射液	(1) 乳腺癌：①适用于局部晚期或转移性乳腺癌的治疗；②多西他赛联合曲妥珠单抗，用于 HER2 基因过度表达的转移性乳腺癌患者的治疗，此类患者先期未接受过转移性癌症的化疗；③多西他赛联合阿霉素及环磷酰胺用于淋巴结阳性的乳腺癌患者的术后辅助化疗； (2) 非小细胞肺癌：适用于局部晚期或转移性非小细胞肺癌的治疗，即使是在以顺铂为主的化疗失败后。前列腺癌：多西他赛联合强的松或强的松龙用于治疗激素难治性转移性前列腺癌； (3) 胃癌：多西他赛联合顺铂和 5 - FU（TCF 方案）用于治疗既往未接受过化疗的晚期胃腺癌，包括胃食管结合部腺癌	子宫颈癌、卵巢癌、子宫内膜癌、子宫肉瘤
5	紫杉醇注射液	(1) 进展期卵巢癌的一线和后继治疗。淋巴结阳性的乳腺癌患者在含阿霉素标准方案联合化疗后的辅助治疗；转移性乳腺癌联合化疗失败或者辅助化疗 6 个月内复发的乳腺癌患者。非小细胞肺癌患者的一线治疗； (2) 艾滋病（AIDS）相关性卡波氏肉瘤的二线治疗	子宫颈癌、妊娠滋养细胞肿瘤、子宫内膜癌、外阴癌（鳞状细胞癌）
6	注射用紫杉醇脂质体	本品可用于卵巢癌的一线化疗及以后卵巢转移性癌的治疗、作为一线化疗，本品也可以与顺铂联合应用。本品也可用于曾用过含阿霉素标准化疗的乳腺癌患者的后续治疗或复发患者的治疗。本品可与顺铂联合用于不能手术或放疗的非小细胞肺癌患者的一线化疗	子宫颈癌、妊娠滋养细胞肿瘤、子宫内膜癌、外阴癌（鳞状细胞癌）

第五节　药物基因组学

　　精准的个体化用药，是根据患者个体差异，例如：性别、年龄、体重、病理、遗传因素（即药物相关基因多态性）等特征，制订安全、有效、经济的药物治疗方案。截至 2019 年年底，能在美国 FDA 官网上查到推荐进行药物基因检测的药物有 210 余种(表 12 - 5)。

表 12 - 5　本章病例涉及相关基因检测的化疗药物

药物分类	化疗药物	相关基因	影响
抗肿瘤植物成分药	多西他赛	TUBB3	TUBB3 基因低表达患者效果好,反之则不敏感
	依托泊苷	TOP2A	依托泊苷和 TOP2A 基因表达呈负相关性,表达水平低的患者疗效较好
铂类	顺铂	ERCC1	药物作用靶点基因,ERCC1 mRNA 表达水平低的患者疗效较好
	卡铂		

（李长艳　潘佳倩）

第十三章

妊娠滋养细胞疾病

第一节　疾病基础知识

一、概述

妊娠滋养细胞疾病(gestational trophoblastic disease，GTD)是一组来源于胎盘滋养细胞的疾病。包括葡萄胎(hydatidiform mole，HM)、侵蚀性葡萄胎(invasive hydatidiform mole，IHM)、绒毛膜癌(简称绒癌)(choriocarcinoma，CC)及胎盘部位滋养细胞肿瘤(placental site trophoblastic tumor，PSTT)等。其中侵蚀性葡萄胎、绒癌和胎盘部位滋养细胞肿瘤等又统称为妊娠滋养细胞肿瘤(gestational trophoblastic neoplasia，GTN)。我国葡萄胎发病率为 1‰～2‰，葡萄胎排出后，发生妊娠滋养细胞疾病中 70%～90% 为持续性或侵蚀性葡萄胎，10%～30% 为绒癌。妊娠滋养细胞肿瘤 60% 继发于葡萄胎妊娠，30% 继发于流产，10% 继发于足月妊娠或异位妊娠。其中侵蚀性葡萄胎全部继发于葡萄胎妊娠，绒癌可继发与葡萄胎妊娠，也可继发于非葡萄胎妊娠。侵蚀性葡萄胎恶性程度一般不高，绒癌恶性程度极高。

二、临床表现

阴道流血是最常见的症状，在葡萄胎排空、流产或足月产后，有持续的不规则阴道流血，量多少不定。也可出现一段时间的正常月经后再停经，然后又出现阴道流血。另外，常伴有子宫复旧不全或不均匀性增大，卵巢黄素化囊肿及假孕症状等。绒癌可出现肺转移、脑转移、阴道转移和肝转移等，转移部位可出现局部出血。

三、主要治疗方法

妊娠滋养细胞肿瘤的治疗是以化疗为主、手术和放疗为辅的综合治疗。

根据病史、体征、辅助检查结果进行临床分期,根据预后评分分为低危和高危,结合患者肝、肾功能,全身情况等综合评估,制订治疗方案。

1. **监测指标与控制目标**

（1）监测指标:血 β - hCG 水平是主要监测指标。另外结合超声检查,子宫大小情况,胸部 X 线片检查,监测肺转移情况,必要时行 CT 和磁共振检查。

（2）控制目标:在每疗程化疗结束后,应每周 1 次测定血清 β - hCG,并结合妇科检查和影像学检查。在每疗程化疗结束至 18 d 内,血 β - hCG 下降 1 个对数称为有效。血 β - hCG 连续 3 次阴性后,低危患者至少给予 1 个疗程的化疗,而对于化疗过程中 β - hCG 下降缓慢和（或）病变广泛者可给予 2～3 个疗程的化疗;高危患者继续化疗 3 个疗程,其中第 1 个疗程必须为联合化疗。

2. **治疗方法**

（1）化疗:常用的一线化疗药物有甲氨蝶呤、放线菌素 D(Act - D)、5 - FU、环磷酰胺、长春新碱和依托泊苷等。常用的化疗方案有:甲氨蝶呤、5 - FU、Act - D、5 - FU + Act - D、EMA - CO、EMA - EP 等,根据预后评分进行个体化治疗。评分在 0～6 分的低危患者选择单一药物化疗,而评分＞6 分的高危患者选择联合化疗。

（2）手术:用于辅助治疗。对控制大出血等各种并发症、切除耐药病灶、减少肿瘤负荷和缩短化疗疗程等方面有作用,在一些特定的情况下使用。

（3）放射治疗:应用较少,主要用于肝、脑转移和肺部耐药病灶的治疗。

（4）耐药复发病例的治疗:几乎全部无转移和低危转移患者均能治愈,但尚有 20% 左右的高危转移病例出现耐药和复发,并最终死亡。这类患者可采用由二线化疗药物组成的联合化疗方案,常用药物有异环磷酰胺、铂类、博来霉素、紫杉醇等,化疗方案主要有 EP - EMA,PVB、BEP 和 VIP 等。

第二节　主要治疗药物

一、常用药物治疗方案

见表 13 - 1。

二、主要治疗药物汇总

见表 13 - 2。

表 13 - 1 妊娠滋养细胞疾病常用化疗方案

分类	方案	使用药物	给药途径	用量	用药时机
单药化疗方案	5 - FU	5 - FU	ivgtt	28~30 mg/(kg·d),配5%GS 500ml,每日8~10 h,匀速滴入	qd,8~10 d为1个疗程,间隔12~14 d
	KSM	KSM	ivgtt	500 μg(10~13 μg/kg),配 5% GS 200 ml	qd,5 d为1个疗程,间隔9 d
	甲氨蝶呤+亚叶酸钙	甲氨蝶呤+亚叶酸钙	im	甲氨蝶呤:1~2 mg/(kg·d),配4 ml NS;亚叶酸钙:1/10甲氨蝶呤量,配NS 4 ml	甲氨蝶呤 im(3PM),qod(在化疗第1、3、5、7日用)CF im(3PM),qod(用甲氨蝶呤24 h后开始)(第2、4、6、8日用);用药期间尿量要求在2 500 m以上,尿 pH>6.5
多药联合化疗方案	FAV(VCR+5-FU/FUDR+KSM)	NS	ivgtt	500 ml	D1
		VCR	静脉推注或者入壶(床旁化药)	2 mg	D1
		5 - FU/FUDR	ivgtt	24~26 mg/(kg·d)配5%GS 500 ml	qd,匀速8 h。对脑转移者用10%GS500 ml维持
		KSM	ivgtt	4~6 μg/(kg·d)配5%GS 250 ml	qd,iv drip(1 h),D1、D4 测体重。对脑转移患者用10%500 ml维持
		昂丹司琼	ivgtt	8 mg,配5%GS 100 ml	qd

续 表

分类	方案	使用药物	给药途径	用量	用药时机
	FAEV (VCR+5-FU/FUDR+KSM+Vp-16)	NS	ivgtt	500 ml	D1
		VCR	静脉推注,床旁化药	2 mg	D1,化疗前 3 h,床旁化药
		VP-16	ivgtt	100 mg/(m²·d),配 NS 250 ml	qd (1 h),D1,D3 测体重
		5-FU/FUDR	ivgtt	800~900 mg/(m²·d),配 5%GS 500 ml	qd(匀速 8 h)
		昂丹司琼	ivgtt	8 mg,配 5%GS 100 ml	qd
	EMA/CO	KSM	ivgtt	500 μg配 5%GS 250 ml	D1(1 h),对脑转移患者用 10%GS
		VP-16	ivgtt	100 mg/m² 配 NS 250 ml	D1 (1 h)
		甲氨蝶呤	静脉推注	100 mg/m² 配 NS 30 ml	D1
		甲氨蝶呤	ivgtt	200 mg/m² 配 NS 1 000 ml	D1 (12 h)
		KSM	ivgtt	500 μg配 5%GS 250 ml	D2 (1 h)
		VP-16	ivgtt	100 mg/m² 配 NS 250 ml	D2 (1 h)
		CF	im	15 mg,配 NS 4 ml	q12 h(从静脉推甲氨蝶呤开始 24 h 后开始,共 4 次)
		NS	ivgtt	500 ml	D8
		VCR/VDS	静脉推注	2 mg	D8 化疗前 3 h
		CTX	ivgtt	600 mg/m² 配 NS 500 ml	D8 (2 h)(下个疗程 D15 开始,重复 D1)

续 表

分类	方案	使用药物	给药途径	用量	用药时机
	EMA/EP	KSM	ivgtt	500μg 配 5%GS 250 ml	D1 (1 h), 对脑转移者用 10%GS
		VP－16	ivgtt	100 mg/m² 配 NS 250 ml	D1 (1 h)
		甲氨蝶呤	静脉推注	100 mg/m² 配 NS 30 ml	D1
			ivgtt	200 mg/m² 配 NS 1 000 ml	D1(12 h)
		亚叶酸钙	im	15 mg 配 NS 4 ml	q12 h (从静脉推甲氨蝶呤开始 24 h 后开始, 共 4 次)
		VP－16	ivgtt	150 mg/m² 配 NS 250 ml	D8
		DDP (水剂)	ivgtt	75 mg/m² 配 NS 500 ml	D8(下个疗程 D15 d 开始, 重复 D1)(该方案可用于对 EMA/CO 耐药的患者)

表 13－2 妊娠滋养细胞疾病主要治疗药物汇总

名称	起效时间	作用达峰时间	作用持续时间	半衰期	禁忌证	注意事项
甲氨蝶呤	—	—	—	$t_{1/2}\alpha$ 为1 h, $t_{1/2}\beta$ 初期为 2~3 h, 终末期为 8~10 h。	(1) 哺乳期妇女; (2) 有严重肝功能不全的银屑病患者; (3) 有严重肾功能不全的患者; (4) 接受中枢神经系统放疗的患者不应同时接受甲氨蝶呤鞘内注射	(1) 甲氨蝶呤可以引起显著的骨髓抑制、贫血,再生障碍性贫血,白细胞减少,中性粒细胞减少,血小板减少和出血; (2) 甲氨蝶呤可能具有肝脏毒性,特别是在大剂量或长时间治疗的情况下。必须在治疗开始前评估肝功能,并且在治疗的过程中定期监测;

续 表

名称	起效时间	作用达峰时间	作用持续时间	半衰期	禁忌证	注意事项
5-FU	—	—	—		(1) 妇女妊娠初期3个月内禁用本品; (2) 由于本品潜在的致突、致畸及致癌性和可能在婴儿中出现的毒不良反应,因此在应用本品期间不允许哺乳; (3) 当伴发水痘或带状疱疹时禁用本品; (4) 衰弱患者禁用本品	(1) 用本品应严密监测血常规、肝功能; (2) 用本品时不宜饮酒或同用阿司匹林类药物,以减少消化道出血的可能
放线菌素D	—	—	—	36 h	(1) 有出血倾向者慎用或不用本品; (2) 有患水痘病史者忌用; (3) 本品有致突、致畸和免疫抑制作用,孕妇禁用	(1) 当本品漏出血管外时,应立即用1%普鲁卡因局部封闭,或用50~100 mg氢化可的松局部注射及冷湿敷; (2) 骨髓功能低下、有痛风病史、肝功能损害、感染,有尿酸盐性肾结石病史、近期接受过放疗或抗癌药物者慎用本品
环磷酰胺	—	—	—	4~6 h	(1) 凡有骨髓抑制、感染、肝肾功能损害者禁用或慎用; (2) 对本品过敏者禁用; (3) 妊娠及哺乳期妇女禁用	(1) 本品的代谢产物对尿路有刺激性,应用时应鼓励患者多饮水,大剂量应用时应水化、利尿,同时给予尿路保护剂美司钠; (2) 由于本品需在肝内活化,因此腔内给药无直接作用; (3) 环磷酰胺水溶液仅能稳定2~3 h,最好配现用

妇产科临床用药手册 〉〉〉

续 表

名称	起效时间	作用达峰时间	作用持续时间	半衰期	禁忌证	注意事项
顺铂	—	—	—	$t_{1/2}\alpha$ 为 25～49 min，$t_{1/2}\beta$ 为 58～73 h	对顺铂和其他含铂制剂过敏者、怀孕、哺乳期、骨髓机能减退、严重肾功能损害、失水过多、水痘、带状疱疹、痛风、高尿酸血症、近期感染及因顺铂而引起的外周神经病等患者禁用	(1) 下列患者用药应特别慎重：既往有肾病史、造血系统功能不全、听神经功能障碍、用药前曾接受其他化疗或放射治疗、以及非顺铂引起的外周神经炎等； (2) 治疗前后、治疗期间和每个疗程之前，应做如下检查：肝、肾功能、全血计数、血钙以及听神经功能、神经系统功能等检查； (3) 在治疗期间，每周应检查全血计数。通常需待器官功能恢复正常后，才可重复下个疗程； (4) 在化疗期间与化疗后，患者必需饮用足够的水分
长春新碱	—	—	—	$t_{1/2}\alpha$ < 5 min，$t_{1/2}\gamma$ 为 50～155 min，$t_{1/2}\beta$ 末相消除相长达 85 h	本品不能通过肌内、皮下或鞘内注射	(1) 对诊断的干扰：本品可使血钾、血及尿的尿酸升高； (2) 下列情况应慎用：有痛风病史、肝功能损害、感染、白细胞减少、神经肌肉疾病、有尿酸盐性肾结石病史、近期用过放疗或抗癌药治疗的患者； (3) 用药过程中，出现严重四肢麻木、膝反射消失、麻痹性肠梗阻、腹绞痛、心动过速、脑神经麻痹、白细胞过低、肝功能损害、应停药或减量； (4) 注射时药液漏至血管外，应立即停止注射，以氯化钠注射液稀释局部，或以 1% 普鲁卡因注射液封、温湿敷或冷敷，发生皮肤破溃后按溃疡处理； (5) 注入静脉时避免日光直接照射

续表

名称	起效时间	作用达峰时间	作用持续时间	半衰期	禁忌证	注意事项
依托泊苷	—	—	—	3~12 h	(1) 骨髓抑制,白细胞,血小板明显低下者禁用; (2) 心、肝、肾功能有严重障碍者禁用; (3) 对本品过敏者禁用	(1) 本品经 NS 稀释后的溶液只可静脉滴注给药,给药速度不可过快; (2) 用药期间应定期检查周围血象和肝肾功能; (3) 本品稀释后的溶液应立即使用,若有沉淀产生严禁使用
卡伯注射液	—	—	—	—	(1) 有明显骨髓抑制及肾功能不全者; (2) 对其他铂制剂及甘露醇过敏者; (3) 孕妇及有严重并发症者; (4) 原先用过顺铂者应慎用; (5) 严重肝肾功能损害者禁用	(1) 应用本品前后检查血象及肝肾功能,治疗期间,应每周检查白细胞,血小板至少 1~2 次; (2) 由于本品对骨髓有明显的抑制作用,在用药后 3~4 周内不应重复给药; (3) 出现严重的骨髓抑制的病例,有必要输血治疗; (4) 全身肌酸酐廓清率低于 60 ml/min 的患者,卡铂的肾清除下降,这时应适当降低卡铂用量; (5) 本品一经稀释,应在 8 h 以内用完,滴注及存放时应避免直接日晒; (6) 卡铂可能引起血浆中电解质的下降(如镁、钾、钠、钙等),使用期间应注意监测
博来霉素	—	—	—	58.6 min	(1) 严重肺部疾患、严重弥漫性肺纤维化; (2) 有对本品或类似药物(培洛霉素、peplomycin)有过敏史; (3) 严重肾功能障碍; (4) 严重心脏疾病;	(1) 肺功能不全、肝、肾功能不全,60 岁以上老年人等应慎用。减少用药量并增加用药间隔。总剂量即使在 150 mg(效价)以下发生肺纤维化、间质性肺炎的概率也高,应注意; (2) 静脉注射应尽可能缓慢,以减少疼痛;肌内注射时出现硬结时,应注意,静脉注射时应避开血管神经。局部出现硬结时,应即使

续　表

名称	起效时间	作用达峰时间	作用持续时间	半衰期	禁忌证	注意事项
					(5) 胸部及其周围接受放射治疗	更换注射部位； (3) 可能有增加感染和出血倾向，应注意； (4) 水痘患者应慎用本药，可能导致致命的全身障碍； (5) 避免药物接触眼睛，用手涂抹黏膜附近病变后，应立即洗手
紫杉醇	—	—	—	—	(1) 禁用于对紫杉醇或其他以聚氧乙基代蓖麻油（CremophorEL）配制的药物有过敏反应病史者； (2) 对于那些基础中性粒细胞计数＜1 500/mm^3 的实体瘤患者不能使用本品	骨髓抑制（主要是中性粒细胞缺乏症）是剂量限制性毒性反应。中性粒细胞数的低谷时间中位数在第 11 日，在给予紫杉醇治疗期间，应经常检查血细胞计数，直到中性粒细胞升到 1 500/mm^3，血小板计数＞100 000/mm^3 之后，才能开始紫杉醇的另一个治疗周期
亚叶酸钙	—	—	3～6 h	健康人群0.67 h；肿瘤患者0.92～1.17 h	恶性贫血或维生素 B$_{12}$ 缺乏所引起的巨幼红细胞性贫血	当患者有下列情况者，本品应谨慎用于甲氨蝶呤的"解救"治疗：酸性尿（pH＜7）、腹腔积液、失水、胃肠道梗阻、胸腔渗液或肾功能障碍。有上述情况时，甲氨蝶呤毒性较显著，且不易从体内排出；病情急需者，本品剂量要加大

注："—"表示无数据

第三节　典型病例

病例一　妊娠滋养细胞疾病甲氨蝶呤单药化疗

一、病例资料

1. **现病史**　女,39岁,因"妊娠滋养细胞疾病甲氨蝶呤单药化疗4次后"入院。

(1) 第1次入院记录(04-28～05-18)。

平素月经规律,3～5 d/30 d,量中,无痛经,02-20,量如常。患者04-02因阴道出血多至我院急诊,查尿 hCG(+),B超检查提示:①目前宫内妊娠证据不足,请密切随访;②内膜不均(12 mm);③子宫质地欠均。遂行急诊清宫,术后病理:(宫腔刮出物)绒毛、底蜕膜和蜕膜组织。

术后阴道少量出血1周后停止,于门诊随访,β-hCG(04-24):2 035.3 mIU/ml;β-hCG(04-18):1 214.5 mIU/ml。遂转急诊就诊,阴道B超提示:①目前宫内外未见明显妊娠表现,请随访;②子宫颈纳囊。

上腹部B超:①脂肪肝可能;②建议 CT 或 MRI 进一步排除上腹部妊娠。患者病程中否认明显腹痛腹胀,否认尿频尿急尿痛、肛门坠胀感、心慌胸闷、头晕乏力等不适。今日急诊拟"异位妊娠可能,滋养细胞疾病待排"收治入院。患者入院后完善相关检查及科内讨论,05-11起甲氨蝶呤+亚叶酸钙单药化疗,分别于05-11、05-13、05-15、05-17甲氨蝶呤70 mg肌内注射,隔日亚叶酸钙解毒患者无明显化疗不良反应,现一般情况可,予以出院。

(2) 第2次入院记录(05-24～05-31)。

患者出院后规律复查血常规,未发现明显化疗不良反应。05-21复查血 β-hCG:64.6 mIU/ml,今为进一步化疗来我院。患者入院后完善相关检查及组织科内讨论,05-25起甲氨蝶呤+亚叶酸钙单药化疗,分别于05-25、05-27、05-29、05-31甲氨蝶呤70 mg,肌内注射治疗,隔日亚叶酸钙解毒患者无明显化疗不良反应,现一般情况可,予以出院。

(3) 第3次入院记录(06-07～06-15)。

患者出院后规律复查血常规,未发现明显化疗不良反应,今为进一步治疗来我院。患者入院后完善相关检查及组织科内讨论,06 - 08 起甲氨蝶呤 + 亚叶酸钙单药化疗,分别于 6 - 8、6 - 10、6 - 12、6 - 14 甲氨蝶呤 70 mg,肌内注射,隔日亚叶酸钙解毒患者无明显化疗不良反应,现一般情况可,予以出院。

(4) 第 4 次入院记录(06 - 21～06 - 29)。

患者出院后规律复查血常规,未发现明显化疗不良反应,今为进一步治疗来我院。患者入院后完善相关检查,06 - 22 起甲氨蝶呤 + 亚叶酸钙单药化疗,分别于 06 - 22、06 - 24、06 - 26、06 - 28 甲氨蝶呤 70 mg,肌内注射,隔日亚叶酸钙解毒患者无明显化疗不良反应,现一般情况可,予以出院。

(5) 第 5 次入院记录(07 - 05～)。

患者出院后无不适,现为再次化疗。发病以来饮食、睡眠好,两便如常,无体重明显减轻。

2. **既往史**　无特殊。

3. **婚育史**　已婚已育,1 - 0 - 3 - 1。

4. **体格检查**　正常。身高 158 cm,体重 72 kg。

5. **本科检查**　外阴正常,阴道畅;子宫颈轻度糜烂;子宫体前位,正常大小,无压痛;附件区未扪及异常。

6. **实验室及辅助检查**

(1) 血常规:无明显异常。

(2) 肝、肾功能,凝血功能:无明显异常。

(3) 血 β - hCG 变化(表 13 - 3)。

表 13 - 3　血 β - HCG 变化

日期	血 β - hCG/(mIU/ml)	日期	血 β - hCG/(mIU/ml)
04 - 18	1 214.5	05 - 22	64.6
04 - 24	2 035.3	05 - 24	19.8
04 - 29	2 376.3	05 - 31	4.2
05 - 02	1 718.0	06 - 07	0.8
05 - 04	1 878.1	06 - 14	0.5
05 - 08	1 054.8	06 - 21	1.2
05 - 15	446.2	06 - 28	0.8

7. **入院诊断**　①绒癌(Ⅰ:2);②4 次化疗后。

8. 出院诊断　①妊娠滋养细胞肿瘤［绒癌（Ⅰ期；低危型：2 分）］；②化疗后恢复期（5 次化疗后）。

二、药物治疗经过

患者入院后完善相关检查,无化疗禁忌证,D2 开始化疗,甲氨蝶呤 70 mg,肌内注射,隔日 1 次,第 1、3、5、7 日;亚叶酸钙 7 mg,肌内注射,隔日 1 次,第 2、4、6、8 日,与甲氨蝶呤用药间隔 24 h。碳酸氢钠片 1 g 口服,每日 3 次,碱化尿液。D9 化疗结束,无化疗不良反应及不适,予出院。

三、治疗药物汇总

见表 13 - 4。

表 13 - 4　妊娠滋养细胞疾病治疗药物汇总

用药目的	药品名称	用法用量
化疗	甲氨蝶呤注射液	70 mg, im, qod 共 4 次
解毒	注射用亚叶酸钙	7 mg, im, qod,与甲氨蝶呤相隔 24 h,共 4 次
碱化尿液	碳酸氢钠片	1 g, po, tid

四、病例分析

1. 绒癌化学治疗

（1）用药指征妊娠滋养细胞肿瘤的分期采用 FIGO 妇科肿瘤委员会制定的临床分期,该分期包含了解剖学分期和预后评分系统 2 个部分(表 13 - 5,表 13 - 6),其中规定预后评分≤6 分者为低危,≥7 分者为高危。预后评分是妊娠滋养细胞肿瘤治疗方案制订和预后评估的重要依据。

表 13 - 5　滋养细胞肿瘤解剖学分期（FIGO，2009 年）

分期	病灶位置
Ⅰ期	病变局限于子宫
Ⅱ期	病变扩散,但仍局限于生殖器官(附件、阴道)
Ⅲ期	病变转移至肺,有或无生殖系统病变
Ⅳ期	所有其他转移

表 13-6 FIGO/WHO 预后评分系统（2009 年）

评　　分	0	1	2	4
年龄/岁	<40	≥40	—	—
前次妊娠	葡萄胎	流产	足月产	—
距前次妊娠时间/月	<4	4～<6	7～12	>12
治疗前血 hCG/(U/L)	≤10^3	10^3～10^4	10^4～10^5	>10^5
最大肿瘤大小(包括子宫)/cm	<3	3～4	≥5	—
转移部位	肺	脾、肾	胃肠道	肝、脑
转移病灶数目	—	1～4	5～8	>8
先前失败化疗	—	—	单药	2 种或 2 种以上药物

注:"—"表示无数据

本患者 CT 报告显示病变仅局限于子宫,因此解剖学分期为 I 期。预后评分为 2 分,属于低危患者。根据指南低危患者通常选择单药物化疗,因此本患者采用的化疗方案为单药化疗。

(2) 药物选择妊娠滋养细胞肿瘤单药化疗一线方案有甲氨蝶呤、5-FU、KSM。甲氨蝶呤是目前国内外用以治疗绒癌的药物,属叶酸抗代谢物质。本患者选用甲氨蝶呤化疗。

(3) 剂量与用法甲氨蝶呤可以动脉、静脉、肌内、鞘内及口服给药,根据化疗方案不同,给药方式与剂量也不同。本患者采用化疗方案甲氨蝶呤＋亚叶酸钙,即甲氨蝶呤 1 mg/(kg·d)肌内注射,第 1、3、5、7 日;亚叶酸钙 0.1 mg/(kg·d)肌内注射,第 2、4、6、8 日(注射甲氨蝶呤 24 h 后用),8 d 为 1 个疗程,疗程间隔 14 d。本患者体重 70 kg,因此每次甲氨蝶呤的用量为 70 mg,亚叶酸钙的用量为 7 mg,本方案甲氨蝶呤使用剂量较大,使用亚叶酸钙解救。

(4) 停药按照 FIGO 标准,低危型妊娠滋养细胞肿瘤患者停药指征为当血 β-hCG 正常后至少巩固化疗 1 个疗程,对于病变范围广泛或血 β-hCG 下降缓慢者,可在血 β-hCG 值正常后巩固化疗 2～3 个疗程。所谓正常值,是认为规定的一个数值,具有相对性,通常把血清 β-hCG 达 2 mIU/ml 作为滋养细胞肿瘤治疗的正常值标准。本患者第 3 次化疗时血 β-hCG 降至正常值范围,而后又巩固治疗 2 个疗程,血 β-hCG 正常以后一直保持在 2 mIU/ml 以下,达到治愈的标准,即可停药随诊。

2. **不良反应的预防** 甲氨蝶呤的最常见的不良反应有口腔溃疡、白细胞减少、恶心和腹部不适等,不良反应的发生率和严重程度与用药的剂量和频率有关。

使用大剂量甲氨蝶呤治疗时必须给予亚叶酸钙,在给予亚叶酸钙解救、水化和碱化尿液的同时需持续监测毒性作用。

亚叶酸钙是叶酸还原型的甲酰化衍生物,是叶酸在体内的活化形式,甲氨蝶呤等叶酸拮抗剂的作用是与二氢叶酸还原酶结合而阻断叶酸向亚叶酸钙转化,亚叶酸钙可直接提供叶酸在体内的活化形式,具有"解救"过量的叶酸拮抗物在体内的毒性反应,有利于胸腺嘧啶核苷酸、DNA、RNA 以及蛋白质合成,亚叶酸钙可限制甲氨蝶呤对正常细胞的损害程度,通过相互间竞争作用,并能逆转甲氨蝶呤对骨髓和胃肠道黏膜反应。

碳酸氢钠 1 g 口服,每日 3 次,碱化尿液,保持尿液 pH>6.5,尿量每日保持在 2 500 ml 以上。

五、药学监护要点

1. **病情监护** 注意患者阴道出血等情况,监测患者血 β - hCG,血常规,肝、肾功能等,注意化疗不良反应如骨髓抑制、胃肠道反应等。

2. **用药指导**

(1)甲氨蝶呤:

1)甲氨蝶呤可以引起显著的骨髓抑制、贫血、再生障碍性贫血、白细胞减少、中性粒细胞减少、血小板计数减少和出血等,在使用过程中应严密监测。

2)甲氨蝶呤可能具有肝脏毒性,特别是在大剂量或长时间治疗的情况下。必须在治疗开始前评估肝功能,并且在治疗的过程中定期监测。

3)甲氨蝶呤可严重损害肾脏功能,尤其在 pH<5.7 时,甲氨蝶呤溶解度降低,易沉积在肾小管,引起肾脏损伤。在使用甲氨蝶呤时,应注意充分水化,保持尿量在 100 ml/h 以上,另外可服用碳酸氢钠碱化尿液,必要时可输注碳酸氢钠。

4)胃肠道反应及口腔溃疡等也是常见不良反应,化疗期间注意口腔护理。

(2)亚叶酸钙:当患者出现酸性尿(pH<7)、腹腔积液、失水、胃肠道梗阻、胸腔渗液或肾功能障碍时,说明甲氨蝶呤毒性较显著,且不易从体内排出;此

时可适当加大亚叶酸钙剂量。

3. 随诊管理

（1）出院后每周 2 次监测血常规,若白细胞计数＜4.0×10^9/L,重组粒细胞刺激因子 1 支皮下注射,第 2 日复查;若白细胞计数＜3.0×10^9/L,重组粒细胞刺激因子 2 支皮下注射,第 2 日复查就诊。若白细胞计数＜2.0×10^9/L,即刻就诊。

（2）严格避孕 1 年,出院后 1 个月门诊随访血 β-hCG。

病例二　绒毛膜癌 EMA-CO 化疗

一、病例资料

1. **现病史**　女,35 岁,因"绒癌高危组 EMA-CO 联合化疗 6 次后"入院。

（1）第 1 次入院记录(05-18~05-30)。

既往月经不规则,7 d/(30~60) d,痛经(＋),LMP:06-27。次年 3 月份患者因"羊水过少"于外院行子宫下段剖宫产术,顺利娩出一男婴,胎盘完整自娩(超声提示胎盘位于后壁)。术后严格避孕。产后持续阴道淋漓少量出血,色淡红,无血块,伴乏力,无腹痛腹胀感,无里急后重感。就诊于外院,B 超检查提示:子宫底部混合性包块(局部直达子宫浆膜层伴周围血流异常丰富),性质待定。β-hCG ＞10 000 U/ml。就诊我院,拟"妊娠滋养细胞疾病"收治入院。患者入院后完善各项检查,超声:右侧子宫底肌层内不规则高回声占位(大小约 5 cm),入院测血 hCG 170 000 mIU/ml,FIGO 预后评分(Ⅲ期:9 分),高危,依据:年龄 35 岁评 0 分;前次妊娠:足月产评 2 分;距离前次妊娠时间:2 个月评 0 分;治疗前 hCG:170 000 mIU/ml,评 4 分;肿瘤最大直径 41 mm×52 mm×52 mm 评 2 分;转移部位:肺、脑(不确定)评 0 分;转移灶数目:肺 1 个(转移病灶＞3 cm)评 1 分。予完善家属告知,于 05-22 行 EMA-CO 化疗方案化疗:放线菌素 D:500 μg,D1~D2;依托泊苷:150 mg D1~D2;甲氨蝶呤:150 mg;甲氨蝶呤:300 mg,D1;长春新碱:1.5 mg,环磷酰胺:900 mg,D8。并给予止吐保肝对症处理。化疗过程顺利,无化疗不良反应。05-25 β-hCG:198 318.2 mIU/ml。

（2）第 2~7 次入院化疗。

分别于 06-05、06-21、07-06、07-20、08-07 行 EMA-CO 方案联合静脉化疗,药物用量同第 1 次化疗,并给予止吐保肝对症处理。化疗过程多次出现骨髓抑制,均给予升白细胞治疗后恢复正常。化疗过程均顺利、无不适主诉。

（3）第8次入院记录(08-18～08-21)。

患者出院后无恶心、呕吐、腹泻、腹痛等不适,食量尚可,08-18～08-19各予瑞白1支皮下注射。08-20血常规:白细胞计数 $8.86×10^9/L$,红细胞计数 $2.73×10^{12}/L$,血红蛋白92 g/L,红细胞比容26.7%,血小板计数 $172×10^9/L$,中性粒细胞百分比83.2%,中性粒细胞绝对数 $7.38×10^9/L$。现为再次化疗,门诊拟"绒癌"收治入院。

2. **既往史** 03-21因"羊水过少"于新华医院崇明分院行子宫下段剖宫产术,顺利娩出一男婴;2016年,因子宫颈息肉在当地医院行子宫颈息肉摘除术。其余无特殊。

3. **婚育史** 已婚已育,1-0-0-1。

4. **体格检查** 正常。身高156 cm,体重60 kg。

5. **妇科检查** 外阴正常;阴道畅;子宫颈轻度糜烂;子宫体饱满,无压痛,活动可;附件区未扪及异常。

6. **实验室及辅助检查**

（1）血常规:血红蛋白92 g/L,其余无特殊。

（2）肝、肾功能,凝血功能:无明显异常。

（3）血 β - hCG 变化(表13-7)。

表 13-7 血 β - hCG 变化

日期	血 β - hCG/(mIU/ml)	日期	血 β - hCG/(mIU/ml)
第1次入院前外院	10 000	06-27	54.2
05-19	171 561.8	07-04	29.3
05-25	198 318.2	07-12	13
05-29	37 037.0	07-19	8.2
06-05	5 334.5	07-25	4
06-12	526.3	08-07	5.7
06-20	142.2	08-15	4.9

7. **入院诊断** ①绒癌(Ⅲ:9);②第6次静脉化疗后。

8. **出院诊断** ①妊娠滋养细胞肿瘤[绒癌(Ⅲ期;高危型:9分)];②化疗后

恢复期(7 次化疗后)。

二、药物治疗经过

患者完善检查,血常规、生化、尿常规、凝血无明显异常;血 β - hCG: 6.4 mIU/ml。无化疗禁忌证,D2 开始化疗。患者年龄 35 岁,身高 156 cm,体重 60 kg,体表面积 1.624 06 m^2,化疗方案 EMA - CO 方案,今开始 EMA 部分,放线菌素 D 500 μg D1～D2;依托泊苷 100 mg/m^2 = 162 mg,实际用量:150 mg D1～D2;甲氨蝶呤静脉推注 100 mg/m^2 = 162 mg,实际用量:150 mg D1;甲氨蝶呤静脉滴注:200 mg/m^2 = 324 mg,实际用量:300 mg D1。碳酸氢钠片 1 g 口服,每日 2 次,碱化尿液。化疗过敏反应及胃肠道反应的预防,盐酸昂丹司琼注射液 8 mg,静脉推注,每日化疗前后各 1 次;西咪替丁注射液静脉滴注。D3 静脉推注甲氨蝶呤 24 h 后使用亚叶酸钙 15 mg 肌内注射,每 12 小时 1 次,共用药4 次。谷丙转氨酶轻度升高,复方甘草酸苷注射液降肝酶,护肝治疗。D4～D8化疗休息日,无特殊。D9 开始 CO 部分化疗,长春新碱 1.5 mg,环磷酰胺900 mg,盐酸昂丹司琼注射液 8 mg,静脉推注,化疗前后各 1 次预防胃肠道不良反应。无化疗明显不良反应,D10 出院

三、治疗药物汇总

见表 13 - 8。

表 13 - 8 绒毛膜癌 EMA - CO 化疗药物汇总

用药目的	药品名称	用法用量
化疗	注射用放线菌素 D	500 μg, ivgtt, D1～D2
	依托泊苷注注射液	150 mg, ivgtt, D1～D2
	甲氨蝶呤注射液	150 mg,静脉推注, D1
	甲氨蝶呤注射液	300 mg, ivgtt, D1
	注射用环磷酰胺	900 mg, ivgtt, D8
	注射用硫酸长春新碱	1.5 mg,静脉推注, D8
预防不良反应	盐酸昂丹司琼注射液	8 mg,静脉推注,化疗日,化疗前后各 1 次
	西咪替丁注射液	400 mg, ivgtt, 每日化疗前

用药目的	药品名称	用法用量
解毒	注射用亚叶酸钙	15 mg, im, q12 h, 甲氨蝶呤 ivgtt 后 24 h, 共 4 次
碱化尿液	碳酸氢钠片	1 g, po, qid
保肝治疗	复方甘草酸苷注射液	80 mg, ivgtt, qd
升白细胞治疗	重组人粒细胞刺激因子注射液	100 μg, ih, 必要时

四、病例分析

1. 绒癌化疗治疗

（1）用药指征：妊娠滋养细胞肿瘤的分期采用 FIGO 妇科肿瘤委员会制定的临床分期，该分期包含了解剖学分期和预后评分系统 2 个部分，其中规定预后评分≤6 分者为低危，≥7 分者为高危。预后评分是妊娠滋养细胞肿瘤治疗方案制订和预后评估的重要依据。

本患者剖宫产后持续阴道不规则流血 2 个月，血 β-hCG 高达 170 000 mIU/ml，B 超显示肿瘤最大直径为 41 mm×52 mm×52 mm，胸部 CT 显示两肺有散在不规则团絮样异常密度影，考虑为肺转移；头颅 MRI 脑转移不确定，综合以上信息该患者预后评分为 9 分，为高危型绒癌。因此，选择联合用药 EMA-CO 方案化疗。

（2）药物选择及给药剂量：EMA-CO 方案：第 1 日，依托泊苷 100 mg/m² 静脉滴注，放线菌素 D 0.5 mg 静脉滴注，甲氨蝶呤 100 mg/m² 静脉注射，甲氨蝶呤 200 mg/m² 静脉滴注 12 h；第 2 日，依托泊苷和放线菌素 D 用法用量同第 1 日，亚叶酸钙 15 mg，从甲氨蝶呤用药 24 h 开始，每 12 h 1 次，共 4 次；第 3～7 日休息，无化疗；第 8 日，长春新碱 1.0 mg/m² 静脉注射，环磷酰胺 600 mg/m² 静脉滴注。每 14 日为 1 个周期。

2. 不良反应的预防

EMA-CO 方案的主要不良反应是骨髓抑制，尤其是白细胞计数减少和贫血，应严密监测血常规，根据检测结果给予相应的药物治疗。

亚叶酸钙是叶酸还原型的甲酰化衍生物，是叶酸在体内的活化形式，甲氨蝶呤等叶酸拮抗剂的作用是与二氢叶酸还原酶结合而阻断叶酸向亚叶酸钙转化,亚叶酸钙可直接提供叶酸在体内的活化形式,具有"解救"过量的叶酸拮抗物在体内的毒性反应,有利于胸腺嘧啶核苷酸、DNA、RNA 以及蛋白质合成,亚叶酸钙可限制甲氨蝶呤对正常细胞的损害程度,通过相互间竞争作用,并能逆转甲氨蝶呤对骨髓和胃肠道黏膜反应。

碳酸氢钠 1 g po tid,碱化尿液,保持尿液 pH>6.5,尿量每日保持在 2 500 ml 以上。

3. 骨髓抑制的治疗 骨髓抑制是化疗最常见的不良反应,尤其是中性粒细胞减少症是骨髓抑制性化疗最常见的血液学毒性,其减少程度、持续时间与患者感染甚至死亡直接相关。因此,中性粒细胞减少的预防与治疗至关重要。

rhG-CSF 是一种人工合成的促进中性粒细胞增殖、分化、激活的细胞因子,主要用于细胞毒类化疗药物治疗后出现的中性粒细胞减少症。目前使用的 rhG-CSF 主要有每日使用的 rhG-CSF 和每个化疗周期使用 1 次的聚乙二醇 rhG-CSF。rhG-CSF 预防性应用通常在化疗结束后 24~48 h 开始用药,一般情况下应持续给药 1 周以上。聚乙二醇 rhG-CSF 适用于 3 周化疗方案和 2 周化疗方案的患者,不推荐单周化疗方案的患者使用,本品皮下注射,每个化疗周期给药 1 次,一般在化疗结束后 24 h,或者 3~4 d 给药。rhG-CSF 治疗性应用,对于接受预防性使用的患者出现中性粒细胞减少症时,继续使用 rhG-CSF 进行治疗,对于未接受预防性使用 rhG-CSF 的患者,如果出现中性粒细胞减少症则应使用 rhG-CSF 进行治疗。本患者使用 rhG-CSF 预防中性粒细胞、白细胞减少症的发生。

五、药学监护要点

1. 病情监护 注意患者阴道出血等情况,监测患者血 β-hCG,血常规,肝、肾功能等,注意化疗不良反应如骨髓抑制、胃肠道反应等。

2. 用药指导

(1) 甲氨蝶呤:

1) 胃肠道反应及口腔溃疡等是最常见不良反应,化疗期间注意口腔护理。

2) 甲氨蝶呤可严重损害肾脏功能,尤其在 pH<5.7 时,甲氨蝶呤溶解度降低,易沉积在肾小管,引起肾脏损伤。在使用甲氨蝶呤时,应注意充分水化,保持尿量在 100 ml/h 以上,另外可服用碳酸氢钠碱化尿液,必要时可输注碳酸

氢钠。

（2）依托泊苷：本品只能用 NS 进行稀释，稀释浓度为每毫升不超过 0.25 mg，滴注时间不少于 30～60 min，滴注速度过快，可出现低血压、心悸等反应。

（3）环磷酰胺：环磷酰胺通过肾脏排泄，在泌尿系统特别是膀胱，其代谢产物可导致不良反应，如出血性膀胱炎、镜下血尿和肉眼血尿是本品最常见与计量相关的不良反应，必要时需终止治疗。使用美司钠或强效水化和碱化尿液可显著减少泌尿道不良反应的发生频率和减轻严重程度。

（4）长春新碱：本品临用前加入 NS 进行溶解。本品主要的不良反应是神经系统毒性，主要引起外周神经症状，如四肢麻木、膝反射消失、麻痹性肠梗阻等，与累积使用剂量有关。

（5）重组人粒细胞集落刺激因子：

1）本品是利用基因重组技术生产的人粒细胞刺激因子，与天然产品相比，生物活性在体内、体外基本一致，人粒细胞刺激因子是调节骨髓中粒系造血的主要细胞因子之一，选择性作用于粒系造血祖细胞，促进其增殖、分化，并可增加粒系终末分化期细胞的功能。

2）本品应在化疗药物给药结束后 24～48 h 开始使用。

3）本品使用过程中应定期每周监测血常规 2 次，特别应注意中性粒细胞数目的变化情况。

3. 随诊管理

（1）出院后每周 2 次监测血常规，若白细胞计数 $<4.0 \times 10^9 / L$，重组粒细胞刺激因子 1 支皮下注射，第 2 日复查；若白细胞计数 $<3.0 \times 10^9 / L$，重组粒细胞刺激因子 2 支皮下注射，第 2 日复查就诊。若白细胞计数 $<2.0 \times 10^9 / L$，即刻就诊。

（2）严格避孕 1 年，出院后 1 个月门诊随访血 β - hCG。

（谢红娟　底雪梅）

第十四章

卵巢上皮性肿瘤

第一节　疾病基础知识

一、概述

卵巢上皮性肿瘤(epithelial ovarian tumors)为最常见的卵巢肿瘤,占原发性卵巢肿瘤 50%～70%,占卵巢恶性肿瘤 85%～90%。多见于中老年妇女,很少发生在青春期前和婴幼儿。

二、临床表现及分类

1. **临床表现**　早期多无症状。晚期主要症状为腹胀、腹部肿块、腹腔积液及其他消化道症状;部分可有消瘦、贫血、不规则阴道流血或绝经后出血等。此外,可出现尿频、便秘、气急和心悸等压迫症状。

2. **按组织学分类**　可分为浆液性、黏液性、子宫内膜样、透明细胞、移行细胞(Brenner 瘤)和浆黏液性肿瘤 5 类,各类别依据生物学行为进一步分类,即良性肿瘤、交界性肿瘤(不典型增生肿瘤)和癌。

三、主要治疗方法

1. **卵巢良性肿瘤**　根据患者年龄、生育要求及对侧卵巢情况,决定手术范围。

2. **卵巢癌初次治疗原则**　以手术为主,辅以化疗、放疗等综合治疗。

(1)手术治疗:是治疗卵巢癌的主要手段。对于年轻、希望保留生育功能的早期患者需考虑其生育问题,指征为临床Ⅰ期、所有分级者。晚期患者行肿瘤细胞减灭术(cytoreducitve surgery),也称减瘤术(debulking surgery,DS)。对于经评估无法达到满意肿瘤细胞减灭术的ⅢC、Ⅳ期患者或年老体弱难以耐受手术者,在获得明确的细胞学或组织学诊断后可先行最多3个疗程的新辅助化疗,或者初次减瘤术后残存较大肿瘤,经化疗2~3个疗程后再行手术者称为间隔(中间)肿瘤细胞减灭术(interval debulking surgery,IDS),手术后继续化疗。

(2)化学药物治疗:除经过全面分期手术的ⅠA和ⅠB期,G1分化,不需化疗;ⅠA和ⅠB期,G2分化,可观察或酌情给予化疗3~6个疗程外,其他均需化疗。

常用化疗药物有顺铂、卡铂、紫杉醇和多西他赛等。多采用以铂类为基础的联合化疗,其中铂类联合紫杉醇为一线化疗方案。老年患者(>70岁)可选用卡铂或紫杉醇单药化疗,也可根据情况,选用NCCN新增的卡铂曲线下面积(AUC)=5,每3周重复或紫杉醇135 mg/m² + 卡铂AUC=5,每3周重复的方案。黏液性癌患者可选择5-FU + 甲酰亚叶酸钙 + 奥沙利铂或卡培他滨 + 奥沙利铂。一般采用静脉化疗,对达到满意减瘤术的患者,可采用腹腔灌注化疗,但不推荐用于Ⅰ期和Ⅳ期患者。需化疗的Ⅰ期患者为3~6个疗程,Ⅱ~Ⅳ期患者,术后视手术满意度决定化疗疗程数,一般为6个疗程。疗程间隔一般为3周。紫杉醇还可采用间隔1周给药。

(3)靶向治疗:主要用于Ⅱ~Ⅳ期初始治疗一线化疗后的维持治疗及复发上皮性卵巢癌的患者,使用前均需行基因检测。主要是VEGF抑制剂和二磷酸腺苷核糖多聚酶(interval debulking surgery,PARP)抑制剂。

(4)放射治疗:多为姑息性治疗。仅在局灶性复发、且对多种化疗方案耐药的患者,建议经多学科会诊讨论后考虑使用。

3. 交界性肿瘤主要手术治疗 术后一般不选择辅助性化疗,只对腹膜表面有浸润性种植者才考虑化疗。

4. 复发性癌局部复发病灶经评估能再次切除者,应考虑行再次细胞减灭术 术后若为铂类耐药型复发(初期化疗有反应,完成化疗后6个月内进展或复发或初始化疗无反应,包括完成化疗后4周内进展者),首选非铂类单药化疗或加抗血管生成靶向药物的联合化疗,如吉西他滨、多柔比星脂质体、拓扑替康和贝伐珠单抗等;若为铂类敏感型复发(初始以铂类药物为基础的治疗有明确反应,停用化疗后>6个月以上出现进展或复发),则首选铂类为基础的联合化疗或铂类单药化疗方案。复发性黏液性癌还可在原化疗方案上联用贝伐珠单抗。对于无法耐受化疗或化疗无效的复发患者,可考虑激素治疗,药物包括:他莫昔芬、芳香化酶抑制剂(来曲唑、阿那曲唑等)、高效孕激素及促性腺激素释放激素类似物等,总体有效率大约 10%。

第二节　主要治疗药物

一、常用药物治疗方案

见表 14 - 1。

二、主要治疗药物汇总

见表 14 - 2。

表 14-1 卵巢上皮性肿瘤的一线化疗方案

方案	药物及用法用量	给药途径	周期及疗程	备注
TC 3周疗	紫杉醇 175 mg/m² >3 h, D1; 卡铂 AUC 5~6 >1h, D1	ivgtt	每3周1次,3~6个疗程	需要化疗的 I 期患者,首选
PLD+C	多柔比星脂质体 30 mg/m², D1; 卡铂 AUC 5>1h, D1	ivgtt	每4周1次,3~6个疗程	I 期,可用于化疗后易发生神经毒性的患者(如糖尿病患者),不能耐受紫杉醇毒性的患者
DC	多西他赛 60~75 mg/m² >1 h, D1; 卡铂 AUC5~6 >1 h, D1	ivgtt	每3周1次,6个疗程	I~Ⅳ期,可用于化疗后易发生神经毒性的患者(如糖尿病患者,不能耐受紫杉醇毒性的患者
TC 3周疗	紫杉醇 175 mg/m² >3 h, D1; 卡铂 AUC 5~6 >1h, D1	ivgtt	每3周1次,6个疗程	Ⅱ~Ⅳ期
剂量密集型 TC	紫杉醇 80 mg/m² >1 h, D1, D8, D15; 卡铂 AUC 5~6 >1h, D1	ivgtt	每3周1次,6个疗程	Ⅱ~Ⅳ期
TC周疗	紫杉醇 60 mg/m² >1 h, D1; 卡铂 AUC 2 >30 min, D1	ivgtt	每周1次,共18周	Ⅱ~Ⅳ期,主要适合老年人(>70岁)和有合并症患者
PLD+C	脂质体多柔比星 30 mg/m², D1; 卡铂 AUC 5>1h, D1	ivgtt	每4周1次,6个疗程	Ⅱ~Ⅳ期
TC+B1	紫杉醇 175 mg/m² >3 h, D1; 卡铂 AUC 5~6>1h, D1; 贝伐珠单抗 7.5 mg/kg>30~90 min, D1	ivgtt	每3周1次,共6个疗程,后继续贝伐珠单抗12个疗程	Ⅱ~Ⅳ期

续 表

方案	药物及用法用量	给药途径	周期及疗程	备注
TC+B2	紫杉醇 175 mg/m² >3 h, 卡铂 AUC 6>1h, D1; 贝伐珠单抗 15 mg/kg > 30~90 min, 第 2 周开始, D1	ivgtt	每3周1次, 共6周, 然后贝伐珠单抗巩固至22个疗程	II~IV期
TP	紫杉醇 135 mg/m² >24 h, iv, D1; 顺铂 75~100 mg/m², ip, D2; 紫杉醇 60 mg/m², ip, D8	ivgtt 联合腹腔化疗	每3周1次, 6个疗程	II~III期(达到满意减瘤术的患者,均可用于 IDS 后的辅助化疗)
TC	紫杉醇 135 mg/m² >3 h, iv, D1; 卡铂 AUC 6, ip, D1; 紫杉醇 60 mg/m², ip, D8	ivgtt	每3周1次, IDS 后至少3个疗程	

表 14-2 卵巢上皮性肿瘤主要治疗药物汇总

分类	名称	禁忌证	注意事项
植物类抗肿瘤药	紫杉醇注射液	(1) 对紫杉醇及聚氧乙烯蓖麻油过敏者; (2) 基线中性粒细胞计数 <1.5×10⁹/L 的实体瘤患者或基线中性细胞计数 <	(1) 使用本品治疗之前 12 及 6 h 左右给予地塞米松 20 mg 口服, 或在用本品之前 30~60 min 静脉滴注地塞米松 20 mg;苯海拉明(或其同类药)50 mg, 在用本品之前 30~60 min 静脉注射或深部肌内注射, 以及在注射本品之前 30~60 min 给予静脉滴注西咪替丁(300 mg)或雷尼替丁(50 mg); (2) 滴注前必须稀释, 可用 NS、5% GS、5%葡萄糖加 0.9%氯化钠或 5%葡萄糖注射液氏液, 加至最后液浓度为 0.3~1.2 mg/ml;

续 表

分类	名称	禁忌证	注意事项
		(3) 1×10⁹/L 的艾滋病相关性卡波氏肉瘤患者; (4) 怀孕和哺乳期妇女	(3) 与铂化合物联合使用时,应当先用紫杉醇; (4) 本品含无水乙醇,可能会产生中枢神经系统的影响和其他影响,儿童的敏感性可能比成人大; (5) 根据肝功能受损程度,需要调整其用量
	多西他赛注射液	(1) 对多西他赛及其他含聚山梨酯-80制剂严重过敏者; (2) 中性粒细胞计数<1.5×10⁹/L 的患者; (3) 出现胆红素>正常值(ULN)上限者,或者 AST 和(或) ALT>1.5×ULN 合并碱性磷酸酶>2.5×ULN者; (4) 怀孕和哺乳期妇女	(1) 使用本品治疗前 1 d,可口服糖皮质激素类药物,如地塞米松,每日 16 mg(每日 2 次,每次 8 mg),持续 3 d; (2) 仅能静脉输注,可加入 NS、5% GS 中,轻轻摇动,混合均匀,最终浓度不超过 0.74 mg/ml; (3) 每个周期开始前给予多西他赛之前应进行胆红素、AST 或 ALT 以及碱性磷酸酶检查
铂类抗肿瘤药	卡铂注射液	(1) 对卡铂和其他含铂制剂过敏者; (2) 骨髓抑制及肾功能不全、严重肝功能损害者; (3) 怀孕和哺乳期妇女	(1) 可加入 5% GS 250~500 ml 中静脉滴注,溶解后 8 h 内用完; (2) 总量超过 300 mg/m² 的患者易发神经毒性; (3) 治疗前后,治疗期间和每个疗程之前,应作肝、肾、全血计数等检查,出现明显骨髓抑制作用,在用药后 3~4 周内不应重复给药; (4) 用药期间需监测电解质; (5) 曾使用过顺铂者,使用本品可使神经毒性(如感觉异常)、耳毒性(如听力)等持续或加重;

续 表

分类	名称	禁忌证	注意事项
			(6) 有水痘、带状疱疹、感染、肾功能减退者慎用； (7) 使用本品期间，避免与具有肾毒性或耳毒性药物（如头孢或氨基糖苷类）合用； (8) 与其他抗癌药或骨髓抑制药合用时，需注意调整剂量
	顺铂注射液	(1) 对顺铂和其他含铂制剂过敏者； (2) 骨髓机能减退，严重肾功能损害，失水过多、水痘、带状疱疹、痛风、高尿酸血症、近期因顺铂而引起的外周神经病变及肾功能减退者； (3) 怀孕和哺乳期妇女	(1) 给药前 2～16 h 和给药后至少 6 h 之内，必需进行充分的水化治疗，治疗期间和化疗后，患者需饮用足够的水分； (2) 仅能静脉、动脉或腔内给药，可加入 NS、5% GS 中； (3) 总量超过 300 mg/m² 的患者易发神经毒性； (4) 治疗前后，治疗期间和每个疗程之前，应作肝、肾、全血计数、血钙以及听神经功能、神经系统功能等检查； (5) 化疗期间与化疗后，男女患者均需严格避孕； (6) 可能影响注意力集中、驾驶和机械操作能力； (7) 应避免接触铝类金属； (8) 使用本品期间，避免与具有肾毒性或耳毒性药物（如头孢或氨基糖苷类）合用，与抗组胺药、吩噻嗪类药物合用可掩盖耳鸣、眩晕等耳毒性的症状； (9) 禁用如呋塞米或噻嗪类等利尿剂增加尿量； (10) 接受该药化疗后至少 3 个月，才可接受病毒疫苗接种
抗肿瘤抗生素	多柔比星脂质体注射液	(1) 对本药过敏或有过敏史者； (2) 使用 α-干扰素进行局部或全身治疗有效的 AIDS-KS 患者； (3) 怀孕和哺乳期妇女	(1) 剂量<90 mg，以 5% GS 250 ml 稀释；剂量≥90 mg，以 5% GS 500 ml 稀释，糖尿病患者应注意本药对血糖的影响，稀释后 2～8℃ 下保存，24 h 内使用； (2) 静脉滴注时，初始滴速应≤1 mg/min，若无输液反应，可于 60 min 内完成。如出现输液反应，应将总剂量的 5% 于开始 15 min 内缓慢滴注，患者可耐受，随后 15 min 滴速加倍，如仍可耐受，可于随后 1 h 内完成滴注，总滴注时间 90 min； (3) 定期监测心脏功能，总量超过 450 mg/m² 时，每次用药前应评定心脏功能，必要时进行心肌内膜活检，总量达到 450 mg/m² 可引起心肌损伤（包括充血性心力衰竭）；

续 表

分类	名称	禁忌证	注意事项
			(4) 频繁监测全血细胞计数等检查(至少每次用药前监测); (5) 用药期间需监测肝功能; (6) 用药后如出现头晕、嗜睡,应避免驾驶或操作机械; (7) 建议育龄妇女或其配偶在用药期间及停药后6个月内采取避孕措施
靶向药物	贝伐珠单抗注射液	(1) 对本药、中国仓鼠卵巢细胞产物或其他重组人源化抗体过敏者; (2) 妊娠期、哺乳期妇女至少停药6个月内不应哺乳	(1) 本药可静脉滴注,不可静脉注射,用NS稀释,终浓度为1.4~16.5 mg/ml,稀释后2~8℃下最多保存8 h; (2) 静脉滴注时,首次滴注时间为90 min,耐受良好,第2次滴注可缩短至60 min,若仍耐受良好,随后的滴注时间均可缩短至30 min; (3) 用药监测期间应监测尿蛋白,如出现尿蛋白(+)或更高,应进一步评估24 h尿蛋白; (4) 用药期间应监测全血细胞计数和分类计数,每2~3周监测1次血压; (5) 建议育龄妇女使用本药期间及停药后6个月内采取有效的避孕措施; (6) 对特殊患者(如先天性出血倾向、获得性凝血倾向,动脉血栓栓塞史、糖尿病、重度心血管疾病的患者,以及>65岁老人)需慎用; (7) 进行择期手术前应至少停药28 d,手术后至少28 d及伤口完全愈合前不可使用本药

第三节　典型病例

病例一　糖尿病患者卵巢上皮性肿瘤的治疗

一、病例资料

1. **现病史**　女,55 岁,因"发现盆腔肿物 2 年",绝经 5 年,年初起偶有自觉疲劳后阴道极少量出血,色暗,无腹痛。B 超检查提示:子宫实质性占位(子宫多发性肌瘤伴发部分变性可能);左附件混合型占位。现为手术,遂来我院就诊,患者无腹痛,无阴道流血、流液,无恶心、呕吐,门诊拟"盆腔肿物,绝经后阴道出血待查"收治入院。

2. **既往史**　糖尿病 9 年,目前口服格列美脲 2 片,每日 1 次(早餐前),自诉血糖可控制。

3. **婚育史**　24 岁结婚,配偶体健,1－0－1－1。

4. **体格检查**　正常。身高 160 cm,体重 56 kg,体表面积 1.54 m²。

5. **妇科检查**　阴道畅;子宫颈光滑;子宫体前位,正常大小;附件区未及明显包块。

6. **实验室及辅助检查**

(1) 血常规、尿常规、白带常规:均无明显异常。

(2) 肝、肾功能:均无明显异常。

(3) 凝血功能、电解质、传染性指标:均无明显异常。

(4) 空腹血糖:5.9 mmol/L;HbA1c:4.5%。

(5) 肿瘤标志物:无明显异常。

(6) B 超:子宫后位,外形不规则,肌层回声不均匀,宫内膜厚约 6 mm,子宫体右前壁见低回声,33 mm×33 mm×26 mm,边界欠清晰,内回声不均匀,内见数点状强回声,CDFI 示:周边见血流信号,子宫体左侧壁见中高回声,17 mm×19 mm×16 mm,边界尚清晰,内回声欠均匀;周边见血流信号,余肌层见数低回声。右卵巢:似见,大小 18 mm×11 mm×10 mm,子宫体左侧见混合回声,范围约 27 mm×29 mm×26 mm,边界尚清晰,以无回声为主,内见团状高回声,未见明显血流信号。盆腔内未见游离无回声区。

（7）子宫颈抹片：细胞五级分类法 1 级。

（8）心电图：正常心电图。

（9）胸片：双肺纹理增多，余未见明显活动性病变，请结合临床。

7. 入院诊断　①盆腔肿物（卵巢囊肿可能）；②阴道出血待查（绝经后）；③2 型糖尿病。

8. 出院诊断　①卵巢恶性肿瘤（左侧卵巢透明细胞癌 IC 期）；②2 型糖尿病。

二、药物治疗经过

入院后完善各项术前检查，均无明显异常，因患者有糖尿病史，D2 行腹腔镜下双侧输卵管卵巢切除术 + 盆腔粘连松解术 + 宫腔镜下诊刮术，术前 30 min 给予头孢呋辛钠预防感染。D10 出病理报告诊断为左卵巢透明细胞癌（IC 期）。再行腹腔镜下盆腔淋巴结切除术 + 腹腔镜下大网膜切除术 + 腹腔镜下子宫全切除术 + 腹膜活检术（腹腔镜下）+ 腹腔镜下卵巢动静脉高位结扎术，除术前 30 min 给予头孢呋辛钠，手术时长＞3 h，术中加用孢呋辛钠。根据患者的诊断及糖尿病史行多西他赛联合卡铂（DC）方案术后辅助化疗，拟行 6 个疗程。完善各项化疗前检查无明显异常，其中肌酐：49 μmol/L，且入院期间 4 点监测血糖，血糖控制可。D22～D24 化疗前给予地塞米松片预处理，化疗前 15 min 给予昂丹司琼注射液预防化疗所致恶心呕吐。并根据化疗方案计算用量为：多西他赛 65 mg/m^2 × 1.539 m^2 = 100.04 mg（实际用量为 100 mg），卡铂（AUC = 5）= 632.81 mg（实际用量为 600 mg）。

三、治疗药物汇总

见表 14 - 3。

表 14 - 3　糖尿病患者卵巢上皮性肿瘤治疗药物汇总

用药目的	药品名称	用法用量
化疗	多西他赛注射液	100 mg, ivgtt, st
	卡铂注射液	600 mg, ivgtt, st
预处理（减轻体液潴留和超敏反应）	地塞米松片	8.25 mg, po, bid

续　表

用药目的	药品名称	用法用量
化疗相关的呕吐防治	昂丹司琼注射液	8 mg，iv，st
预防感染	头孢呋辛钠	1.5 g，ivgtt，st
降血糖	格列美脲片	4 mg，po，qd
	注射用三磷酸腺苷辅酶胰岛素	1 支，ivgtt，st

四、病例分析

1. 化疗

（1）用药指征：由于患者病理报告提示：左侧卵巢交界性透明细胞肿瘤，部分为透明细胞癌[（PAX8（＋），CA125（少量＋），ER（－），PR（－），P53（＋）]，诊断为左卵巢透明细胞癌（IC 期），根据国内外的相关指南，符合术后辅助化疗的指征，疗程一般为 3～6 个疗程，有数据提示 3 或 6 个疗程的效果相当。但透明细胞癌被认为是高级别肿瘤，晚期患者预后很差，经讨论后该患者拟定 6 个疗程。

（2）药物选择：卵巢上皮性肿瘤的标准方案为紫杉醇和卡铂联用，患者因有糖尿病史 9 年，平时口服药物降血糖，血糖控制可。多西他赛为紫杉醇类药物，通过改造紫杉醇母环结构而起到促进癌细胞凋亡的作用，与紫杉醇相比，其具有更好的水溶性，且不良反应相对更轻，对化疗后易发生神经毒性的如糖尿病患者，可考虑选用相对易耐受的多西他赛。故该患者用药选择 DC 方案，符合相关国内外指南的推荐，后续待出院 1 周后复查血常规及 2 周后随访，确认之后的化疗时间，必要时可根据患者的调整化疗方案。

2. **多西他赛的预处理**　体液潴留是多西他赛区别与其他紫杉醇类药物特有的不良反应，一般是可逆的，但其发生率高。因此，一般为了降低体液潴留的发生率及减轻体液潴留和超敏反应的严重程度，使用该药前 1 日开始服用地塞米松（16 mg/d，连用 3 d），实际用量：地塞米松片 8.25 mg 口服，每日 2 次。

3. **化疗相关的呕吐防治**　5－HT$_3$ 是在 CINV，特别是急性呕吐中发挥重要作用的递质，化疗导致的细胞损伤以及炎症因子的释放，在延迟性 CINV 中也起到重要的作用，故临床上常利用糖皮质激素的强大抗炎效应来防治延迟性 CINV。该患者所使用的化疗方案，根据国内外的指南，多西他赛属于低度催吐风险的药物,而卡铂当使用剂量 AUC≥4 时,属于高度催吐风险的药物,一般选用化疗前 5 - HT$_3$ 受体拮抗剂(5 - HT$_3$RA)(如:昂丹司琼注射液 8 mg 静脉注射,立即)+ 地塞米松(DXM)12 mg 口服,静脉注射 + NK - 1 受体拮抗剂(NK - 1RA)(如:阿瑞匹坦胶囊,首日口服 125 mg)三联用药,之后可考虑口服或静脉注射地塞米松 8 mg/d 连用 3 d。该患者在使用多西他赛前 15 min 立即给予昂丹司琼注射液 8 mg 用于防治化疗相关的呕吐,之后根据患者化疗的情况调整用药。

4. **降血糖**

(1)该患者有糖尿病史 9 年,长期规律服用格列美脲片 4 mg(口服,每日 1 次),入院时的空腹血糖及入院期间 4 点监测血糖,血糖控制平稳,无明显异常。其药物选择符合国内相关指南的推荐,用法用量正确。

(2)因卡铂溶媒为 5%GS,开放第 2 条静脉通路,输注 NS + 注射用三磷酸腺苷辅酶胰岛素(其中含胰岛素 4 U),以抵抗血糖的升高。

5. **预防感染**　患者先行的腹腔镜下盆腔粘连松解术 + 腹腔镜下双侧输卵管卵巢切除术为Ⅰ类切口手术,因其为糖尿病患者,有感染的高危因素,因此术前 30 min 给予头孢呋辛预防感染,符合国内相关指南推荐,用药品种、用药时机及用药疗程、用法用量合理。

五、药学监护要点

1. **病情监护**　注意化疗药物的过敏反应及其他的不良反应,监测患者血糖,血常规,电解质和肝、肾功能等指标。出院后需定期监测随访血常规、肿瘤相关等指标并需结合症状、体征和影像学证据。

2. **用药指导**

(1)多西他赛:

1)为了降低体液潴留的发生率及减轻体液潴留和超敏反应的严重程度,使用该药前 1 日开始服用地塞米松(16 mg/d,分 2 次,连用 3 d);一旦出现心慌、心悸、低血压、胸闷、支气管痉挛和呼吸困难等过敏症状,需立即停药并做相应的急救处理。

2)仅能静脉输注,可加入 NS 或 5%GS 中,轻轻摇动、混合均匀,最终浓度不超过 0.74 mg/ml,并需控制滴速,保证滴注时间>1 h。

3)该药主要经肝代谢,肝毒性是不能忽视的,因此每个周期开始前给予多西他赛之前应进行胆红素、AST 或 ALT 等监测。

4）骨髓抑制是该药比较常见的不良反应,出现发热性中性粒细胞减少的患者存在很高的感染风险。因此,需要进行及时抗感染治疗。紫杉醇类药物对未成熟造血细胞的损害被证实是可逆的,因此可通过给予 G - CSF 等方法减少其发生率,并需定期监测血常规等。

5）神经毒性较紫杉醇轻,主要症状包括感觉异常、灼热感、指端麻木、触觉减弱和肌肉关节疼痛,其毒性反应一般出现于用药后 24～72 h,大多为可逆性损伤,但冬季需注意肢端保暖,以免加重神经毒性的症状。

6）心脏不良反应主要包括心律失常、房室传导阻滞、心动过速、心包炎、心肌缺血和束支传导阻滞,但这些不良反应多具有自限性,在用药结束后可自行恢复,建议可通过心电图等监测心脏不良反应。

7）化疗药常见的胃肠道反应,详见上文的化疗相关的呕吐防治。

8）其他的不良反应,可根据其的症状对症处理,若发生严重不良反应,需立即停药。

（2）卡铂:

1）可加入 5%GS 500 ml 中静脉滴注,控制在 1～1.5 h 滴完。由于该患者为糖尿病患者,在使用注射用三磷酸腺苷辅酶胰岛素抵抗血糖升高的同时,密切监测血糖,必要时调整降糖药的用量。

2）该患者总量超过 300 mg/m²,易发神经毒性,需注意告知患者常见的症状,注意肢端保暖,必要时可对症处理,定期检查神经功能。

3）治疗前后,治疗期间和每个疗程之前,应作肝、肾功能,全血细胞计数等检查,若出现明显骨髓抑制作用,在用药后 3～4 周内不应重复给药。

4）用药期间需监测电解质,并定期监测血常规,肝、肾功能等指标。

5）使用本品期间,避免与具有肾毒性或耳毒性药物(如头孢或氨基糖苷类)合用,定期检查听力。

6）与其他抗癌药或骨髓抑制药合用时,需注意调整剂量。

（3）昂丹司琼:建议化疗前 15 min 给药。便秘是比较常见的不良反应,必要时可使用开塞露对症治疗。若出现头痛可用热敷、按摩等手段。

（4）地塞米松:使用地塞米松期间,应加强血糖及患者生命体征监测,必要时调整降糖药的用量。

（5）格列美脲:宜早餐前服药,不得咀嚼,用足量的水(约半杯)送服,若不吃早餐请在第 1 次正餐前服药,用药后立即进食。

3. 生活管理

(1)由于化疗药物及昂丹司琼都易致患者便秘,因此建议患者多饮水、多吃蔬菜、水果及含纤维多的食物。鼓励患者多活动,促进肠道蠕动,预防便秘。

(2)保持室内空气流通及合适的温度和相对湿度,鼓励患者阅读等,可转移患者的注意力,有助稳定情绪,减轻呕吐症状。

(3)治疗期间,宜清淡饮食,少食多餐。治疗前 1~2 h 避免进食,呕吐频繁时,在 4~8 h 内禁饮食,必要时可延长至 24 h。忌酒,勿食甜、腻、辣和油炸食品。少食含色氨酸丰富的食物,如香蕉、核桃和茄子。

病例二 严重过敏样反应患者上皮性肿瘤治疗

一、病例资料

1. **现病史** 女,33 岁,因"发现盆腔包块 1 年余,明显增大 3 个月"患者既往月经规则,初潮年龄 13 岁,3~4/28 d,量中,无痛经,近 2~3 年痛经;平素无性交痛。患者行皮下埋置避孕 10 年未取;结婚至今未孕行多项不孕检查。6 个月前在我院做 B 超:右侧卵巢内见混合回声,内见大部分弱回声区及团块状低回声,大小 38 mm×34 mm×31 mm,边界尚清晰,弱回声区内见密集点状回声,低回声内见散在点状强回声。1 个月前外院复查 B 超示:子宫大小 38 mm×41 mm×39 mm;右附件区见一混合回声大小 74 mm×89 mm×153 mm,内可见细分隔;左卵巢大小 16 mm×25 mm×27 mm,建议手术治疗。患者无腹痛无发热,无尿频尿急尿痛,无肛门坠胀感;患者现要求进一步治疗,门诊拟"卵巢囊肿"收治入院。

2. **既往史** 无特殊。

3. **婚育史** 30 岁结婚,配偶体健,0-0-1-0,2004 年早孕,人工流产 1 次。

4. **体格检查** 体温 36.9℃,脉搏 80 次/分,呼吸频率 20 次/分,血压 130/86 mmHg,心律齐,未闻杂音,双肺呼吸音清,未闻及干、湿啰音。腹软,无压痛,肝脾肋下未及,双下肢不肿。身高 163 cm,体重 55 kg,体表面积 1.55 m^2。

5. **妇科检查** 阴道畅;子宫颈轻糜;子宫体中位,正常大小;子宫后壁触及触痛结节;附件区盆腔触及一包块,质中,活动欠佳,上缘达脐下 1 指。

6. **实验室及辅助检查**

(1) 血常规、尿常规、白带常规:无明显异常。

(2) 肝、肾功能:无明显异常。

(3) 凝血功能、电解质、传染性指标:均无明显异常。

(4) 空腹血糖:4.5 mmol/L。

(5) 肿瘤标志物:SCC:9.6 ng/ml(↑);CA125:51.8 U/ml(↑);糖链抗原 19 - 9(CA19 - 9):49.1 U/ml(↑);糖链抗原(CA15 - 3):29.5 U/ml(↑);人附睾蛋白 4(HE4) 27.2 pmol/L。

(6) 子宫颈抹片:细胞五级分类法为 1 级。

(7) 心电图:正常心电图。

(8) 胸片:双肺纹理增多,其余未见明显活动性病变,请结合临床。

7. **入院诊断**　盆腔肿物。

8. **出院诊断**　①右卵巢内膜样囊腺癌 IC 期;②肿瘤化疗个人史。

二、药物治疗经过

入院完善各项术前检查,D2 行大网膜部分切除术 + 单侧输卵管卵巢切除术 + 腹膜活检术。D8 根据病理报告提示诊断:右卵巢内膜样囊腺癌 IC 期。拟行 TC 方案(紫杉醇 + 卡铂)6 个疗程化疗。完善各项化疗前检查,无明显异常,其中肌酐:56 μmol/L。D8～D9 予地塞米松、苯海拉明、西咪替丁预防过敏反应。D9 化疗前予地塞米松磷酸钠、昂丹司琼防治化疗相关的呕吐,并根据化疗方案计算用量为:紫杉醇 175 mg/m^2 × 1.55 m^2 = 271.25 mg(实际用量为 240 mg),卡铂(AUC = 5) = 664.09 mg(实际用量为 600 mg)。患者使用紫杉醇前测 BP:110/70 mmHg,脉搏 95～105 次/分,无不适主诉,滴速控制在 20 滴/min,1 min 左右患者自觉嘴唇发麻、心慌、胸闷,随即出现晕厥,测血压 120～140/80～90 mmHg,脉搏 56 次/分,面色发紫,呼之不应,听诊律齐,未及杂音,考虑紫杉醇严重过敏样反应,停药,改用平衡液,予以半卧位、吸氧,后患者病情渐好转,复测血压 110/70 mmHg,脉搏 90 次/分,神智恢复正常,对答切题,予暂停静脉化疗,继续密切观察患者病情变化。D10 改行多柔比星 + 卡铂方案,拟行 6 个疗程。化疗前给予地塞米松和昂丹司琼,化疗后无明显不适主诉,复查血常规未见明显异常。

三、治疗药物汇总

见表 14-4。

表 14-4　严重过敏样反应患者上皮性肿瘤治疗药物汇总

用药目的	药品名称	用法用量
化疗	紫杉醇注射液	240 mg，ivgtt，st
	卡铂注射液	600 mg，ivgtt，st
	多柔比星脂质体注射液	40 mg，ivgtt，st
预防严重过敏反应	地塞米松片	20.25 mg，po，st(化疗前 12 h 及 6 h 各 1 次)
	苯海拉明注射液	50 mg，im，st(化疗前 30 min)
	西咪替丁注射液	0.4 g，ivgtt，st(化疗前 30 min)
化疗相关的呕吐防治	昂丹司琼注射液	8 mg，iv，st
	地塞米松磷酸钠注射液	5 mg，im，st

四、病例分析

1. 化疗

（1）用药指征：由于患者病理报告提示：右附件＋大网膜＋腹膜多点活检：右卵巢内膜样囊腺癌Ⅲ级，局部为透明细胞型；腹膜多点活检（双侧结肠旁沟、子宫直肠陷凹、膀胱腹膜反折）未见肿瘤累及。右输卵管慢性炎大网膜慢性炎免疫组化：ER（－），PR（少弱＋），P53（少＋），Pax-8（＋），CA125（＋）。目前诊断：右卵巢内膜样囊腺癌 IC 期，根据国内外的指南，符合术后辅助化疗的指征。

（2）药物选择：卵巢上皮性肿瘤的标准方案为紫杉醇和卡铂联用，患者选用紫杉醇 135 mg/m² 联合卡铂 AUC＝5，每 3 周重复方案，符合相关国外指南的推荐。后因患者使用紫杉醇出现严重过敏样反应，不建议再使用含紫杉醇类的药物（如多西他赛、紫杉醇脂质体等），以防止过敏反应尤其是过敏性休克的再次发生。因此后患者改用多柔比星＋卡铂方案，多柔比星脂质体 30 mg/m²×1.55 m²＝46.5 mg（实际用量为 40 mg）；卡铂＝600 mg，符合相关国内外指南推荐。

2. 紫杉醇的预处理　紫杉醇具有良好的抗肿瘤活性,但紫杉醇难溶于水,目前临床使用的紫杉醇注射液以聚氧乙烯蓖麻油-无水乙醇为溶剂。而聚氧乙烯蓖麻油进入人体后,可使肥大细胞去颗粒、释放组胺或激活补体而导致过敏反应。此外,聚氧乙烯蓖麻油还具有外周神经毒性可导致异常脂蛋白血症的发生。有研究表明,地塞米松口服预防过敏反应的效果明显优于静脉注射给药,因此该患者按照说明书在化疗前给予地塞米松、雷尼替丁胶囊,紫杉醇使用前 30 min 给予苯海拉明注射液,通过三药联合,有研究表明可以降低超敏反应的发生率。

3. 化疗相关的呕吐防治　详见本章病例一。

五、药学监护要点

1. 病情监护　详见本章病例一。

2. 用药指导

(1) 多柔比星脂质体:

1) 该患者剂量为 40 mg<90 mg,溶媒选择以 5% GS 250 ml 稀释,因此需注意本药对血糖的影响,稀释后 2~8℃ 下保存,24 h 内使用。

2) 静脉滴注时,初始滴速应≤1 mg/min,若无输液反应,可于 60 min 内完成。如出现输液反应,应将总剂量的 5% 于开始的 15 min 内缓慢滴注,患者可耐受,随后 15 min 滴速加倍,如仍可耐受,可于随后 1 h 内完成滴注,总滴注时间 90 min。

3) 定期监测心脏功能,肝功能等。若本药累积总量超过 450 mg/m^2 时,每次用药前评定心脏功能,必要时进行心肌内膜活检,总量达到 450 mg/m^2 可引起心肌损伤(包括充血性心力衰竭)。

4) 频繁监测全血细胞计数等检查(至少每次用药前监测)。

5) 如出现血管外渗(如刺痛、红斑),应立即停药,并选取另一静脉重新开始,冰敷外渗部位 30 min 有助于减轻局部反应。

6) 用药后如出现头晕、嗜睡,应避免驾驶或操作机械。

7) 因该患者未生育,建议其在用药期间及停药后 6 个月内采取避孕措施。

(2) 卡铂:详见本章病例一。

(3) 紫杉醇:

1) 为预防严重的过敏反应,使用该药前 12 h 及 6 h 各口服地塞米松

20.25 mg；及化疗前雷尼替丁胶囊 150 mg，口服，每日 2 次；化疗前 30 min 给予苯海拉明注射液 50 mg，肌内注射，立即。一旦出现心慌、心悸、低血压、胸闷、支气管痉挛和呼吸困难等过敏症状，需立即停药并做相应的急救处理。

2）滴注前必须稀释，加至最后浓度为 0.3～1.2 mg/ml，建议可在使用该药的过程中先从小剂量开始滴注，密切关注用药反应，特别是前 10 min 的反应，可控制滴速为 20 滴/min，观察 20 min 左右，若无不良反应，可考虑调整滴速为 60 滴/min，滴完剩余的药液，整个滴注时间至少 3 h。

3）注意该患者应当先用紫杉醇，再使用卡铂，避免卡铂影响紫杉醇的清除率，降低紫杉醇骨髓抑制的毒性。

4）该药主要经肝代谢，肝毒性是不能忽视的，因此每个周期开始前给予紫杉醇之前应进行胆红素、AST 或 ALT 等监测，必要时根据肝功能受损程度，需要调整其用量。

5）骨髓抑制是该药比较常见的不良反应，可通过给予 G‑CSF 等方法减少其发生率。若出现发热性中性粒细胞减少的患者存在很高的感染风险，因此需要进行及时抗感染治疗。患者需密切监测血常规等。

6）其神经毒性主要症状包括感觉异常、灼热感、指端麻木、触觉减弱和肌肉关节疼痛，其毒性反应一般出现于用药后 24～72 h，大多为可逆性损伤，但冬季需注意肢端保暖，以免加重神经毒性的症状。

7）心脏不良反应主要包括心律失常、房室传导阻滞、心动过速、心包炎、心肌缺血和束支传导阻滞，但这些不良反应多具有自限性，在用药结束后可自行恢复，需进行心电监护。

8）化疗药常见的胃肠道反应，详见上文的化疗相关的呕吐防治。

9）其他的不良反应，可根据其的症状对症处理，若发生严重不良反应，需立即停药。

（4）昂丹司琼：详见本章病例一。

（5）地塞米松：详见本章病例一。

3. **生活管理**　详见本章病例一。

第四节　常见超说明书用药分析

本章用药主要为超适应证用药，具体如下。

1. **多西他赛** 美国 FDA 及国内说明书均未批准多西他赛用于卵巢上皮癌,但根据《NCCN 卵巢癌临床实践指南(2018. V2)》及《卵巢恶性肿瘤诊断及治疗指南(第四版)》均推荐多西他赛联合卡铂用于卵巢上皮性肿瘤的一线化疗方案,主要优点是神经毒性低,脱发较轻,适合用于化疗后易发生神经毒性的患者(如糖尿病患者),不能耐受紫杉醇毒性的患者。

2. **贝伐珠单抗** 国内说明书未批准用于卵巢上皮癌,但美国 FDA 已批准其用于初次手术后的Ⅲ期或Ⅳ期卵巢上皮癌,先与紫杉醇或卡铂联用,后维持治疗;或联合紫杉醇、多柔比星脂质体或托泊替康中的任意一种用于治疗成人之前接受过不超过 2 期化疗的铂耐药性复发卵巢癌及先与紫杉醇、卡铂联用,后维持治疗的铂敏感型复发卵巢癌二线化疗方案。主要可导致高血压、动脉血栓形成和肠穿孔。禁用于有胃肠穿孔高风险的患者。

3. **地塞米松** 美国 FDA 及国内说明书未批准用于预防 CINV,但根据《NCCN 临床实践指南:止吐(2018. V3)》及《中国肿瘤治疗相关呕吐防治指南(2014 版)》,地塞米松是预防急性呕吐的有效药物,更是预防延迟性呕吐的基本用药,需根据高、中、低度催吐性化疗方案选用地塞米松的用药方案。如果化疗预处理中已包含皮质类固醇,地塞米松的用量需调整或不额外加用。由于 NK - 1 受体拮抗剂是 CYPA4 的抑制剂,而地塞米松是 CYPA4 的底物,因此两药联用时,地塞米松也需减量。

4. **奥氮平** 美国 FDA 及国内说明书未批准用于预防 CINV,但根据《NCCN 临床实践指南:止吐(2018. V3)》及《中国肿瘤治疗相关呕吐防治指南(2014 版)》,该药为非典型抗精神病药,对多种受体有亲和力,用于 CINV 解救性治疗。如果患者不能耐受地塞米松,也考虑用奥氮平替代。

第五节　药物基因组学

遗传性卵巢癌约占所有卵巢癌患者的 15%,且多携带乳腺癌易感基因(breast cancer susceptibility gene,*BRCA*)的突变。流行病学资料显示,有 *BRCA1* 突变的女性一生的患病风险为 21%~51%,有 *BRCA2* 突变的女性一生的患病风险为 11%~17%。我国推荐对高危人群(近亲有人患乳腺癌、卵巢癌或其他相关癌症,或绝经前患乳腺癌,或同时患多个相关的肿瘤,或家族有男性乳腺癌,或有德系犹太人系统等)进行 *BRCA* 基因的监测。

靶向治疗是目前恶性肿瘤治疗的热点。卵巢上皮性肿瘤主要的靶向药物有 VEGF 抑制剂和 PARP 抑制剂 2 类。

一、VEGF 抑制剂

1. **贝伐珠单抗**（bevacizumab） 本药可与人 VEGF 结合，进而阻断 VEGF 与其位于内皮细胞表面受体的相互作用，减少微血管的生长和抑制转移性疾病的进展。推荐用于一线化疗方案的联合用药和维持治疗，以及铂类敏感复发二线化疗后缓解的维持治疗。其主要的不良反应是出血、高血压和肠穿孔。

2. **帕唑帕尼**（pazopanib） 是一种新型口服的 VEGF 及血小板衍生生长因子受体抑制剂，可用于一线治疗后未进展的晚期卵巢癌的维持治疗。

二、PARP 抑制剂

1. **奥拉帕尼**（olaparib） 适应证为对于末线含铂方案化疗有效的铂敏感复发卵巢癌的维持治疗，另外，对于有 *BRCA*1/2 突变的铂耐药复发患者可以行奥拉帕利单药治疗。其常见的不良反应包括贫血、恶心、呕吐和疲劳等。

2. **尼拉帕尼**（niraparib） 对 *BRCA* 基因突变和同源重组缺陷（homologous recombination defect，HRD）的复发患者均有较好的疗效。美国 FDA 获批适应证为既往接受两线或以上含铂方案化疗并且末线化疗有效的铂敏感复发卵巢癌患者的维持治疗。尼拉帕尼使用过程中应重点关注其血液学毒性，常见 3～4 级不良反应包括血小板计数减少、贫血、中性粒细胞计数减少。

3. **雷卡帕尼**(rucaparib) 目前卢卡帕尼在美国 FDA 获批的适应证为既往接受两线或更多线化疗的铂敏感或耐药复发，有 *BRCA* 突变（体细胞突变或胚系突变）卵巢癌患者的单药治疗，更倾向于 *BRCA* 基因突变的铂耐药的复发患者的维持治疗。其常见的不良反应有恶心、呕吐、乏力和贫血等。

（王璟文）

附录

缩 略 词 表

英文名称	缩写	中文名称
5 – fluorouracil	5 – FU	5 -氟尿嘧啶
5-hydroxytryptamine	5 – HT	5 -羟色胺
actinomycin	Act – D	放线菌素 D
activated partial thromboplastin time	APTT	活化部分凝血活酶时间
adenosine monophosphate	AMP	单磷酸腺苷
alanine aminotransferase	ALT	丙氨酸氨基转移酶
alkaline phosphatase	ALP	碱性磷酸酶
American college of obstetricians and gynecologists	ACOG	美国妇产科医师协会
American diabetes association	ADA	美国糖尿病协会
AMP-activated protein kinase	AMPK	腺苷酸活化蛋白激酶
angiotensin receptor blocker	ARB	血管紧张素 II 受体拮抗剂
angiotensin-converting enzyme inhibitors	ACEI	血管紧张素转换酶抑制剂
area under curve	AUC	曲线下面积
aspartate transaminase	AST	天门冬氨酸氨基转移酶
beat per minute	bpm	次/分
biparietal diameter	BPD	双顶径
bleomycin hydrochloride	BLM	博来霉素
blood pressure	BP	血压

续　表

英文名称	缩写	中文名称
brain natriuretic peptide	BNP	脑尿钠肽
breast cancer susceptibility gene	*BRCA*	乳腺癌易感基因
calcium folinate	CF	亚叶酸钙
Canadian diabetes association	CDA	加拿大糖尿病协会
cancer antigen 125	CA125	癌抗原 125
carbohydrate antigen 15 - 3	CA15 - 3	糖链抗原 15 - 3
carbohydrate antigen 19 - 9	CA19 - 9	糖链抗原 19 - 9
cervical intraepithelial neoplasia	CIN	子宫颈上皮内瘤变
chemotherapy induced nausea and vomiting	CINV	化疗所致恶心呕吐
choriocarcinoma	CC	绒毛膜癌
continuous subcutaneous insulin infusion	CSII	持续皮下胰岛素输注
C-reactive protein	CRP	C 反应蛋白
debulking surgery	DS	减瘤术
diabetes mellitus ketoacidosis	DKA	糖尿病酮症酸中毒
direct bilirubin	DBil	直接胆红素
ectopic pregnancy	EP	异位妊娠
endometriosis	EMT	子宫内膜异位症
estradiol	E_2	雌二醇
expected date of childbirth	EDC	预产期
extended-spectrum β-lactamases	ESBL	超广谱 β -内酰胺酶
fastingplasma glucose	FPG	空腹血糖
fetal fibronectin	fFN	胎儿纤维连接蛋白
fetal heart rate	FHR	胎心率
fibrinogen	FIB	纤维蛋白原
food and drug administration	FDA	美国食品药品管理局
four times per day	qid	每日 4 次
free tetraiodothyronine	FT_4	血清游离四碘甲状腺原氨酸

妇产科临床药师实用手册

续　表

英文名称	缩写	中文名称
free triiodothyronine	FT$_3$	游离三碘甲腺原氨酸
gestational diabetes mellitus	GDM	妊娠期糖尿病
gestational trophoblastic disease	GTD	妊娠滋养细胞疾病
gestational trophoblastic neoplasia	GTN	妊娠滋养细胞肿瘤
glucose solution	GS	葡萄糖注射液
gonadotropin releasing hormone agonist	GnRH－a	促性腺激素释放激素激动剂
granulocyte colony-stimulating factor	G－CSF	粒细胞集落刺激因子
hematocrit	HCT	红细胞比容
hemoglobin	Hb	血红蛋白
glycohemoglobin	HbA1c	糖化血红蛋白
high-grade squamous intraepithelial lesions	HSIL	高度鳞状上皮内病变
homologous recombination defect	HRD	同源重组缺陷
human chorionic gonadotropin	hCG	人绒毛膜促性腺激素
human papillomavirus	HPV	人乳头状瘤病毒
hydatidiform mole	HM	葡萄胎
hyperemesis gravidarum	HG	妊娠剧吐
hypodemic injection	ih	皮下注射
immediately	st	立即（仅限药品用法）
in vitro fertilization and embryo transfer	IVF－ET	体外受精-胚胎移植
international federation of gynecology and obstetrics	FIGO	国际妇产科联盟
interval debulking surgery	IDS	间隔（中间）肿瘤细胞减灭术
intrahepatic cholestasis of pregnancy	ICP	妊娠期肝内胆汁淤积症
intramuscular	im	肌内注射
intraperitoneal injection	ip	腹腔注射
intravenous	iv	静脉注射
intravenous drip	ivgtt	静脉滴注

英文名称	缩写	中文名称
invasive hydatidiform mole	IHM	侵蚀性葡萄胎
last menstrual period	LMP	末次月经
levothyroxine	$L-T_4$	左甲状腺素
methimazole	MMI	甲巯咪唑
methotrexate	MTX	甲氨蝶呤
multidrug and toxic compound extrusion	MATE	多药和有毒化合物排除转运体
multiple daily injection	MDI	每日多次注射
national comprehensive cancer network	NCCN	美国国立综合癌症网络
neurokinin 1	NK-1	神经激肽 1
neutrophile granulocyte	NEUT	中性粒细胞
non-steroidal anti-inflammatory drugs	NSAIDs	非甾体抗炎药
normal saline	NS	0.9%氯化钠注射液
once every 12 hours	q12h	每 12 小时 1 次
once every 2 days	qod	隔日 1 次
once every 6 hours	q6h	每 6 小时 1 次
once every 8 hours	q8h	每 8 小时 1 次
once per day	qd	每日 1 次
oral glucose tolerance test	OGTT	口服葡萄糖耐量试验
orally	po	口服
organic cation transporter 1	OCT1	有机阳离子转运蛋白 1
ovarian hyperstimulation syndrome	OHSS	卵巢过度刺激综合征
pelvic inflammatory disease	PID	盆腔炎性疾病
placental site trophoblastic tumor	PSTT	胎盘部位滋养细胞肿瘤
platelet	PLT	血小板
poly adp-ribose polymerase	PARP	二磷酸腺苷核糖多聚酶
polycystic ovarian syndrome	PCOS	多囊卵巢综合征

英文名称	缩写	中文名称
pregestational diabetes mellitus	PGDM	孕前糖尿病
procalcitonin	PCT	降钙素原
propylthiouracil	PTU	丙硫氧嘧啶
pulse	P	脉搏
recombinant human granulocyte colony-stimulating factor	rhG‐CSF	重组人粒细胞集落刺激因子
red blood cell	RBC	红细胞
respiration	R	呼吸
royal college of obstetricians and gynecologists	RCOG	英国皇家妇产科协会
s-adenosylmethionine	SAMe	S‐腺苷蛋氨酸
serum amyloid a protein	SAA	血清淀粉样蛋白 A
society of obstetricians and gynaecologists of Canada	SOGC	加拿大妇产科医师协会
squamous cell carcinoma antigen	SCCA	鳞状细胞癌抗原
stress related mucosal disease	SRMD	应激性黏膜病变
temperature	T	体温
tetraiodothyronine	T_4	四碘甲腺原氨酸
three times per day	tid	每日 3 次
anti‐thyroglobulin	Anti‐Tg	甲状腺球蛋白抗体
anti‐thyroid peroxidase	Anti‐TPO	抗甲状腺过氧化物酶抗体
thyroid peroxidase antibody	TPOAb	甲状腺过氧化物酶抗体
thyroid stimulating hormone	TSH	促甲状腺激素
thyrotropin receptor antibody	TRAb	促甲状腺激素受体抗体
total bile acid	TBA	总胆汁酸
total bilirubin	TBil	总胆红素
total thyroxine	TT_4	总甲状腺素
total triiodothyronine	TT_3	总三碘甲腺原氨酸

续　表

英文名称	缩写	中文名称
triiodothyronine	T_3	三碘甲腺原氨酸
twice per day	bid	每日 2 次
ursodeoxycholic acid	UDCA	熊去氧胆酸
vascular endothelial growth factor	VEGF	血管内皮生长因子
vincristine sulfate	VCR	长春新碱
white blood cell	WBC	白细胞
γ-glutamyl transpeptidase	GGT	γ-谷氨酰转肽酶

（庞艳玉）

参考文献

1. 于世英,印季良,秦叔逵,等.肿瘤治疗相关呕吐防治指南(2014 版)[J].临床肿瘤学杂志,2014,19 (3):263 - 273.

2. 于桂敏.卵巢癌合并糖尿病患者化疗的护理对策[J].中国医学创新,2010,7 (26):117 - 118.

3. 广东省药学会.铂类药物临床应用与不良反应管理专家共识[J].今日药学,2019,29 (9):577 - 585.

4. 马丁.妇产科疾病诊疗指南[M].北京:科学出版社,2013.

5. 马力,时俊锋,童宁,等.紫杉醇类药物的不良反应研究[J].中国药房,2018,29 (21):3014 - 3017.

6. 马艳君.醋酸亮丙瑞林微球对子宫内膜异位症的治疗作用分析[J].中国药物经济学,2018 (12):64 - 66.

7. 中华人民共和国国家卫生和计划生育委员会.宫颈癌及癌前病变规范化诊治指南(试行)[J].慢性病学杂志,2013(06):401 - 410.

8. 中华医学会内分泌学分会,中华医学会围产医学分会.妊娠和产后甲状腺疾病诊治指南(第 2 版)[J].中华内分泌代谢杂志,2019,35 (8):636 - 665.

9. 中华医学会感染病学会分会.肝脏炎症及其防治专家共识专家[J].中国实用内科杂志,2014,34 (2):152 - 162.

10. 中华医学会糖尿病学分会,国家基层糖尿病防治管理办公室.国家基层糖尿病防治管理指南(2018)[J].中华内科杂志,2018,57 (12):885 - 893.

11. 中华医学会糖尿病学分会.中国 2 型糖尿病防治指南(2017 年版)[J].中华糖尿病杂志,2018,10 (1):4 - 67.

12. 中华医学会围产医学分会.妊娠期铁缺乏和缺铁性贫血诊治指南[J].中华围产医学杂志,2014,17 (7):451 - 454.

13. 中华医学会妇产科学分会妊娠期高血压疾病学组.妊娠期高血压疾病诊治指南[J].中华妇产科杂志,2020,55 (4):227 - 238.

14. 中华医学会妇产科学分会感染性疾病协作组.盆腔炎症性疾病诊治规范(修订版)[J].中华妇产科杂志,2019,54 (7):433 - 437.

15. 中华医学会妇产科学分会产科学组,中华医学会围产医学分会妊娠合并糖尿病协作组.妊娠合并糖尿病诊治指南(2014)[J].中华妇产科杂志,2014,49:561 - 569.

16. 中华医学会妇产科学分会产科学组.妊娠期肝内胆汁淤积症诊疗指南(2015)[J].中华妇产科杂志,2015,50 (7):481 - 485

17. 中华医学会妇产科学分会产科学组.早产临床诊断与治疗指南(2014)[J].中华妇产

科杂志,2014,49(7):481-485.

18. 中华医学会妇产科学分会产科学组.妊娠剧吐的诊断及临床处理专家共识(2015)[J].中华妇产科杂志,2015,50(11):801-804.

19. 中国医师协会肿瘤医师分会,中国抗癌协会肿瘤临床化疗专业委员会,《中华医学杂志》编辑委员会.中国重组人粒细胞集落刺激因子在肿瘤化疗中的临床应用专家共识(2015年版)[J].中华医学杂志,2015,95(37):3001-3003.

20. 中国抗癌协会癌症康复与姑息治疗专业委员会;中国临床肿瘤学会抗肿瘤药物安全管理专家委员会.肿瘤治疗相关呕吐防治指南(2014版)[J].临床肿瘤学杂志,2014(3):263-273.

21. 中国抗癌协会妇科肿瘤专业委员会.宫颈癌诊断与治疗指南(第四版)[J].中国实用妇科与产科杂志,2018,34(6):613-622.

22. 中国临床肿瘤学会指南工作委员会.肿瘤放化疗相关中性粒细胞减少症规范化管理指南[J].中华肿瘤杂志,2017,39(11):868-878.

23. 王辰,王建安.内科学[M].3版.北京:人民卫生出版社,2015.

24. 王丽娟,冯凤芝,林仲秋.《2019 NCCN妊娠滋养细胞肿瘤临床实践指南(第1版)》解读[J].中国实用妇科与产科杂志,2018,34(10):1125-1129.

25. 田宏,方燕.利多卡因局麻在PICC置管术中应用的效果评价[J].护理实践与研究,2008,5(24):26-28.

26. 石玉华,任春娥.卵巢过度刺激综合征的处理[J].山东医药,2009,49(15):112.

27. 刘文杰,周丽颖,王树玉,等.临床病例讨论—卵巢过度刺激综合征[J].北京医学,2017(11):1156-1159.

28. 刘洋铭,王寒冰,漆洪波.美国妇产科医师学会早产管理指南2016年补充公告解读[J].中国实用妇科与产科杂志,2016,32(12):1189-1192.

29. 刘剑,徐韶东.常见铂类抗肿瘤药物不良反应的比较与防治[C]//2013年中国临床药学学术年会暨第九届中国临床药师论坛论文集,2013:1-5.

30. 多烯磷脂酰胆碱在肝病临床应用专家委员会.多烯磷脂酰胆碱在肝病临床应用的专家共识[J].中华实验和临床感染病杂志,2017,11(4):313-319.

31. 朱瑜,范洁,黄小萍.注射用丁二磺酸腺苷蛋氨酸致外周静脉炎2例[J].药物流行病学杂志,2013,22(7):400-401.

32. 何文静,谢兰,周毅.EMA-CO方案治疗21例耐药滋养细胞肿瘤的疗效分析[J].四川医学,2017,38(9):1063-1065.

33. 余芸.多西他赛和紫杉醇致严重不良反应45例特点分析[J].临床药物治疗杂志,2017,15(10):53-55.

34. 吴永佩,蔡映云.临床药物治疗学-妇产科疾病[M].北京:人民卫生出版社,2016.

35. 吴鸣.协和妇科肿瘤手册[M].北京:人民卫生出版社,2012.

36. 宋鸿钊.滋养细胞肿瘤学[M].3版.北京:人民卫生出版社,2011.

37. 李秀芳.卵巢过度刺激综合征预防及治疗方法的研究进展[J].当代医药论丛,2018(1):31-33.

38. 李潇,刘水策,付凌健.自发性卵巢过度刺激综合征系统综述[J].中国实用妇科与产科杂志,2015,31(9):871-875.

39. 周琦,吴小华,刘继红,等.卵巢恶性肿瘤诊断与治疗指南(第四版)[J].中国实用妇科与产科杂志,2018,34(7):739-749.

40. 欧阳振波,尹倩,全松,等.中、美、加、英妊娠期恶心呕吐及妊娠剧吐诊治指南的解读

［J］.现代妇产科进展,2017,26（11）:875－877.

41. 金惠敏.注射用醋酸亮丙瑞林微球联合左炔诺孕酮宫内节育系统治疗子宫腺肌症患者的疗效［J］.黑龙江医药科学,2018（4）:129－132.

42. 胆汁淤积性肝病诊断治疗专家共识 2015 年更新专家委员会.胆汁淤积性肝病诊断治疗专家共识:2015 年更新［J］.中国肝病杂志,2015,7（2）:1－11.

43. 胡娅莉,孙海翔,王玢.卵巢过度刺激综合征的防治［J］.南京大学学报（自然科学）,2002,38（5）:598－600.

44. 苟元凤,火夏琴,刘君娟,等.150 例妊娠滋养细胞疾病临床资料分析［J］.甘肃医药,2018,37（8）:701－703.

45. 郎景和,王辰,瞿红,等.妇科手术后深静脉血栓形成及肺栓塞预防专家共识［J］.中华妇产科杂志,2017,52（10）:649－653.

46. 《抗菌药物临床应用指导原则》修订工作组.抗菌药物临床应用指导原则（2015 年版）［M］.北京:人民卫生出版社,2015.

47. 唐雪原,滑玮,宋晖,等.中重度卵巢过度刺激综合征临床病例分析［J］.中华临床医师杂志,2017,11（9）:1497－1500.

48. 徐佼,陈斌,计成.DIO2 及 UGT1A1 基因多态性与左甲状腺素剂量关系的研究进展［J］.中国临床药理学与治疗学,2015,20（4）:476－480.

49. 高敏芝,汪玉宝.卵巢过度刺激综合征的研究进展［J］.生殖与避孕,2005,25（1）:41－45.

50. 曹云霞,邹薇薇.卵巢过度刺激综合征及其防治［J］.中国实用妇科与产科杂志,2013,29（9）:752－755.

51. 曹泽毅.中华妇产科学［M］.3 版.北京:人民卫生出版社,2013.

52. 曹泽毅.中国妇科肿瘤学［M］.北京:人民军医出版社,2011.

53. 黄玉杰,赵薇,应俊,等.甲氨蝶呤联合亚叶酸钙与放线菌 D 在低危妊娠滋养细胞肿瘤中的疗效与安全性［J］.浙江实用医学,2018,23（2）:129－131.

54. 葛均波,徐永健,王辰.内科学［M］.9 版.北京:人民卫生出版社,2018.

55. 魏丽惠,赵昀,谢幸,等.妊娠合并子宫颈癌管理的专家共识［J］.中国妇产科临床杂志,2018,19（2）:190－192.

56. 卢淮武,林仲秋.《2018 NCCN 卵巢癌包括输卵管癌及原发性腹膜癌临床实践指南》解读［J］.中国实用妇科与产科杂志,2018,34（5）:526－536.

57. 卫生部合理用药专家委员会.中国医师药师临床用药指南［M］.2 版.重庆:重庆出版集团重庆出版社,2014.

58. 孙敏,王娟,曹凯等.丁二磺酸腺苷蛋氨酸致静脉炎 1 例［J］.中国药物警戒,2012,11（12）:764－765.

59. 孙慧,王先利,庞艳玉,等.临床药师对卵巢过度刺激综合征患者的药学监护［J］.中国医院用药评价与分析,2018,18（5）:694－697.

60. 张岱,刘朝晖.生殖道支原体感染诊治专家共识［J］.中国性科学,2016,25（3）:80－82.

61. 张思敏,韩学尧,纪立农.二甲双胍治疗 2 型糖尿病的药物基因组学研究进展［J］.中国糖尿病杂志,2017,25（8）:760－764.

62. 张镭,谭玲,陆进,等.超说明书用药专家共识［J］.药物不良反应杂志,2015（2）:101－103.

63. 谢幸,孔北华,段涛.妇产科学［M］.9 版.北京:人民卫生出版社,2018.

64. 费奎琳,张卫社.孕激素在预防早产中的作用[J].中国实用妇科与产科杂志,2018, 34(2):150－154.

65. 贾岚,胡凌杰.卵巢内异症囊肿患者保守性手术治疗后联合醋酸亮丙瑞林微球治疗 效果[J].医学理论与实践,2018(16):2466－2467.

66. 赵玉沛.应激性黏膜病变预防与治疗-中国普通外科专家共识(2015)[J].中国实用 外科杂志,2015,35(7):728－730.

67. 赵霞,张伶俐.临床药物治疗学[M].北京:人民卫生出版社,2016.

68. 闫震,陈娇,段微.低危型妊娠滋养细胞肿瘤初次治疗中单药化疗方案的选择[J].中 国临床医生杂志,2018,46(5):607－610.

69. 陈学海,漆洪波.妊娠期肝内胆汁淤积症相关问题[J].中国实用妇科与产科杂志, 2015,31(12):1100－1102.

70. 陈新谦,金有豫,汤光.新编药物学[M].17版.北京:人民卫生出版社,2011.

71. 鲁萌,王健,戴建,等.53例紫杉醇致过敏性休克的回顾性研究[J].中国药房,2018, 29(7):987－990.

72. Aboulghar MA,Mansour RT. Ovarian hyperstimulation syndrome:classicationsand critical analysis of preventive measures [J]. Hum Reprod Update, 2003, 9 (3): 275－289.

73. Abou-Setta AM,Houston B,Al-Inany HG,et al. Levonorgestrel-releasing intrauterine device (LNG-IUD) for symptomatic endometriosis following surgery[J]. Cochrane Database Syst Rev, 2013, 1:CD005072.

74. Alexander EK,Pearce EN,Brent GA,et al. 2017 guidelines of the American Thyroid Association for the diagnosis and management of thyroid disease during pregnancy and the postpartum [J]. Thyroid, 2017,27(3):315－389.

75. Alomran B,Bella A,Dayoub N. Pulmonary embolism and intraperitoneal bleeding in a patient with severe ovarian hyper stimulation syndrome (OHSS):A management dilemma [J]. Middle East Fertility Soc J, 2018,23(2):158－160.

76. American College of Obstetricians and Gynecologists' Committee on Practice Bulletins — Gynecology. ACOG practice bulletin no. 191:tubal ectopic pregnancy [J]. Obstet Gynecol,2018,131(2):e65－e77.

77. American College of Obstetricians and Gynecologists' Committee on Practice Bulletins — Obstetrics. Practice bulletin no. 127:management of preterm labor [J]. Obstet Gynecol,2012,119:1308－1317.

78. American College of Obstetricians and Gynecologists' Committee on Practice Bulletins. Practice bulletin no. 202:gestational hypertension and preeclampsia [J]. Obstet Gynecol, 2019, 133(1):e1－e25.

79. American College of Obstetricians and Gynecologists' Committee on Practice Bulletins. Practice bulletin no. 171:management of preterm labor [J]. Obstet Gynecol, 2016, 128(4):e155－e164.

80. American College of Obstetricians and Gynecologists. Practice bulletin no. 148: thyroid disease in pregnancy [J]. Obstet Gynecol, 2015,125(4):996－1005.

81. American College of Obstetricians and Gynecologists,Task Force on Hypertension in Pregnancy. Hypertension in pregnancy. Report of the American College of Obstetricians and Gynecologists' Task Force on hypertension in pregnancy[J]. Obstet

Gynecol,2013,122 (5):1122 - 1131.

82. American Diabetes Association. 14. Management of diabetes in pregnancy: standards of medical care in diabetes-2019[J]. Diabetes Care, 2019,42(Suppl 1):S165 - S172.

83. Balsells M, García-Patterson A, Solà I, et al. Glibenclamide, metformin, and insulin for the treatment of gestational diabetes: a systematic review and meta-analysis [J]. BMJ, 2015,350:h102.

84. Bedaiwy MA, Alfaraj S, Yong P, et al. New developments in the medical treatment of endometriosis [J]. Fertil Steril, 2017,107(3):555 - 565.

85. Berkun Y, Atta I A, Orbach H, et al. 2756GG genotype of methionine synthase reductase gene is more prevalent in rheumatoid arthritis patients treated with methotrexate and is associated with methotrexate-induced nodulosis [J]. J Rheumatol, 2007,34 (8):1664 - 1669.

86. Brown J, Crawford TJ, Datta S, et al. Oral contraceptives for pain associated with endometriosis [J]. Cochrane Database Syst Rev. 2018, 5(5): CD001019.

87. Brown MA, Magee LA, Kenny LC, et al. The hypertensive disorders of pregnancy: ISSHP classification, diagnosis & management recommendations for international practice [J]. Pregnancy Hypertens, 2018,13: 291 - 310.

88. Butalia S, Gutierrez L, Lodha A, et al. Short- and long-term outcomes of metformin compared with insulin alone in pregnancy: a systematic review and meta-analysis [J]. Diabet Med, 2017,34 (1):27.

89. Canadian Diabetes Association Clinical Practice Guidelines Expert Committee, Thompson D, Berger H, et al. Diabetes and pregnancy [J]. Can J Diabetes, 2018,42 (Suppl 1):S255 - S282.

90. Chan WS, Rey E, Kent NE, et al. Venous thromboembolism and antithrombotic therapy in pregnancy [J]. J Obstet Gynaecol Can, 2014,36 (6):527 - 553.

91. Chen Y, Shen Z. Gene polymorphisms in the folate metabolism and their association with MTX-related adverse events in the treatment of ALL [J]. Tumor Biology, 2015, 36 (7):4913 - 4921.

92. Committee on Obstetric Practice. Committee opinion no. 692: emergent therapy for acute-onset, severe hypertension during pregnancy and the postpartum period [J]. Obstet Gynecol, 2017, 129 (4):e90 - e95.

93. Committee on Practice Bulletins - Obstetrics. ACOG practice bulletin no. 189: nausea and vomiting of pregnancy[J]. Obstet Gynecol,2018,131 (1):e15 - e30.

94. Committee on Practice Bulletins—Obstetrics. Practice bulletin no. 180: gestational diabetes mellitus [J]. Obstet Gynecol, 2017,130 (1):e17 - e37.

95. Cornette J, Buijs EA, Duvekot JJ, et al. Hemodynamic effects of intravenous nicardipine in severely pre-eclamptic women with a hypertensive crisis[J]. Ultrasound Obstet Gynecol 2016, 47 (1):89 - 95.

96. Cornette J, Duvekot JJ, Roos-Hesselink JW, et al. Maternal and fetal haemodynamic effects of nifedipine in normotensive pregnant women [J]. BJOG, 2011, 118(4):510 - 540.

97. Csordas K, Lautner - Csorba O, Semsei AF, et al. Associations of novel genetic variations in the folate - related and ARID5B genes with the pharmacokinetics and toxicity of high - dose methotrexate in paediatric acute lymphoblastic leukaemia[J]. Br

J Haematol,2014,166 (3):410 - 420.

98. E - Khodary NM, Elhaggar SM, Eid M A, et al. Study of the pharmacokinetic and pharmacogenetic contribution to the toxicity of high-dose methotrexate in children with acute lymphoblastic leukemia [J]. Med Onco, 2012,29 (3):2053 - 2062.

99. Farmer JE, Prentice A, Breeze A, et al. Gonadotrophin-releasing hormone analogues for endometriosis: bone mineral density[J]. Cochrane Database Syst Rev, 2003, 4: CD001297.

100. FIGO Committee on Gynecologic Oncology. FIGO staging for carcinoma of the vulva, cervix, and corpus uteri [J]. Int J Gynecol Obstet, 2014, 125(2):97 - 98.

101. Firoz T, Magee LA, MacDonell K, et al. Oral antihypertensive therapy for severe hypertension in pregnancy and postpartum: a systematic review [J]. BJOG, 2014, 121(10):1210 - 1218, 1220.

102. Fitton CA, Steiner MFC, Aucott L, et al. In-utero exposure to antihypertensive medication and neonatal and child health outcomes: a systematic review [J]. J Hypertens, 2017, 35 (11):2123 - 2137.

103. Flenady V, Wojcieszek AM, Papatsonis DN, et al. Calcium channel blockers for inhibiting preterm labour and birth [J]. Cochrane Database Syst Rev, 2014 (6):CD002255.

104. Frattarelli DA. Galinkin, Green TP, et al. Off-labei rise ofdrugs in children [J]. Pediatrics, 2014,133 (3):563 - 567.

105. Fu J, Song H, Zhou M, et al. Progesterone receptor modulators for endometriosis [J]. Cochrane Database Syst Rev, 2017, 7(7): CD009881.

106. Golan A, Weissman A. Symposium: update on prediction and management of OHSS. A modern classification of OHSS [J]. Reprod Biomed Online, 2009,19 (1):28 - 32.

107. Grossman LC, Michalakis KG, Browne H. The pathophysiology of ovarian hyperstimulation syndrome: an unrecognized compartment syndrome [J]. Fertil Steril 2010,94 (4):1392 - 1398.

108. Guclu S, Saygili U, Dogan E, et al. The short-term effect of nifedipine tocolysis on placental, fetal cerebral and atrioventricular Doppler waveforms [J]. Ultrasound Obstet Gynecol, 2004, 24(7):761 - 765.

109. Guideline on immune thrombocytopenia in adults: associação brasileira de hematologia, hemoterapia e terapia celular. Project guidelines: associação médica brasileira-2018 [J]. Hematol Transfus Cell Ther, 2018, 40 (1):50 - 74.

110. Hanem LGE, Stridsklev S, Júlíusson PB, et al. Metformin use in PCOS pregnancies increases the risk of offspring overweight at 4 years of age: follow-up of two RCTs [J]. J Clin Endocrinol Metab, 2018,103 (4):1612 - 1621.

111. Hughes E, Brown J, Collins JJ, et al. Ovulation suppression for endometriosis [J]. Cochrane Database Syst Rev, 2007 (3): CD000155.

112. Humaidan P, Quartarolo J, Papanikolaou EG. Preventing ovarian hyperstimulation syndrome: guidance for the clinician [J]. Fertil Steril, 2010,94 (2):389 - 400.

113. Impey L. Severe hypotension and fetal distress following sublingual administration of nifedipine to a patient with severe pregnancy induced hypertension at 33 weeks [J].

Br J Obstet Gynaecol, 1993, 100 (10):959 - 961.

114. King JF, Flenady VJ, Papatsonis DN, et al. Calcium channel blockers for inhibiting preterm labour [J]. Cochrane Database Syst Rev, 2003 (1):CD002255.

115. Koh WJ, Abu - Rustum NR, Bean S, et al. Uterine Neoplasms, version 1. 2018, NCCN Clinical Practice Guidelines in Oncology[J]. J Natl Compr Canc Netw, 2018,16 (2):170 - 199.

116. Moreno M, De Lange P, Lombardi A, et al. Metabolic effects of thyroid hormone derivatives [J]. Thyroid, 2008,18 (2):239 - 253.

117. Nij Bijvank SW, Duvekot JJ. Nicardipine for the treatment of severe hypertension in pregnancy: a review of the literature [J]. Obstet Gynecol Surv, 2010, 65 (5): 341 - 347.

118. Regitz-Zagrosek V, Roos-Hesselink J, Bauersachs J, et al. 2018 ESC Guidelines for the management of cardiovascular diseases during pregnancy [J]. Kardiol Pol, 2019, 77:245 - 326.

119. Reinebrant HE, Pileggi-Castro C, Romero CL, et al. Cyclo-oxygenase (COX) inhibitors for treating preterm labour. Cochrane Database Syst Rev [J]. 2015 (5):CD001992.

120. Roselló S, Blasco I, García Fabregat L, et al. Management of infusion reactions to systemic anticancer therapy: ESMO Clinical Practice Guidelines [J]. Ann Oncol, 2017,28 (4): iv100 - iv118.

121. Rowan JA, Rush EC, Obolonkin V, et al. Metformin in gestational diabetes: the offspring follow-up (MiG TOFU): body composition at 2 years of age [J]. Diabetes Care, 2011,34 (10):2279 - 2284.

122. Rowan JA, Rush EC, Plank LD, et al. Metformin in gestational diabetes: the offspring follow-up (MiG TOFU): body composition and metabolic outcomes at 7 - 9 years of age [J]. BMJ Open Diabetes Res Care, 2018,6 (1):e000456.

123. Saccone G, Berghella V. Antenatal corticosteroids for maturity of term or near term fetuses: systematic review and meta-analysis of randomized controlled trials [J]. BMJ, 2016, 355:i5044.

124. Smith P, Anthony J, Johanson R. Nifedipine in pregnancy [J]. BJOG, 2000, 107 (3):299 - 307.

125. Sénat MV, Affres H, Letourneau A, et al. Effect of glyburide vs subcutaneous insulin on perinatal complications among women with gestational diabetes: a randomized clinical trial [J]. JAMA, 2018,319 (17):1773 - 1780.

126. Society for Maternal - Fetal Medicine (SMFM) Publications Committee. Implementation of the use of antenatal corticosteroids in the late preterm birth period in women at risk for preterm delivery[J]. Am J Obstet Gynecol,2016,215 (2):B13 - B15.

127. Song R, Chen L, Chen Y, et al. Comparison of glyburide and insulin in the management of gestational diabetes: a meta-analysis [J]. PLoS One, 2017, 12 (8): e0182488.

128. Summerhayes M. National Institute for Health and Clinical Excellence—tubal ectopic pregnancy [M]. Berlin: Springer Berlin Heidelberg, 2011.

129. Vanky E, Zahlsen K, Spigset O, et al. Placental passage of metformin in women with polycystic ovary syndrome [J]. Fertil Steril, 2005,83 (5):1575 - 1578.

130. van Veen AJ, Pelinck MJ, van Pampus MG, et al. Severe hypotension and fetal death due to tocolysis with nifedipine [J]. BJOG, 2005, 112 (4):509 - 510.

131. Williamson C, Geenes V. Intrahepatic cholestasis of pregnancy [J]. Obstet Gynecol, 2014,124 (1):120 - 133

132. Workowski KA, Bolan GA. Sexually transmitted diseases treatment guidelines [J]. MMWR Recomm Rep, 2015,64 (RR - 03):1 - 137.

133. Wouldes TA, Battin M, Coat S, et al. Neurodevelopmental outcome at 2 years in offspring of women randomised to metformin or insulin treatment for gestational diabetes [J]. Arch Dis Child Fetal Neonatal Ed, 2016, 101 (6): F488 - F493.

134. Wu SY, Green WL, Huang WS, et al. Alternate pathways of thyroid hormone metabolism [J]. Thyroid, 2005,15 (8):943 - 958.

参考文献

图书在版编目(CIP)数据

妇产科临床药师实用手册/汤静,吴越主编. —上海:复旦大学出版社,2021.1
ISBN 978-7-309-15424-5

Ⅰ.①妇… Ⅱ.①汤… ②吴… Ⅲ.①妇产科病-临床药学-手册 Ⅳ.①R984-62

中国版本图书馆 CIP 数据核字(2020)第 233940 号

妇产科临床药师实用手册
汤 静 吴 越 主编
责任编辑/王 瀛

复旦大学出版社有限公司出版发行
上海市国权路 579 号 邮编:200433
网址:fupnet@ fudanpress. com http://www.fudanpress.com
门市零售:86-21-65102580 团体订购:86-21-65104505
外埠邮购:86-21-65642846 出版部电话:86-21-65642845
杭州日报报业集团盛元印务有限公司

开本 787×1092 1/16 印张 16 字数 262 千
2021 年 1 月第 1 版第 1 次印刷

ISBN 978-7-309-15424-5/R·1849
定价:68.00 元